缺血性心脏病的心理治疗

循证方法与临床实践

司　瑞　主译

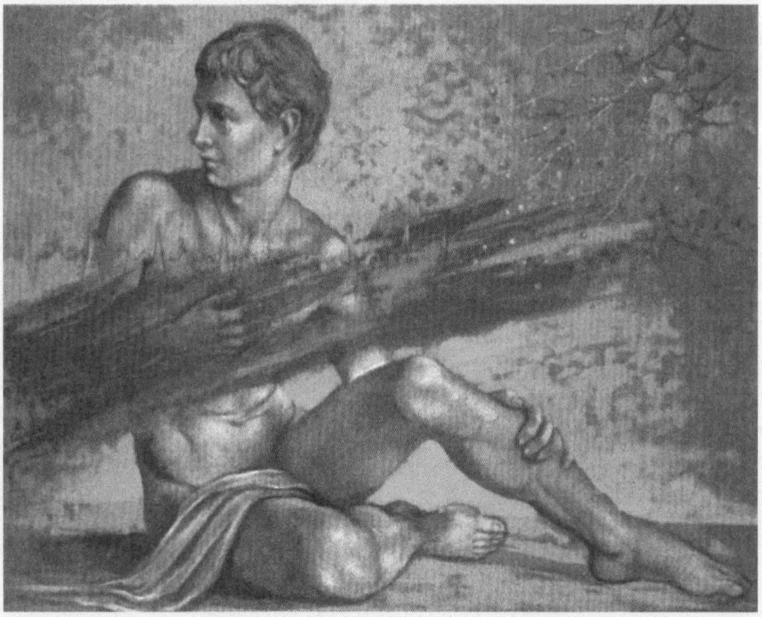

Antonella Cappuccio 的绘画作品

Psychotherapy for Ischemic Heart Disease

An Evidence-based Clinical Approach

缺血性心脏病的心理治疗

循证方法与临床实践

主　编　[意] Adriana Roncella

[意] Christian Pristipino

主　审　刘梅颜

主　译　司　瑞

译　者　（按姓氏笔画排序）

王　卉　王化宁　李　亮

张玉海　张瑞国　周楚涵

胡　杨　高　峰　蔡　敏

世界图书出版公司

西安　北京　广州　上海

图书在版编目 (CIP) 数据

缺血性心脏病的心理治疗：循证方法与临床实践 /（意）阿德里亚娜·罗谢拉（Adriana Roncella），（意）克里斯汀·普雷斯蒂皮诺（Christian Pristipino）主编，司瑞主译 . —西安：世界图书出版西安有限公司，2022.9

书名原文：Psychotherapy for Ischemic Heart Disease：An Evidence-based Clinical Approach

ISBN 978-7-5192-9303-1

Ⅰ . ①缺…　Ⅱ . ①阿…　②克…　③司…　Ⅲ . ①缺血性心脏病 – 精神疗法　Ⅳ . ① R541.805

中国版本图书馆 CIP 数据核字（2022）第 238918 号

书　　名	**缺血性心脏病的心理治疗** 循证方法与临床实践 QUEXUEXING XINZANGBING DE XINLI ZHILIAO XUNZHENG FANGFA YU LINCHUANG SHIJIAN
原　　著	[意] Adriana Roncella　Christian Pristipino
主　　译	司　瑞
责任编辑	杨　莉　何志斌
助理编辑	刘　倩
装帧设计	绝色设计
出版发行	**世界图书出版西安有限公司**
地　　址	西安市锦业路 1 号都市之门 C 座
邮　　编	710065
电　　话	029-87214941　029-87233647（市场营销部） 029-87234767（总编室）
网　　址	http://www.wpcxa.com
邮　　箱	xast@wpcxa.com
经　　销	新华书店
印　　刷	西安雁展印务有限公司
开　　本	787mm × 1092mm　1/16
印　　张	19
字　　数	360 千字
版次印次	2022 年 9 月第 1 版　2022 年 9 月第 1 次印刷
版权登记	25-2022-031
国际书号	ISBN 978-7-5192-9303-1
定　　价	198.00 元

医学投稿　xastyx@163.com || 029-87279745　029-87284035

（如有印装错误，请寄回本公司更换）

谨将此书献给我亲爱的父亲、儿子、女儿和兄弟，以及对“心脏心理学”感兴趣的学者们。

Adriana Roncella

敬将此书献给我的父亲和母亲，我的导师——科学创新领域的大师Attilio Maseri教授，以及所有曾经或正在经历“缺血性心脏病”的患者和他们的家人。

Christian Pristipino

致谢 | Acknowledgments

感谢所有参与 STEP-IN-AMI 试验的同事：

Giuseppe Richichi①，Giulio Speciale①，Cinzia Cianfrocca②，Silvia Scorza①，Vincenzo Pasceri①，Francesco Pelliccia①，Johan Denollet③，Susanne S Pedersen④，Antonella Giornetti①，Antonino Granatelli⑤，Carlo Pignalberi②，Stefano Pazzelli①，Diana La Rocca①。

感谢研究成果的贡献者：Anna Patrizia Jesi②，Massimo Santini②，Mario Staibano⑥，Carlo Gonnella①，Sebastiano La Rocca⑦，Marina Vitillo⑦，Antonio Varveri①，Diego Irini①，Andrea Bisciglia①。

感谢意大利罗马圣卡米洛（San Camillo）医院心脏外科 Marco Picichè 博士在本书编写过程中给予的支持。

① 意大利罗马圣菲利波内里医院介入心脏科

② 意大利罗马圣菲利波内里医院心脏病科

③ 荷兰蒂尔堡大学躯体疾病心理学研究中心（CoRPS），
荷兰鹿特丹伊拉斯谟医疗中心胸腔中心心内科，
比利时安特卫普大学医院心内科

④ 荷兰蒂尔堡大学躯体疾病心理学研究中心（CoRPS），
荷兰鹿特丹伊拉斯谟医疗中心胸腔中心心内科

⑤ 意大利罗马蒂沃利医院心脏病科主任

⑥ 意大利罗马圣菲利波内里医院心脏外科

⑦ 意大利罗马圣菲利波内里医院临床病理科

主编简介 | Editors

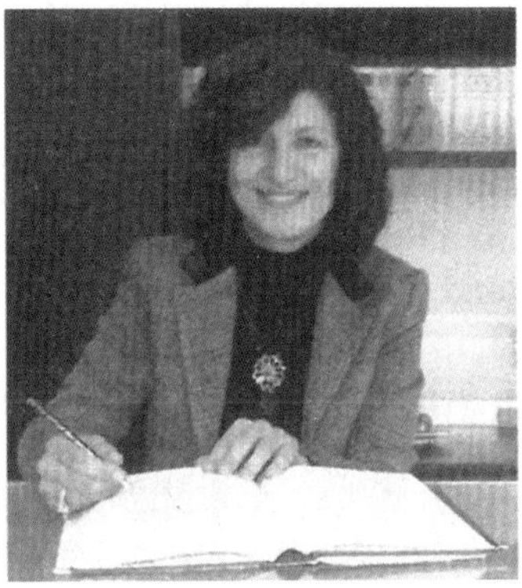

Adriana Roncella

意大利罗马圣菲利波内里医院心血管科专家

2014 年获得“Antonio Meneghetti 医学研究奖”

Roncella 博士出生并定居于罗马，在获得医学和外科学学位后，专攻心脏病学和心理治疗。自 1992 年以来，她一直在意大利罗马圣菲利波内里（San Filippo Neri）医院心血管专科工作。由于经历了一些重要的事情以及她对人类健康的内在兴趣使然，她将心理疗法融入临床和介入心脏病学实践中。结合这些看似不同的医学领域，她成功地开创了一种更全面有效地管理患者，特别是缺血性心脏病患者的方法。

自 2000 年以来，她一直在进行缺血性心脏病心理社会危险因素的相关研究，并发表了很多研究结果，是 STEP-IN-AMI 试验的两位主要研究者之一。该研究旨在评估短期心理治疗对急性心肌梗死并行经皮冠状动脉腔内血管成形术（PTCA）进行血运重建患者的短期和长期疗效。2012 年在德国慕尼黑举行的欧洲心脏病学大会上介绍了该研究 1 年的结果（One-year STEP-IN-AMI），并于 2013 年发表在《国际心脏病学杂志》（*Journal of International Cardiology*）上。因此，Roncella 博士获得了 2014 年度 Antonio Meneghetti 科学与人文研究基金会颁发的“Antonio Meneghetti 医学研究奖”。

主编简介 | Editors

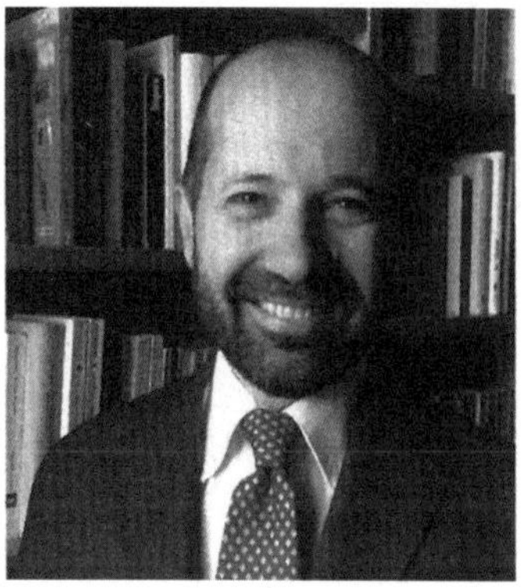

Christian Pristipino

意大利罗马圣菲利波内里医院介入心脏病专家

意大利整体医学和医疗保健协会创始人和主席

美国心脏病学会专家委员（FACC）和欧洲心脏病学会研究员（FESC），自1985年以来一直潜心研究心理生物学和生物心理学的相互关系。1992年毕业于医学专业，1997年在意大利罗马天主教大学完成了心脏病学的住院医师资格，成绩优异。1998年当选为欧洲心脏病学会研究员，并在法国里尔的心脏病医院从事缺血性心脏病的血管活性、炎症和内皮细胞活化的相关机制研究，于1999年开始从事心血管介入治疗工作。自2000年以来，他一直在意大利罗马圣菲利波内里医院担任介入心脏病专家，并主持研究和教学工作。2008年当选为意大利介入心脏病学会地区主席，并于2013年在菲利波内里（Filippo Neri）医院成立了个体医学部和整体医学部。目前是意大利整体医学和医疗保健协会的创始人和主席，致力于研发基于证据的跨学科方法以解决临床、研究和行政层面的医疗管理复杂性问题。他在重要的国际心脏病学会议上先后发表摘要100多篇，并在国内和国际期刊上发表论文70多篇。他也是STEP-IN-AMI试验的两位主要研究者之一。

原著作者 | Contributors

Antonio Abbate, MD, PhD Division of Cardiology, VCU Pauley Heart Center,Virginia Commonwealth University, Richmond, VA, USA

Giuseppe Biondi-Zoccai, MD, MStat Department of Medico-Surgical Sciences and Biotechnologies, Sapienza University of Rome, Latina, Italy
Department of AngioCardioNeurology, IRCCS Neuromed, Pozzilli, Italy

Maria Bonadies, PsyD Associazione Italiana di Psicologia Analitica (AIPA), Roma, Italy

Sergio Boria, MD Italian Association of Systemic Epistemology and Methodology (AIEMS), Associazione Italiana di Medicina e Sanità Sistemica (ASSIMSS), Roma, Italy

Furio Colivicchi, MD, FESC, FACC Cardiology Unit, San Filippo Neri Hospital, Rome, Italy

Oretta Di Carlo, PsyD Forma & Azione Cultural Association, Rome, Italy

Serena Dinelli, PsyD Italian Association of Systemic Epistemology and Methodology (AIEMS), Rome, Italy

Stefania Angela Di Fusco, MD Cardiology Unit, San Filippo Neri Hospital,Rome, Italy

Loreta Di Michele, MD San Camillo-Forlanini Hospital, Rome, Italy

Giacomo Frati, MD, MSc Department of Medico-Surgical Sciences and Biotechnologies, Sapienza University of Rome, Latina, Italy
Department of AngioCardioNeurology, IRCCS Neuromed, Pozzilli, Italy

Silvio Garattini, MD IRCCS Istituto di Ricerche Farmacologiche Mario Negri, Milan, Italy

Antonella Giornetti, PsyD Department of Cardiovascular Disease, San Filippo Neri Hospital, Rome, Italy

Roberto Latini, MD IRCCS Istituto di Ricerche Farmacologiche Mario Negri, Milan, Italy

David Lazzari, PsyD Servizio di Psicologia Ospedaliera, Azienda Ospedaliera "S. Maria" Terni, Terni, Italy

Ludovico Lazzari, MD UO Cardiologia, Università degli Studi di Perugia, Azienda Ospedaliera "S. Maria" Terni, Terni, Italy

Marianna Mazza, MD, PhD Institute of Psychiatry, Catholic University, Rome, Italy

Andrew B. Newberg, MD Integrative Medicine/Nuclear Medicine, Brind-Marcus Center of Integrative Medicine, Thomas Jefferson University Hospital, Villanova, PA, USA

Stephen Olex, MD Integrative Cardiology, Brind-Marcus Center of Integrative Medicine, Thomas Jefferson University Hospital, Villanova, PA, USA

Antonia Pierobon, PsyD Psychology Unit, Salvatore Maugeri Foundation, Care and Research Institute, Montescano, Pavia, Italy

Vincenzo Pasceri, MD Department of Cardiovascular Disease, San Filippo Neri Hospital, Rome, Italy

Christian Pristipino, MD Department of Cardiovascular Disease, San Filippo Neri Hospital, Rome, Italy

Marina Risi, MD Italian Society of Psychoneuroendocrinoimmunology (SIPNEI), Rome, Italy

Leonardo Roever, MHS Department of Clinical Research, Federal University of Uberlândia, Uberlândia, Brazil

Adriana Roncella, MD Department of Cardiovascular Disease, San Filippo Neri Hospital, Rome, Italy

Marco Sanges, MD Gastroenterology Unit, Federico Ⅱ University of Naples, Naples, Italy

Massimo Santini, MD, FESC, FACC Regional Research Center on Cardiac Arrhythmias, San Filippo Neri Hospital, Rome, Italy

Silvia Scorza, PsyD Department of Cardiovascular Disease, San Filippo Neri Hospital, Rome, Italy

Amit J. Shah, MD, MSCR Department of Epidemiology, Emory University, Atlanta, GA, USA

Rosa Sollazzo, MD Gastroenterology Unit, Federico Ⅱ University of Naples, Naples, Italy

Marinella Sommaruga, PsyD Clinical Psychology and Social Support Unit, Salvatore Maugeri Foundation, Care and Research Institute, Milan, Italy

Marinella Spaziani Department of Cardiovascular Disease, San Filippo Neri Hospital, Rome, Italy

Giulio Speciale, MD Department of Cardiovascular Disease, San Filippo Neri Hospital, Rome, Italy

Viola Vaccarino, MD Department of Epidemiology, Emory University, Atlanta, GA, USA

Jan van Dixhoorn, MD, PhD Centre for Breathing therapy, Amersfoort, The Netherlands

主译简介 | Main Translator

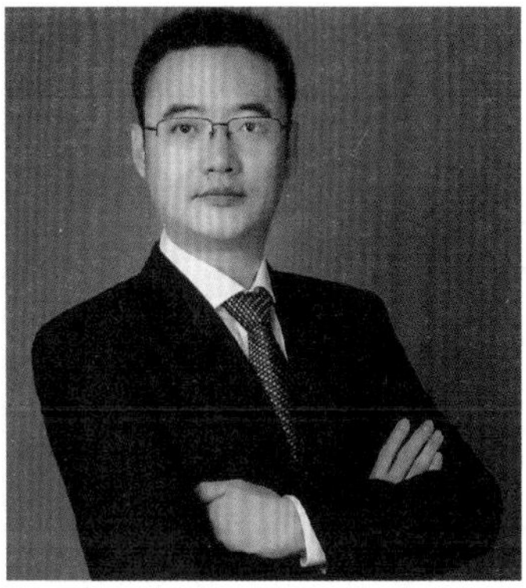

司　瑞

美国哈佛大学联合培养博士

美国亚利桑那大学博士后

中国人民解放军空军军医大学第一附属医院心血管内科副主任医师，副教授

2003 年毕业于中国人民解放军第四军医大学（现空军军医大学）临床医学专业，2010 获得美国哈佛大学联合培养博士学位，2017 年获得美国亚利桑那大学博士后，2010 年就职于空军军医大学第一附属医院心血管内科。陕西省保健协会心理专业委员会双心学组副组长。

主要研究领域为冠心病、高血压和心力衰竭的综合诊疗，尤其擅长心血管心理即双心患者的诊疗。率先在部队医院开展双心门诊，开办了西部地区首个双心技能培训班，建立了全国首个心血管心理患者数据库及双心护理协作组，曾在《中国医院院长杂志》做双心专题报道。2014 年获得“中国青年医师”二等奖，2018 年获得“上海东方心血管会议最具教益优秀病例奖”；获得国家级基金资助 2 项。发表专业论文 48 篇，其中英文论文 18 篇（第一作者 5 篇）；获得国家实用新型专利 3 项；参与翻译和出版医学专著 6 部。

译者名单 | Translators

主　审

刘梅颜　首都医科大学附属北京安贞医院双心医学中心主任

主　译

司　瑞　中国人民解放军空军军医大学第一附属医院心血管内科

译　者

（按姓氏笔画排序）

王　卉　中国人民解放军空军军医大学军事医学心理学系基础心理学教研室

王化宁　中国人民解放军空军军医大学第一附属医院心身科

李　亮　河北医科大学第二医院中西医结合内科

张玉海　中国人民解放军空军军医大学军事预防医学系卫生统计学教研室

张瑞国　西安市第三医院精神心理科

周楚涵　北京有爱心理咨询有限公司

胡　杨　中国人民解放军空军军医大学航空航天医学系

高　峰　中国人民解放军空军军医大学航空航天医学系

蔡　敏　中国人民解放军空军军医大学第一附属医院心身科

译序一 | Preface

缺血性心脏病（Ischemic Heart Disease，ICH）在我国的发病率和致死率居高不下，对患者的身体和心理造成了难以预估的伤害。如何更好地治疗ICH患者，如何让患者获得更好的预后，是我们每一个心血管病科医生都要思考的问题。

由意大利的Adriana Roncella教授和Christian Pristipino教授主编的《缺血性心脏病的心理治疗：循证方法与临床实践》（*Phychotherapy for Ischemic Heart Disease:An Evidence-based Clinical Approach*）一书非常全面地介绍了缺血性心脏病心理治疗的复杂病理生理机制以及各种心理干预方法。这本书所描述的双心医学治疗理念及其作用可以帮助我们解决很多单纯医疗手段难以解决的问题，改变人们对疾病起因和治疗的固有认知，将疾病从身体治疗扩展到心身综合治疗上。

本书主译——空军军医大学西京医院心血管内科的司瑞教授是我国“双心医学”的良好践行者和推动者，他是一位有热情、有追求、有仁心的好医生。他带领的翻译团队成员均为心血管治疗领域的中青年骨干，这些年轻的临床一线工作者在繁忙的工作之余孜孜不倦，潜心学术研究，这种严谨细致、务实踏实的治学态度让我倍感欣慰。

初读翻译作品，我立刻发觉这是一本切合临床实践的好书，不仅语言精练，通俗易懂，而且实践性强，临床指导意义显著，既适合临床一线医生阅读，也适合患者阅读，书中列举的很多心理干预方法和对患者的心理疾病分析可以帮助解决很多临床实际问题，因此诚为推荐！

作为临床医生，我们要逐渐摒弃已经习惯的传统生物医学模式，向新的生物—心理—社会医学模式转变，不仅要治疗患者的身体，更要关注患者的心理，尤其是那些植入起搏器、急性心肌梗死后、冠脉介入治疗后、冠脉搭桥术后的患者，要采用合适的方法缓解他们因疾病产生的各种心理问题，增强战胜疾病的信心，改善他们的预后，这也是本书传递给我们的重要信息。

希望这本书可以帮助更多的医疗工作者了解双心医学，促进我国双心医疗事业的进一步发展，从而造福广大的缺血性心脏病患者。

刘梅颜
首都医科大学附属北京安贞医院双心医学中心主任
北京医学会心脏心理分会主任委员
中国医师协会心血管内科医师分会常委、兼任双心医学学组组长

译序二 | Preface

心血管心理学作为一门新兴的学科，自问世以来仅有80余年的发展历史，20年前胡大一教授将其引入国内并命名为“双心医学”，之后不遗余力地推进此学科的发展。虽然起步较晚，但是我国的双心医学事业已经取得了长足的进步和发展。越来越多的心血管内科以及其他非精神心理专科的有志之士意识到了双心医学的价值和意义，潜心学习双心知识和技能，甚至投身其中，将其作为毕生奋斗的目标。衷心感谢胡大一教授，感谢为双心医学事业做出贡献的同行们，衷心希望你们和“双心”患者们能从这本书中获益，消除疾病给患者心身带来的烦恼和痛苦。

随着社会的进步和经济的快速发展，以及医学的不断创新，我们的医疗卫生工作已不能再恪守以往的单纯看病模式，而是更加需要关注患有疾病的人，也就是我们不断倡导的现代医学理念和模式——生理—心理—社会医学模式。未来医疗模式将朝向精准和整合发展，例如心脏内科，有近半数的心血管病患者同时患有焦虑、抑郁等心理障碍，作为一名心脏内科医生，如果缺少双心医学的理念和技能，将会导致很多患者误诊、漏诊，浪费大量的医疗资源，还会使医患矛盾增加。

《缺血性心脏病的心理治疗：循证方法与临床实践》从缺血性心脏病的病理生理机制开始，系统地阐述了缺血性心脏病与心理的相互关系和心理干预对缺血性心脏病治疗的作用和意义。本书不仅分析了心理危险因素的作用机制、临床特点和心血管危害，还详细地论述了心理干预的方法和特点、适用人群和注意事项等。特别有意义的是，本书的作者还提供了真实的临床治疗病例以及重要的临床研究实例。

同时应该指出的是，心理学和心理学方法固然重要，也需要结合实际，以人为本，如果抛开了真实世界中的人、人和人的关系以及社会因素等，任何学科都是不能长久存在和为人类所用的，包括心血管心理学这个新兴的亚专业。作为心血管专科医生，我们一定要不忘初心，以缺血性心脏病这样的心血管疾病为参照，结合患者的心理特点，将心理学方法整合融入心血管疾病的治疗中，这也是我们翻译这本书的初衷，希望读者们能学习、借鉴并超越。

我们希望通过本书将国际上优秀的经验分享给国内的同行们，进一步促进心血管心理学在国内的发展和应用。衷心感谢您对本书的兴趣和支持，以及对我们的信任，希望本书能让您有所收获。因水平有限，本书难免存在纰漏和错误之处，恳请读者朋友们不吝批评指正！

司　瑞

原序 | Preface

心血管疾病是世界范围内最常见的致死和致残原因，缺血性心脏病（IHD）与高收入国家约半数的此类事件相关。虽然心血管相关死亡率在中低收入国家略低，但近年来与其他疾病相比其相关性急速上升[1]。事实上，尽管自20世纪70年代以来，由于治疗和预防措施的改进，IHD的发病率和死亡率大幅下降[2]，但2015年仍导致欧洲210多万人死亡（占所有死亡人数的23%）[3]，并在2012年造成超过1.65亿残疾调整寿命年（占所有残疾索赔的6%）的损失[4]。此外，由于初级、二级预防和急性症状治疗措施显示出的效果使得IHD的平均死亡年龄逐渐上升，但是与此同时越来越多的老年人正在经受着IHD及其晚期并发症如心力衰竭的折磨。

随着主要风险因素的进一步降低，以及在疾病的急性和慢性阶段被证明更成功的治疗策略的广泛普及，预期心血管疾病发病率和死亡率会有进一步的改善，其中积累的数据提示以往被低估的因素（如心理社会因素）的独立重要性，这些因素通过与生活习惯和炎症等其他风险易感因素和致病过程相互作用而变得更加不明确，这两个方面似乎错综复杂，我们对其仍知之甚少。

这些以前被忽视的因素的作用表明IHD仍然造成了可怕的影响，这不仅是因为公认的干预措施不完善或不完整，还因为我们对IHD背后的进程及其相互联系的方式了解得不够全面。事实上，在过去几十年中IHD的概念已经发生了很大的变化，从心肌梗死的发生被认为仅仅是特定动脉的逐渐闭塞到心外膜冠状动脉树[5]的动态特性的发现，血管内皮的功能贡献[6]以及凝血系统过程[7,8]和炎症[9]在急性冠脉事件诱发或进展阶段的作用。

如今，IHD被认为是不同综合征的综合体，每个综合征都有不同的表现和潜在的病理生理学过程，而病理生理学过程又在几个组织层面（细胞、组织、器官和系统）上联系在一起，而这些组织层面至少仍有部分未知的机制[10]。

揭示新的过程和这些过程相互作用的方式——从而在不同的人群和个体中产生不同的表现形式，但在不同的时间也在同一个人中产生不同的表现形式——肯定将有助于增进我们对IHD的了解并促进现有的在治疗和预防策略方面已经取得的成果。然而，导致IHD复杂、动态的网络具有高度不确定性，需要在研究和临床领域采取新的、多层面的方法来全面解决[11]。

本书通过广泛的最新综述，聚焦于IHD的一个新的、有希望的研究领域：利用针对患者心理层面的治疗干预来调节与IHD相关的心理神经过程的可能性。这些干预措施有几个特点，使它们既令人兴奋又与传统医学干预措施大相径庭，为跨学科方法开辟了新的途径，其中一些问题特别值得关注，因为它们意味着IHD整体治疗模式的转变。

第一，通过纯粹的定性工具，心理干预通过同时影响情绪和行为变化（从而影响生活方式的变化和增加药物依从性）在多维度上起作用，但也通过对 IHD 产生直接影响的局部和远程生物过程起作用。

第二，心理治疗干预只能通过接受治疗的患者的积极参与产生益处，因此，其实施只能部分被制度化，常常需要修改和变化。

第三，心理干预通常需要医护专业人员的个人、情感和身心的投入及参与，以此作为治疗的先决条件，这与普遍认为医生只是客观观察者的模式有明显的转变。

在不久的将来，有几个问题需要澄清，包括：哪些心理干预在哪些患者和 IHD 的哪个阶段更有用？干预的最佳时机和持续时间是什么？如何将不同的方法结合起来（包括心理药理学工具）？此外，干预措施在很大程度上是定性的（相对于具有固定、可量化剂量的药物而言），这不应掩盖副作用存在的可能性，所以需要监测和具体的研究[12]。

本书报道了 IHD 患者除了医学方法外所进行的不同心理干预的结果，同时对其理论基础、经验证明和实际应用进行了解释和梳理；回顾了当前的技术水平并将其扩展到包括最新的方法以及未来的应用，从而产生了将心理治疗与医院、门诊和康复项目中的医学实践相结合的实用模型的见解，并且已经在不同的环境中尝试实施。

这本书的作者是心理治疗、药理学、临床和介入心脏病学领域的专家，具有跨学科方法治疗患者的经验。这本书既是教科书也是实用手册，面向心理学家、心理治疗师、精神病学家、心脏病学家、内科医生、心脏外科医生、全科医生、康复科医生、护士、医学博士或第 1 年（或第 2 年）的医学博士生以及患者。

第一部分，作者在一个独特的系统框架中总结了一些已发表的经验证据，这些证据记录了心理神经系统和 IHD 的生物学过程之间存在的双向关系。这个复杂的框架考虑了危险因素和间接过程，如炎症、凝血和激素变化介导的过程，以及胃肠道系统、睡眠和梦在心血管病理生理中的作用，这两个方面很少被考虑。此外，本书还阐述了性别在心理生物学过程中的作用。

第二部分，心理生物学干预是通过对心理疗法的原始和最新的元分析来解决的，同时为医学和心理学之间的合作提供了一个总体的综合框架。此外，我们还探索了不同的视角——从药理学到心脏康复再到心理治疗学，包括身心和认知行为技术等方法以及从个体心理学方法衍生出来的一种新的短期心理治疗方法——以提供一些主要的潜在干预措施及其整合方式的见解。在第二部分我们还回顾了一些实际问题，包括心理测试和投射测试的使用以及在心理和医学干预过程中口头和非语言交流模式的重要性。最后，本书描述了一些真实案例的经验，包括住院和门诊患者以及 IHD 患者接受心理治疗的案例。

我们的总体目标是向读者介绍心理学和心理治疗学在心脏病患者管理中的作

用和应用广度，以及后者需要如何整合到现已落后的医疗管理模式中。这样做不仅能更好地理解 IHD 的发展过程中存在的潜在复杂病理过程，还能为临床医生提供额外的方法以改善患者的预后。鉴于越来越多的证据表明心脏病（包括急性和慢性）具有明显的生物心理社会复杂性，那么现在是时候抛弃仅仅治疗疾病本身的旧方法了，取而代之的是用包括系统医学方法在内的基于循证医学的个性化策略来治疗现代患者的更加有效和全面的方法。

Christian Pristipino
Adriana Roncella

参考文献

[1] Global Burden of Disease Study 2010. Global Burden of Disease Study 2010 (GBD 2010) Mortality Results 1970–2010. Seattle: Institute for Health Metrics and Evaluation (IHME), 2012.

[2] Ford ES, Ajani UA, Croft JB , et al. Explaining the decrease in U.S. deaths from coronary disease, 1980–2000. N Eng J Med, 2007, 356(23): 2388–2398.

[3] World Health Organization. Projections of mortality and causes of death, 2014, 2015–2030.

[4] World Health Organization. Health statistics and information systems. Disease burden. Estimates for 2000–2012 by region, 2013.

[5] Maseri A, Pesola A, Marzilli M , et al. Coronary vasospasm in angina pectoris. Lancet, 1977, 1 (8014): 713–717.

[6] Furchgott RF, Zawadzki JV. The obligatory role of endothelial cells in the relaxation of arterial smooth muscle by acetylcholine. Nature, 1980, 288: 373–376.

[7] Gruppo Italiano per lo Studio della Streptochinasi nell'Infarto Miocardico (GISSI). Effectiveness of intravenous thrombolytic treatment in acute myocardial infarction. Lancet, 1986, 1 (8478): 397–402.

[8] ISIS-2 (Second International Study of Infarct Survival) Collaborative Group. Randomised trial of intravenous streptokinase, oral aspirin, both, or neither among 17187 cases of suspected acute myocardial infarction: ISIS-2. Lancet, 1988, 2(8607): 349–360.

[9] Liuzzo G, Biasucci LM, Gallimore JR , et al. The prognostic value of C-reactive protein and serum amyloid a protein in severe unstable angina. N Eng J Med, 1994, 331(7): 417–424.

[10] Maseri A. From syndromes to specific disease mechanisms. The search for the causes of myocardial infarction. Ital Heart J, 2000, 1(4): 253–257.

[11] Pristipino C. Systems medicine as a scientific method for individualizing therapies in cardiology. Monaldi Arch Chest Dis, 2012, 78(1): 3–5.

[12] Berkman LF, Blumenthal J, Burg M , et al. Effects of treating depression and low perceived social support on clinical events after myocardial infarction: the Enhancing Recovery in Coronary Heart Disease Patients (ENRICHD) Randomized Trial. JAMA, 2003, 289 (23): 3106–3116.

郑重声明

本书提供了相关主题准确及权威的信息。由于医学是不断更新并拓展的领域，因此相关实践操作、治疗方法及药物都有可能会改变，建议读者审查相关主题的最新信息，包括产品的制造商、建议剂量、配方、方法和疗程、不良反应及相关措施。作者、编辑、出版者或经销商不对书中的错误或疏漏以及应用其中信息产生的任何后果负责，关于出版物的内容不作任何明确或暗示的保证。作者、编辑、出版者和经销商不承担由本出版物所造成的任何人身或财产损害责任。

目录 | Contents

Part 1

第一部分

缺血性心脏病的复杂神经心理过程：为系统医学框架提供依据

1

Christian Pristipino

简单并不先于复杂，而是紧随其后。

——《编程格言》

Alan J. Perlis

1.1 引 言

心肌缺血是由心脏对氧的需求与血氧供应之间的动态失衡所致。如果缺血时间过长或缺血程度严重，就会触发机体不同水平（从细胞水平到细胞器水平）的代谢改变，最终导致疾病发生，临床表现主要为心肌功能障碍、疼痛、心律失常及心肌坏死等（图 1.1）。

缺血性心脏病通常根据特殊的临床表现分为急性心肌梗死（Acute Myocardial Infarction, AMI），稳定型或不稳定型心绞痛，急性或慢性缺血后心室功能障碍，以及心源性猝死。然而，上述不同的综合征从时间域来看可同时出现在同一名患者身上（如从患者的终生病史来看），因此在不同患者个体中可以呈现出不同的疾病特征，这些新的疾病特征至今尚被未明确分类。

在导致心肌缺血的极其复杂的动态网络中，情绪、精神状态及其相关的神经体液因素都扮演着重要的角色，而且这些因素本身也在其各自所处的层面发生着变化（图 1.1）。也就是说，神经体液因素、情绪和心理过程会同时受到来自缺血心脏

C. Pristipino, MD (✉)
Department of Cardiovascular Disease, San Filippo Neri Hospital, Via G. Martinotti 20, 00135 Rome, Italy
e-mail: pristipino.c@gmail.com

A. Roncella, C. Pristipino (eds.), *Psychotherapy for Ischemic Heart Disease*,
DOI 10.1007/978-3-319-33214-7_1

的外周上行神经末梢传入信号以及患者对疾病带有主观象征性描述的双重调节，这有可能加强心理风险因素的作用，从而导致恶性循环（图 1.1）。

这种递归循环在疾病过程中具有一定的独特性和多维性，这不仅基于经典的、可定量分析的神经体液功能，同时还基于在科学研究中仅能定性的且很少被考虑的主观因素（例如价值观、情感、愿望和人生目标等）。这种带有主观意识的对疾病的描述只能通过认知过程来自我修正，并在行为和神经生物水平上或多或少地产生决定性影响，从而影响疾病的发展进程。

因此，为了解心理作用对于缺血性心脏病发病过程中的致病性作用或治疗性潜力，我们非常有必要阐明心理因素在心脏的复杂生理过程中，尤其是缺血性心脏病（Ischemical Heart Disease，IHD）的病理生理发展过程中的作用。

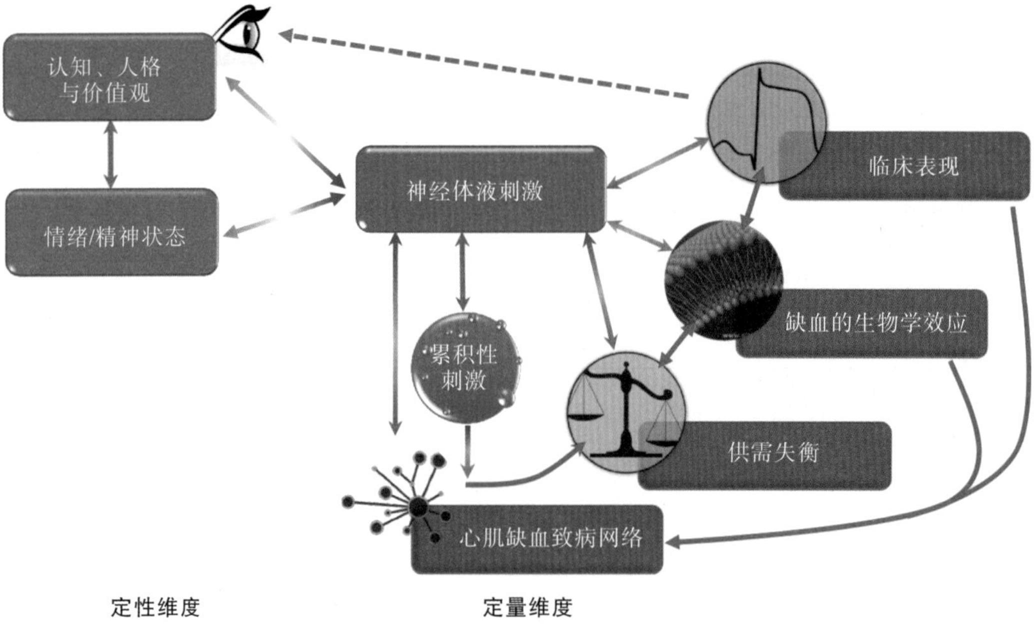

图 1.1 心肌缺血病理生理过程中心理与生物双向作用模式。神经体液因素（蓝色）和心肌缺血病理生理过程（红色）相互影响（蓝色 – 红色箭头）。定性维度包括基本的心理活动以及对心脏疾病的主观认知（绿色虚线箭头），与神经体液因素相互作用（蓝色 – 绿色箭头），共同参与组成心肌缺血的病理生理过程

1.2　冠状动脉血流及其神经体液调节

1.2.1　冠状动脉血流调节是一个开放系统

心脏不断变化的对氧的需求通常通过增加心肌血流量来满足，心肌血流量可增加到其基线水平的 5 倍。因此，冠状血管系统功能障碍或功能降低就会导致心肌缺血。

冠脉系统由冠状动脉组成，冠状动脉调控血流进入富毛细血管床，氧在富毛细血管床中以被动扩散方式进入心肌细胞，然后流入静脉系统。毛细血管中的灌注压是供氧的关键因素，其受控于动脉自动调节系统。该调节系统随压力变化及心脏代谢而发生适应性改变，但同时也受到神经体液等外部刺激的持续调节。

心肌血流量调节取决于冠状动脉管径的精细调节，这得益于冠状动脉系统不同节段血管壁平滑肌协调地收缩和舒张。冠状动脉分为左冠状动脉和右冠状动脉（图 1.2），它们行于心脏表面（心外膜）上，呈树状分支，这些分支以近 90° 的角度朝向心内膜方向（心室的内表面）穿入心壁后（图 1.2）从肌性传导动脉转变成小血管（毛细血管前动脉、小动脉和毛细血管前括约肌），最后形成毛细血管网。

心肌组织血流灌注主要受前小动脉和小动脉调控，前者（位于心肌外）对压力变化、局部分泌物质和神经体液刺激敏感，后者（位于心肌内）则是心肌内唯一受神经体液和局部可扩散代谢产物调节的小动脉。毛细血管前括约肌仅调控微循环血流量。

心外膜容量血管可对神经体液和局部机械刺激（压力或剪切力）作出反应，但只能有限程度地调节血流。尽管如此，如果心外膜动脉狭窄程度超过了小血管通过扩张对抗血流量下降的能力，毛细血管灌注压力则会明显降低。

冠状动脉不同部位的血管平滑肌细胞对不同刺激因素表现出的反应是不同组织水平上相关过程之间动态整合的结果：细胞水平（如不同类型 / 密度的受体表达、不同的信号转导或不同的细胞内组学），组织水平（如不同区域的机械力、自分泌和旁分泌产物及其在细胞间不同的扩散机制），以及器官水平（如不同的内皮、神经、内分泌效应）。

冠状动脉血流调控是一个开放、复杂的系统，因其调控机制包含多维度动态环路和反馈回路。研究冠脉血流调控需要非线性和非确定性的研究方法和逻辑，但我们目前对此的认识和重视程度还远远不够[1]。

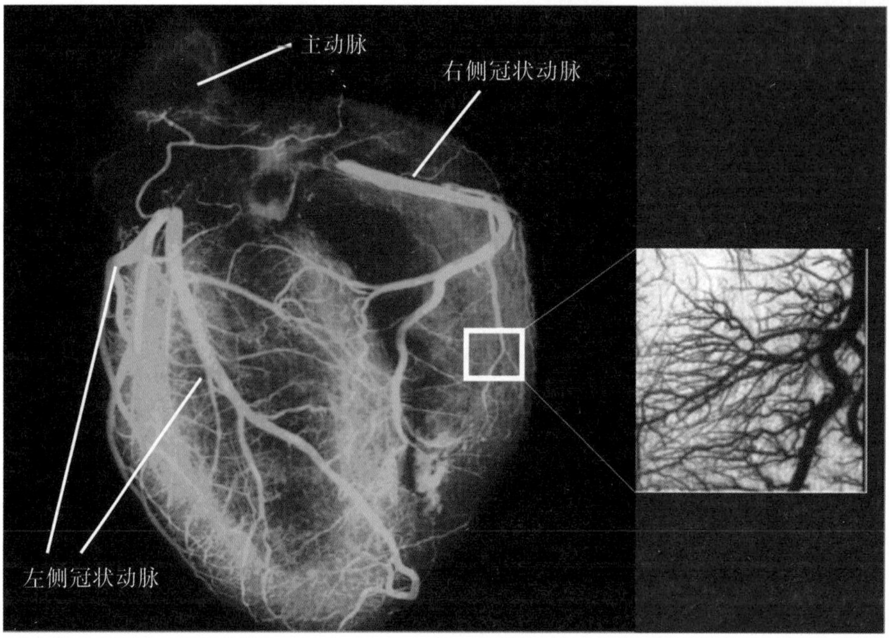

图 1.2 冠状动脉循环。冠状动脉以分形方式细分，既分布在心脏表面，同时穿透肌层。血管的结构和功能特性会随着血管的走行和分支发生改变。小冠状血管构成了绝大部分冠状动脉循环（见右侧放大图），其总面积是心外膜血管床的 50 倍。在微循环层面上，分支之间存在广泛的相互连接（吻合）（经 Science Photo library 允许引用和修改）

1.2.2 冠状动脉血流的复杂神经体液调节

冠状动脉血流调控网络非常复杂，目前尚缺乏对自主神经系统调节冠状动脉血流的认识。事实上，还没有一个很好的模型能够用物理学和生理学原理来描述这种调控机制。

动物实验结果表明，中枢和外周神经对血流自主调控有着重要的直接影响 [2–5]。人体在静息时，血管张力的神经调节具体表现为：随着 α 肾上腺素能纤维张力消失，静息冠状动脉血流量增加 10%，精神压力可不依赖血流动力学和心率改变而直接引起的冠状动脉血流量非病理性变化 [6–9]。此外，移植心脏在恢复神经支配后心肌血流量增加 [10]，而精神压力导致的冠状动脉收缩能很好地预警日常生活中冠状动脉狭窄患者的心肌缺血。此外，肾上腺素能神经的改变与单纯微血管功能障碍引起的心肌缺血有关，而交感 / 副交感神经失衡在单纯血管痉挛型心绞痛患者中非常普遍 [12,13]。

血流的直接神经调节是通过大脑和主动脉弓反射进行的，间接调节则是通过调控代谢需求、心率和循环系统压力来实现的。间接调节是源于心脏起搏点、心脏传导系统、外周循环的广泛神经支配，在心肌的神经分布较少。

直接调节是通过冠状动脉（尤其是小动脉）的自主神经系统（交感神经、副交感神经和非肾上腺素能 – 非胆碱能神经）的传出部分的支配。这些在动脉外膜层和中膜层边界形成的管片状神经丛（冠状动脉丛），能够释放许多不同的介质，通过其外膜层影响血管舒缩状态。迄今为止，对神经末梢释放的递质研究仍然不够充分，目前的研究主要集中在交感神经和副交感神经介质（去甲肾上腺素、肾上腺素、乙酰胆碱），对于更为广泛存在的非肾上腺素能、非胆碱能介质（三磷酸腺苷、神经肽 Y、P 物质、血管活性肠肽、内啡肽、一氧化氮、甘丙肽、降钙素基因相关肽等），以及它们与前者（交感及副交感神经介质）的相互作用尚缺乏研究。冠脉血流调控机制非常复杂，所有神经递质可同时对平滑肌细胞、内皮细胞和心肌代谢水平发挥不同的效应，并随整个冠脉系统和每个分支的状态减少或增加心肌血流，这进一步说明了冠状动脉血流调控系统的非确定性模式。

反射调控由从大脑皮层延伸到脊髓的复杂神经元网络协调完成[14]，产生来自交感和副交感神经元的传出刺激，作为对直接刺激以及通过中枢整合的源于不同受体的持续性感觉传入刺激的应答［如颈动脉体的化学感受器，颈动脉窦、主动脉弓和肺的压力和张力感受器，全身内脏疼痛感受器，视觉神经、嗅觉神经、听觉神经、触觉神经和肾神经、动觉神经和消化神经（又称作第二大脑）；见第 4 章］。此外，胸神经节和心脏固有神经节的反射调节保证了心脏的独立反射活动（图 1.3）。

中枢控制由高级中枢（运动、内侧前额叶、前扣带回和脑岛皮层，以及位于前脑、中脑、延髓和周围器官的其他几个区域）协同完成，其通过调节延髓心血管中枢，对情绪、应激、认知和动机活动以及有意识和无意识的行为产生应答（图 1.3）。

在延髓、神经节及其神经末梢，相互协同共同调节[15]神经递质的释放（如通过中间神经元激活或在神经末梢的相互作用），并通过催化酶调节它们的时间进程和作用强度。

1.2.3　心肌血流调控的其他方式

血管内皮细胞位于血管壁的内膜层，其一侧与血液循环直接接触，另一侧与血管中膜的内肌层直接接触，内皮通过释放血管舒缩因子（如一氧化氮、前列腺素、内皮素、组胺、乙酰胆碱或激肽）直接调控血管张力，这些因子局部扩散至血管壁或通过血流到达下游其他部位。因此，内皮细胞也通过其自身对这些因子以及其他循环因子（如凝血酶、血栓素 A2、粒细胞释放的白三烯或血小板释放的血清素）的渗透率间接调控血流量。不同区域的血管内皮系统在结构和功能上的差异决定了其对血流的影响不同，这也进而整合了其他控制途径。因此，血管的结构或功能改变（如动脉粥样硬化等疾病）可能会干扰各调控途径间的协调作用，导致血流调节功能障碍[16]。

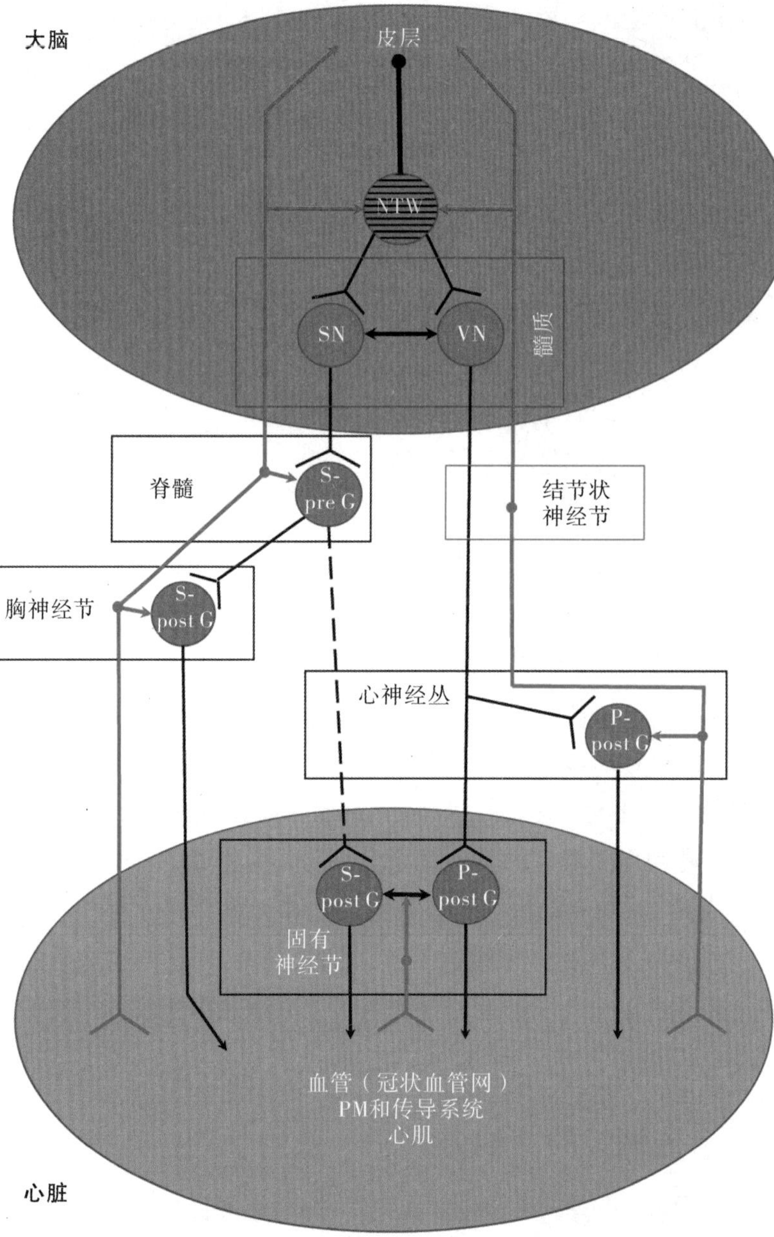

图 1.3 心 – 脑神经连接回路。复杂的皮质和皮质下神经元网络（Netuork of Neuron，NTW）的神经活动直接和间接激活延髓中的前交感神经［心脏兴奋性神经元（Cardio-Excitatory，SN）］和迷走神经［心脏抑制性神经元（Cardio-Inhibitory，VN）］。前交感神经活动控制位于脊髓的节前神经元，主要由位于延髓头端腹外侧、副神经节细胞核、中缝尾、A5 脑桥、室旁核和蓝斑的神经元群组成。迷走神经神经元从背运动迷走神经核和疑核产生节前副交感神经纤维。NTW 由许多连接的皮质下结构组成，其中包括延髓（孤束核和中缝大核），下丘脑和脑桥（室旁核，A5 细胞群），丘脑，边缘系统，基底神经节，环管器官，以及较高的中枢如皮质。传出交感节后纤维主要来源于颈段和上胸段的椎旁节（S-pre G），少数来源于内在心脏神经节（S-post G）。传出神经节后副交感神经纤维来源于心脏丛（P-post G）和内在心脏神经节。红色表示传入感觉通路的概略结构及其与传出部分相互作用的位置，主要通过中间神经元的中介作用来完成（图中未展示）。红点表示感觉神经元的一些主要位置。总的来说，在心脑神经连接的每一个层次上都存在多个调节环路和反馈回路，相互作用，相互影响，使得整个系统既复杂又充满不确定性

功能正常的血管内皮细胞除具有血管舒缩功能外，还具有抗凝血和抗血小板聚集功能（通过其产生的一氧化氮、前列环素、硫酸肝素、血栓调节素和组织纤溶酶原激活剂）。然而，当血管内皮功能障碍时（由于来自神经体液、机械、炎症、感染或化学的刺激），内皮黏附具有强大的促凝血作用（通过产生组织因子、纤溶酶原激活物抑制剂 -1 和血小板黏附受体），黏附和促炎症作用（通过血液中白细胞的黏附分子）。由此产生的血栓间接影响血流，从而加剧血管收缩和内皮功能障碍，导致恶性循环。

心率也会影响心肌血流。在心脏收缩期，血液从心肌深部的血管被挤至主动脉和心外膜的血管。因此，无论其自主调节能力如何，心率越快（很大程度上受自主神经系统影响），心肌得到充分氧供的时间就越短。同理，来自血管外的挤压力（即血管周围的肌肉收缩和心室中血压）也会影响冠状动脉血流，血管外的压力与肌肉代谢活动和自主神经功能紧密关联。

1.2.4　冠状动脉循环调控的系统特性

冠状动脉血流调控机制极其复杂，存在于不同的组织水平（从亚细胞到细胞、细胞间，从不同器官之间到各功能系统之间），构成一个直接和间接的、线性和非线性的相互依存关系网络。无论在任何水平上发生任何孤立的或相关的结构或功能改变，都可能导致心肌血流调控的异常。但同时也可以通过多渠道过程来代偿，直到达到整个系统的极限并且出现毛细血管灌注压力的急剧降低。缺血可能进一步导致血流控制功能障碍，从而加重缺血。这种复杂机制的最终结果是：系统中的任何环节发生变化，最终导致生理性、代偿性的过程或病理性的过程，这取决于系统的整体一致性。

因此，在如此复杂的环境中，要弄清任何一个环节（或过程）都必须放在其所在的整体中考虑。研究这一复杂系统的系统性和不确定性有助于开发新的治疗方法和靶点。

1.3　神经心理对缺血发生的影响

在急性冠脉综合征（Acute Coronary Syndrom，ACS）中，仅有 30% 的动脉粥样硬化的严重程度很难被准确地确定[17]，并且有证据表明不管是对稳定患者进行血运重建的方法[18]，或是使用外科学术的方法[19]，都不能改善冠脉综合征的整体预后，因此可以质疑心肌缺血的单一机制的理论。考虑到冠状动脉系统的复杂性，这个结论在意料之中。如前所述，冠状动脉系统调控网络中任何一个环节出问题，都会引起恶性循环，导致缺血发生。事实上，心肌缺血就是由一个最终效应器系统产生的结果，由系统中各种功能的异常或诱发因素不断相互作用影响而产生（图 1.4）。

最终效应器系统可以由为多达 6 个复杂的过程组成，这些过程相互作用形成一个关联的生态系统（图 1.5 A）。

这些相互作用的可变性不仅取决于最终效应器“生态系统”的内在特征，还取决于功能异常的系统间迥异的相互作用（图 1.4），以及由缺血导致的不同后果和潜在诱发机制（反之又受缺血产生的影响）产生的反馈效应。如同任何一个生物体

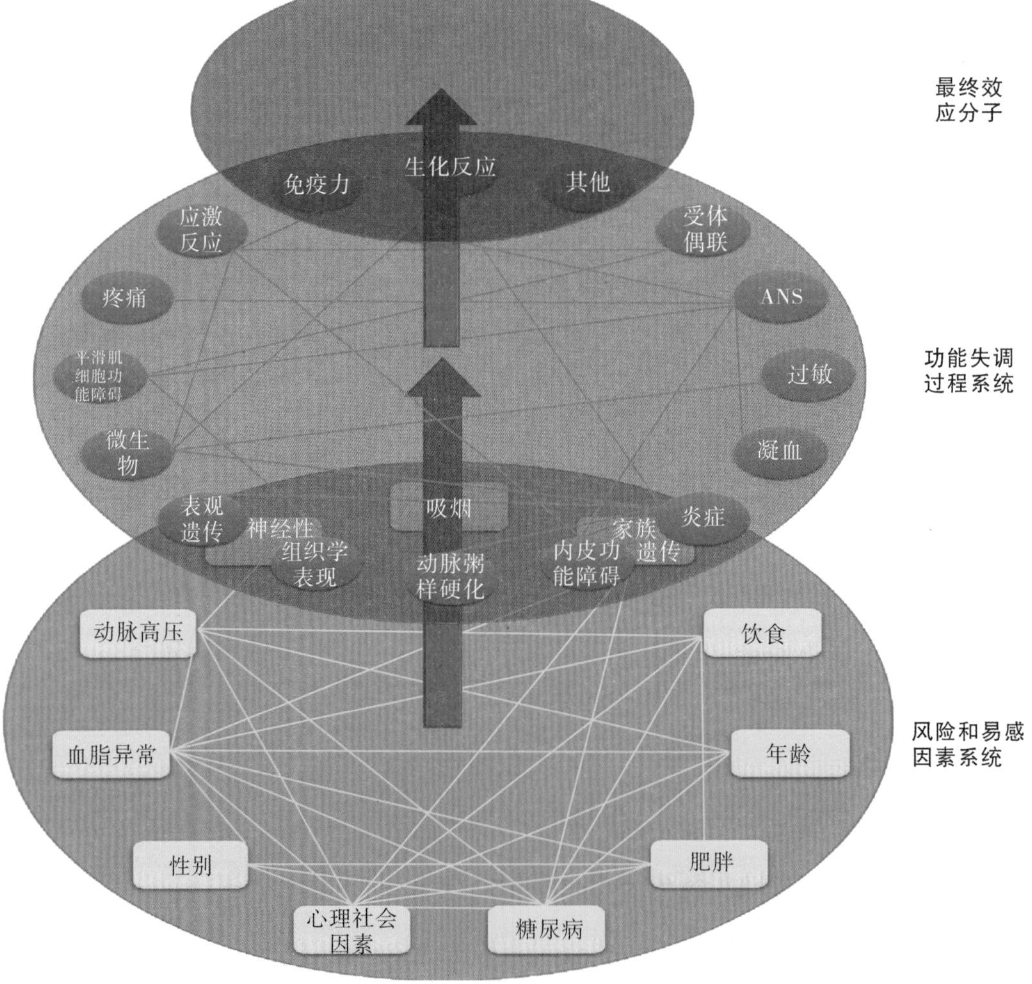

图 1.4　心肌缺血发生的示意图。导致心肌缺血的动态网络系统：一系列复杂的风险和诱发因素会产生一系列复杂的相互关联的功能障碍过程，进而形成最终的共同效应系统。这三个网络系统中的每个元素本就是一个复杂的系统，它们以线性的方式或非线性环路、反馈回路（用线条表示）单独或共同产生交互影响，同时在整合系统（图中未显示）的不同层次之间也是如此。ANS：自主神经系统

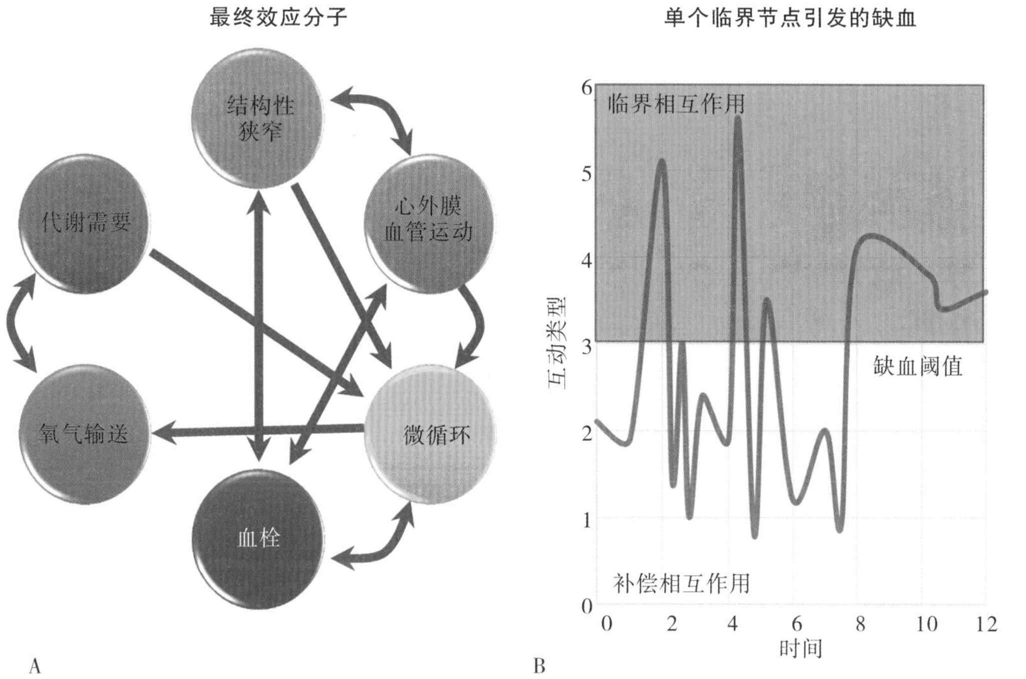

图 1.5　最终共同效应“生态系统”。A. 任何形式的局部缺血都可以被认为是由多达 6 个存在不同的干预和相互作用的节点组成的动态网络产生的结果。B. 根据节点之间相互作用的类型和数量，任何改变都可以被代偿（下半部分）或引起局部缺血（上半部分），单个节点的改变还不足以引发局部缺血。当一个节点变得非常重要并较其他节点占主导地位时，该系统表现为线性特征和确定性。线性和非线性表现可以出现在同一系统演化的不同时间

内的其他生态系统，效应器系统是非线性的，致使单个亚临界过程之间的相互作用在共同作用时达到临界水平，最终导致缺血（图 1.5B）。这并未排除该系统中线性的或确定性因素的作用（包括孤立的致病过程），而是将其视为较少发生的特例。

这一综合的理念可以解释“假阴性”缺血试验背后的一些机制，这些试验忽视了临界水平相互作用，只揭示孤立的次要过程，而不排除复杂的相互作用。此外，该模型能够证明对孤立靶点进行成功干预的可能性有限，能否彻底改善缺血，很大程度上取决于每个病例的特征。因此，“生态系统”视角可以表明每个孤立过程演变的复杂性，从单一靶点到系统干预方法的转变可显著促进缺血性心脏病的治疗。

所谓“最终效应器”，即包括如下几个方面：

（1）心外膜动脉结构性狭窄。在代谢需求增加的情况下，如运动或其他活动时心率加快，如果心外膜动脉狭窄程度超过 70%，就超出了系统的代偿能力。然而，临床上通常表现为其他缺血产生过程的组合（见下文）。通常在急性缺血综合征和血管痉挛型心绞痛中出现的亚临界狭窄（即狭窄程度 <50%）往往还有其他机制参

与，最终导致缺血发生。

动脉粥样硬化是结构性狭窄最常见的形式，此外临床表现还包括动脉夹层、壁内出血，以及反复发作的非闭塞性附壁血栓所致的逐步狭窄。动脉粥样硬化是由细胞、结缔组织成分、脂质和其他碎片形成的动脉进行性炎症性增厚。低密度脂蛋白（Low-density Lipoprotein，LDL）胆固醇渗透至血管内膜下，进而触发一系列复杂且持续的炎症和免疫过程，这个过程主要由内皮激活介导，伴随白细胞黏附并渗透到血管壁内，以及巨噬细胞被趋化因子吸引。也有人提出感染潜在的作用。在实验动物模型[20]和人身上[21]观察到神经心理因素可影响动脉粥样硬化，可能是其对内皮激活以及免疫和炎症系统的影响所致（见第 3 章）。

（2）心外膜血管收缩。心外膜动脉的血管舒缩可参与导致：①由局灶性或弥漫性闭塞所致的血管痉挛发生，或动脉粥样硬化狭窄部位的血管收缩时导致的急性缺血；②在结构性狭窄部位发生非闭塞性血管收缩的情况下，由应激引起的缺血。

血管收缩或痉挛的触发因素包括神经心理性，毒性（如吸烟、药物），机械性，免疫性，血栓性，或者局部炎症刺激 / 平滑肌反应性细胞机制的突变，这些因素可以单独作用，也可以叠加作用。硝酸盐和钙拮抗剂等特定的药物可以扩张心外膜血管。然而，由于血管收缩的原因和强度不同，有时只能通过冠状动脉内给药来获得有效的局部药物浓度。

（3）微循环功能障碍和阻塞。小冠状血管功能障碍可导致应激诱发的缺血（X 综合征）[22]或急性冠脉综合征（很可能或者至少是某种形式的 Takotsubo 综合征；见第 6 章）[23]。

更常见的是，在稳定型心外膜血管狭窄、心肌梗死（主要由来自上游血栓的微栓子或血管活性物质造成）、心肌病、心肌肥大、心脏功能障碍及系统性疾病，都可以观察到微循环功能障碍的出现，这是由于冠状动脉血流调控系统各个层面的易损性导致的。

多种神经（如神经肽 Y）和体液（如血管紧张素）刺激因子，以及内皮的分泌物（如白三烯）等之间存在着直接和间接联系，可通过收缩小血管引起局部缺血，但是收缩部位可能因刺激物而异，所以目前还没有对抗不同水平的小血管功能障碍的特效药物。

（4）血栓形成。冠状动脉血栓可导致局部缺血，这取决于血流阻塞速度和严重程度以及血管活性物质的释放。冠状动脉突然完全闭塞并持续可导致急性透壁性心肌缺血和心肌梗死，需要紧急通过机械的（即血管成形术）或药物（即血栓溶解）的手段保证动脉血流重新开放。渐进的间歇性不完全阻塞反复发作可导致非透壁性心肌梗死或不稳定型心绞痛。虽然非梗阻性附壁血栓可通过小血管栓塞或可引起血管收缩和激活内皮物质释放导致缺血，但在多达 12% 的稳定综合征病例中仍可以观察到血栓的形成。

血小板和凝血系统都参与冠状动脉内血栓的形成，其过程复杂，具有时空依赖性，并依赖于凝血触发因素。较强的血栓诱发刺激短时发作即可导致血栓形成，然而持续的弱刺激在血栓易发的情况下也能导致血栓形成。

高达 70%~80% 的急性心肌梗死有冠脉血栓形成，尤其在破裂或有裂纹的动脉粥样硬化斑块部位，暴露出极易引发急性凝血的强致血栓形成的坏死核心。破裂或裂缝可由机械性（如痉挛），生物性（如动脉粥样硬化的炎症过程、免疫或传染因子），或者化学性刺激引起。然而，在 10%~20% 的病例中没有发现斑块帽的破裂（斑块侵蚀或内皮活化），在大约 10% 的冠状动脉血栓病例中，没有发现动脉粥样硬化斑块。

在实验动物模型[24]和人身上[25]都观察到神经心理因素可能导致急性冠状动脉血栓和梗死（见第 3 章）。

（5）代谢需求。心肌的代谢需求决定了引发缺血发生的血供的阈值。由于阈值不同，相同的血流水平可以是相对充足或不足的。代谢需求同时取决于心率，心肌收缩力，血压，心腔内部压力和容积，激素水平，心脏温度，以及室壁张力。所有这些因素都会受到一个人精神神经状态的强烈影响。

（6）氧的运输。在单位时间内输送到心脏细胞的氧由血液中的氧含量（由血红蛋白类型、血红蛋白浓度、血红细胞计数、肺功能决定）和氧摄取效率决定。根据氧 – 血红蛋白解离曲线，氧摄取效率很大程度上取决于局部因素，如血液 pH、温度以及可溶性气体（主要是 O_2 和 CO_2）的梯度。静息时心脏的氧摄取效率已高达 80%~90%，因此只能非常有限地代偿血流的减少。

心理神经活动（图 1.1）通过与其他调控网络的代偿或致病因素，对这一复杂系统产生相当大的影响。心理神经活动对凝血和血小板聚集的影响包括预防、促进或加剧急性血栓的形成。对动脉粥样硬化的影响取决于心理—神经轴对炎症和内皮激活的慢性与急性作用。对冠状动脉部分节段血管舒缩活动的不同影响可以在一些危急情况下起到代偿作用，但可能在其他调控网络下成为长期有害的过程或引起突发的危险情况[26]。心理神经活动对心率、循环系统血压和心脏代谢的影响决定了心肌缺血的血流阈值，因此可以通过干预组织代谢需求和氧输送来加剧、促进或减轻、抑制缺血发生。

因此，心肌缺血发生的复杂生态系统中，神经心理过程不能用抽象的术语来描述；必须通过与其他过程联系对比以进行评估。这意味着需要对缺血性心脏病进行全新的系统性分类，进一步研究精神和情感活动对心肌缺血发生的正、反面作用，这需要我们对整个复杂调控系统的全面认识。

1.4 心肌缺血导致的后果及精神生物学因素的作用

1.4.1 缺血的非线性生物学效应

一旦血流供应不能满足心脏的需求，心肌将发生的一系列生物学改变，这些变化反过来又增强潜在致病因素的作用并出现相应的临床表现。

缺血引起的第一个变化（几秒钟内）发生在细胞水平——细胞内和细胞外的离子水平发生大幅改变，导致舒张期去极化和早期细胞内钙的增加，并随着细胞膜的损伤而不断恶化。代谢改变主要是氧化代谢的抑制，高能储备的消耗（通常在缺血1min后开始，10min内损失70%的ATP）。蛋白质合成抑制和无氧代谢（无氧糖酵解、脂肪分解）激活，而随着代谢终产物的积累导致缺血进一步恶化，无氧代谢的激活明显减慢。无氧糖酵解导致乳酸盐和磷酸盐堆积，而儿茶酚胺依赖性甘油三酯分解会导致游离脂肪酸和酰基肉碱的积累。这些物质的积累会导致进行性细胞水肿，进而出现微血管损伤和缺血加剧，细胞内和细胞外酸中毒，以及心肌收缩力抑制和细胞内蛋白酶活化，进而反过来加重细胞膜损伤。尤其在缺血再灌注时产生的自由基会导致蛋白质、核酸和脂质的严重改变。

由缺血而被激活的心肌内感觉纤维反射性引起副交感神经传出冲动增加，进一步导致去甲肾上腺素的大量释放，抑制神经末梢对其再摄取，以及肾上腺素能受体的上调。缺血开始的几分钟内，心肌中去甲肾上腺素含量基本在正常水平，大约20min后，急剧增加到其血液浓度的1 000倍，还同时引发血浆去甲肾上腺素浓度升高，这与应激反应激活无关（见第3章）。缺血期间的自主神经激活具有部分的心脏保护作用，但却导致冠状动脉血流向心外膜血管的重新分配（心内膜下缺血可能性增加）、直接的细胞损伤、对肌细胞的电兴奋作用以及促血栓形成和激活内皮细胞的作用。持续缺血则导致心脏神经损伤，包括神经顿抑、损伤区域完全结构性去神经化等。

上述这些变化的出现或消失，出现的顺序，相互之间的影响和关系，以及临床后果在时序和程度上有很大不同，这取决于缺血的严重程度和持续时间，局部区域的细胞结构和功能，遗传学，组学，细胞代谢，血流分布，心脏收缩力，结构改变，机体的状态（包括情绪状态、认知甚至文化方面的因素，这些或早于缺血的发生，或伴随缺血的发展），以及导致缺血的首要原因和机制。

因此，缺血的生物学或临床效应不能被简单地认为是线性的因果关系或某一个确定的系统，这虽然是挑战了经典“缺血级联反应”理论，但对心肌缺血临床诊断有重要意义，临床诊断不能简化成刻板的标准化临床表现[27]。

1.4.2　中枢神经系统的作用

尽管疼痛与心肌缺血的关系仍不明确，疼痛常常是缺血患者寻医问诊的原因。内脏和躯体感觉疼痛与缺血范围无关，可以完全没有痛感，或轻微疼痛，也可能剧痛，或伴随濒死感（情绪成分）。

这种巨大的反差原因在于心脑之间的神经交互。心肌缺血代谢物通过机械或化学刺激（例如腺苷、源自乳酸的酸碱度、血清素组胺和血栓素 A2、自由基和激肽）兴奋支配心脏感觉传入纤维的神经末梢。上胸神经节一级神经元的交感无髓纤维和小的有髓纤维将疼痛刺激传到背角神经元和上胸背神经根（二级神经元），这也是感觉神经会聚之处。随后，二级神经元通过脊髓丘脑束的投射到达丘脑内的离散核，并从那里通过三级神经元到达与疼痛觉辨别相关的中枢后回皮层。

疼痛的情感成分上传由背角中的二级神经元传导（表达神经激肽 -1 受体）：①通过脊髓 - 中脑束到达臂旁区和连接杏仁核和下丘脑的中脑导水管周围灰质，从而调节疼痛的情感维度，并同时控制自主神经下行活动；②通过脊髓丘脑束到达丘脑中的不同核团，然后从这些核团传递到前扣带回皮层，涉及疼痛的动机方面，以及在认知功能方面起到重要作用的外眶、侧核和前额叶背内侧区域行为和情绪的状态。

心迷走神经的传入纤维来源于颈部结状神经节中的一级神经元，将神经冲动传递到延髓迷走神经核（同侧迷走神经背核、异侧核、邻近疑核的心血管调节中枢和网状结构的灰质）中的二级神经元。并从那里将疼痛冲动向上传递到脑干、下丘脑、丘脑和皮层。

传入神经冲动可以在脊髓水平受到中枢神经系统的下行传入性躯体或内脏神经纤维的协同抑制，特别是通过延髓中缝大核血清素能神经元的激活。中缝大核反过来也受其他几种大脑结构的调节，主要通过中脑导水管周围灰质（镇痛功能），室旁下丘脑核（参与应激反应），杏仁核中央核（参与情绪、记忆和对情绪的自主反应的意识感知），外侧丘脑下区（参与许多认知和身体反应，其中包括各种神经内分泌功能、肠内脏痛的敏感性和奖赏系统），小细胞网状核（参与呼气和镇痛），前边缘区和下边缘区（参与恐惧和记忆消失），以及内侧和外侧中央前皮质（参与运动和感觉输入）。

丘脑中央下核也与腹外侧眶皮层和构成下行抑制系统的导水管周围区域有密

切联系，丘脑核的激活可以通过激活特定的“开”神经元或“关”神经元来抑制或促进疼痛性刺激。

总之，心绞痛的疼痛性刺激也可以通过阿片样系统（包括通路，如皮质→中脑导水管周围灰质→喙突内髓质→脊髓回路和皮质→下丘脑回路）进行调节，阿片样系统可以通过主观克制态度或社会心理刺激来激活。此外，一些数据表明，疼痛性心脏刺激本身可以随着缺血不同阶段心绞痛易感性的变化而逐步改变其自身的中枢调节[28]，这可能是通过内源性阿片类物质的差异基因表达实现的[29]。

除了协调痛觉感知和冠状动脉血流控制之外，这些回路揭示了来自心脏的直接、非标志性的传入刺激如何干预诸如记忆、动机、注意力、情绪、行为、心理联想和价值观等复杂的功能调节。此外，数据表明，缺血性心脏病中皮质活动发生的特定变化也可能和感知到的心绞痛无关[30]，这表明高级脑功能和心肌缺血之间有更加广泛的联系。

因此，由于皮质功能在影响心肌缺血的同时又受到心肌缺血的影响，虽然这方面的研究较少，但应将生理—心理循环通路纳入心肌缺血生态系统进行统一考量。

1.4.3 心肌功能障碍

心脏收缩功能障碍出现于心肌缺血早期（缺血开始后 3~5s），且可导致危险的后果，因为超过 80% 的静息耗氧量源于心脏收缩。再灌注损伤（由自由基介导）可加剧收缩功能障碍。然而，此过程也是可逆的，损伤的程度与缺血的范围和持续时间成比例。事实上，突然的大范围心肌功能障碍会导致急性心力衰竭甚至死亡。心肌血流减少和收缩功能损伤之间呈指数关系。研究发现个体对心肌缺血的反应有很大差别，说明个体对相似程度的缺血易感性不同。对缺血的易感性差异是整个系统多维度特征和相互作用的结果，从肌细胞的遗传表达到器官间的联系和调控，比如神经体液调节和其他信号通路。尽管自主神经系统在心肌功能障碍中起着重要作用，但在这种情况下大脑对心脏神经活动下行调节的作用还未得到研究。

除心肌内传出末梢释放的大量乙酰胆碱外，去甲肾上腺素（少量）也可以保护心肌细胞免受致命的缺血再灌注损伤，这种保护作用与心率的降低无关。心肌多次短暂缺血－再灌注后可保护心脏免受随后较长时间缺血的影响，这种现象被称为缺血预处理。有趣的是，心肌也受到“远端缺血预处理”的保护，即其他器官或组织短暂缺血－再灌注多次循环（如袖带压迫前臂造成缺血）也可以保护心脏免受缺血－再灌注损伤。上述两种现象都是由自主神经、腺苷、缓激肽和降钙素基因相关肽介导的。确切的神经通路仍不清楚，但包括了传入感觉神经元和副交感神经系统，但是远端缺血预处理也可能涉及多个信号通路之间的相互作用。

其他形式的持续但可逆的心脏功能障碍包括心肌顿抑和心肌冬眠。前者指在血流正常的区域内（通常在血管重建后），由于缓慢恢复的基因修饰表达、细胞内钙超载、兴奋 – 收缩解偶联以及微血管损伤延迟修复所致的持续存在的心肌功能障碍。然而，有证据表明蛛网膜下腔出血后，心肌顿抑也可能发生在心外膜冠状动脉正常的区域 [31]，并且与精神或情感应激时的心肌血流变化无关 [32]，这一现象提示自主神经系统在心肌顿抑发生中起到一定的作用 [33]。缺血引发的心肌顿抑也可能导致心肌功能的延迟恢复。

心肌冬眠是指在心肌血流减少的区域出现收缩功能减弱，但没有缺血引起的代谢改变。这可能由于冠状动脉存在长达数周或数月超过 90% 的稳定狭窄，此种情形较为罕见。更常见的情形可能是由于小动脉血管长期的不适当收缩（肌源性或神经体液因素所致）或小动脉代谢自动调节产生的可逆性重置。

1.4.4 心肌电活动变化和心律失常

致命性心律失常虽然在轻度短暂缺血中很少见，但却是透壁性心肌缺血发作的最初临床表现。致命性心律失常在急性心肌梗死中更为常见，致命性心律失常约占所有急性心肌梗死死亡病例的 50%，这通常发生在发病的前 2h 内，并与心肌梗死的范围和大小无关。

其发病机制是细胞和组织水平心肌电活动的改变，体现为心电图中 ST-T 段的改变。缺血开始时心肌细胞不应期缩短，但几分钟后，又变得比邻近未缺血心肌细胞的不应期更长。电脉冲的传导在最初时增加，但在几分钟后会逐渐减少，直到被阻断或分离。缺血或再灌注导致的毒性物质累积可导致触发活动，进而可能增强心肌细胞自律性。还可导致折返回路的出现，由于上述缺血时电生理的改变，这些过程可能更容易发生。

在心肌梗死期间，急性缺血性心脏去神经化、神经顿抑、组织儿茶酚胺含量和肾上腺素能刺激都会大大加剧致命性心律失常，而迷走神经张力的增加是具有保护性的，当然这仅仅是动物实验结果 [34]。在副交感神经过度驱动的情况下可能引发不同程度的房室传导阻滞和心搏停止，如果不是由心脏传导系统内细胞的缺血损伤引起时，阿托品可以迅速逆转这种情况。

高级神经中枢调节会影响心肌缺血背景下心律失常的发生。已有实验证据表明心肌缺血时心理因素可激活自主神经依赖性心律失常，这在第 2、5、12 章中有所介绍。此外，在复杂的调控网络中，其他器官也可以参与自主神经激活的心律失常的发生（见第 4 章）。疤痕组织也可以成为折返回路和致命性心律失常的结构基础。

与前文所说的心肌功能障碍相似，个体心律失常易感性也存在相当大的差异，最终结果取决于高度复杂的相互作用的调控网络，如神经体液相互作用。事实上，心室的缺血与修复还会导致心脏交感神经支配的大幅度重塑，并使患者出现致命性心律失常的风险大大增加[35]。如同中枢神经系统的下行调节效应，这种传入性的脊髓和脊髓以上神经重塑的影响尚不明确。

1.4.5 心肌坏死和心室重构

心肌缺血最终导致心肌坏死，当缺血造成的影响不可逆时，组织结构崩解，细胞死亡。细胞死亡的时间及其坏死范围个体间差异很大，并同样取决于复杂的网络调控过程，包括患者的心脏解剖结构、侧支血流情况、血管闭塞持续的时间、组织代谢活动、肌细胞易损性及心肌炎症的激活程度。

实验表明，副交感神经激活增加可以通过降低新陈代谢，减慢心率，加强对冠状动脉血流的控制，延缓心肌坏死。这与持续性交感神经活动的效应相反，交感神经活动会加速并加剧心肌坏死。

心肌坏死的程度是心肌梗死后慢性左心室功能障碍的主要决定因素，但也同时取决于梗死后的心肌修复过程。心肌梗死发生后，坏死的心肌组织经过复杂的炎症过程（主要由先天免疫过程的激活、补体激活和活性氧释放触发的巨噬细胞和粒细胞驱动）被纤维组织所替代，进一步损伤尚未因缺血导致不可逆损伤的心肌细胞和微血管[36]。坏死组织的清除需要 3~6 周，修复则在 3~6 个月内完成。干预心肌修复阶段的诸多复杂变化可能导致心室重构，这个过程对心肌修复具有双重影响，取决于所发生的心肌重构的空间几何形状的改变，而这些变化与心肌层损伤的范围和深度 / 厚度以及相邻心肌的代偿性肥大有关。如果是面积较大的透壁性心肌梗死，梗死区域可能由于后负荷增加所致的炎症过程而加大[37]。相反，如果是小面积的心内膜下心肌梗死，瘢痕很可能会逐渐缩小。

不良心肌重塑将增加室壁应力和腔内压力，进而导致梗死区域甚至非梗死区域被动地进行性炎性扩张，形成一个最终会导致心力衰竭和心律失常易感性增加的恶性循环。此外，在实验模型[35]中证明了神经体液因素对心脏重塑的显著作用，正如预期，现有证据表明上述的每一个过程都可能受到皮层活动下传的影响，而这也可能是因为皮层活动对炎症和应激反应的作用（见第 3、12 章；图 2.2）。

1.5　神经生物学因素在临床中的作用及对干预手段的影响

1.5.1　缺血性心脏病需要新的研究方法

心脏生理和心肌缺血的病理生理学是一种新兴的、非线性的自组织、开放“生态系统”，要认识到这一点就必须建立一种全面的认识论观念，这种观念对缺血性心脏病的分类、预后、研究和治疗具有深远影响。这种从还原论到系统科学框架的转变最终将为缺血性心脏病的认识和治疗提供新的思路，因为传统方法只能在特定条件下（即当其表现为线性时）适用，而在系统框架下则不适用。

如前所述，心肌缺血的临床表现虽类似，但可能在发病机制、过程、功能障碍和结构改变，以及从基因到器官再到个体－环境相互作用等方面存在很大差异。另一方面，截然不同的临床表现可能共享许多分子信号通路、变化过程和机制。事实上，在不同的功能网络中（如一个血栓易发的复杂环境，相对于另一个更生理的环境）发生的类似变化（如心理活动所致的神经体液激活），却可导致完全不同的后果，可能是保护性的，也可能没有影响，甚至可能加速病程。从这个角度来看，每个要素都不是绝对消极或积极，必须从相关系统的动态特性出发来认识疾病进程中的变化，并在正确的时间框架内确定具体的靶点。传统医学手段缺乏对这种充满复杂性和动态性关系的考量，因此也就忽略了单个影响因素随环境进程而变化的特性，这至少部分地解释了近年来令人困惑的事实：不断发现新的治疗靶点，但却鲜有新的有效疗法。

这种从相关系统的动态特性出发的观点对于缺血性心脏病的心理或精神药理干预来说尤为重要。传统的手段忽视了系统的复杂性，即使在典型的患者中，也很难得到明确的结果（见第 9、10 章）。相反，关注缺血生态系统中存在的个体和时间相关可变性，可能有助于对干预措施及更有效的个体化治疗方案进行更为精确的评估，并通过突破基于一般或典型案例为主要治疗思路的内在局限性，进一步改善治疗结果。

此外，机体调控网络的复杂性不仅基于多维元素之间的可变联系（如前面段落所描述的，诸多因果调控环路使整个调控系统具有不确定性），还基于在同一个体中随着时间推移而发生变化的基本元素（即基因及其表达、细胞等），而这些基本元素在个体之间也有所不同。更重要的是，每一个个体的调控系统在不同的观察时间和水平（如从基因水平到个体－环境相互作用水平）有着不同的、突出的特性，因此有必要采取不同的方法（即所谓的开放系统逻辑）[38]。具体而言，如前所述，心肌缺血的过程包括生物和心理维度的循环调控过程（图 1.1），这些过程不能被简单叠加，而是需要用不同的模型来分别描述。这就要求着重关注各元素之间相互关联的特征，而不仅是每个元素本身的特性，因为每个元素的特性有时甚至不具有可比性，而且还会随所处环境而改变（如同一分子可以在一些系统中调节某一个过程，也可以在其他系统中调节其他过程）。事实上，复杂系统可以被定义为一些自组织连续发生的系统，在保持相互关联性的同时又不断获得一系列新的特征[39]。因此，心肌缺血系统由于其高度非线性、不确定和不可简化的特征，任何单一考虑的治疗方案都不可能奏效，这种单一方式就像来自系统外部的简单命令（如开关电路）取代了系统本身对各种干扰因素的精细调控，只有特定的系统科学工具才能有效解决[40]。

因此，任何系统医学方法的目的都是科学地解决相互关联的复杂系统的行为，努力在个体患者和个体事件层面上实现治疗效果的最大化。

1.5.2 科学研究和临床治疗的新方法

改变科学研究的框架有助于开发新的研究方法，整合传统的研究结果。比如，随机对照试验（RCT）是评估治疗干预效果所必需的，这是因为随机过程至少对潜在的干扰因素进行某种程度的控制。然而，当进行大规模且入选标准宽泛的人群研究时，随机对照试验便失去了评估复杂系统的能力。但如果患者样本具有均一性、多维度特征，随机对照试验可有效地全面研究复杂系统。当分析异常值时，更容易权衡单个组成部分，从而能够鉴别出有价值的重要信息，使研究的内容和意义更加凸显[41-43]。

进一步来说，对单个受试者的分析可以评估个体水平的动态变化（不是寻找相似的变化，而是个体之间相似的变化动态模式，称为不同个体研究的集合，即“n of 1 pathways”），然后放到更大的人群中进行测试，旨在寻找最佳治疗策略，最终实现个性化精准医疗[44]。

此外，通过分析评估复杂网络和多维过程特性，最终可获得个体的复杂表型分析结果。这将通过处理巨大的数据集来实现，这一过程由于高通量平台和数据精细化的最新进展而在技术上变得可行。复杂表型分析是医学研究方法的一大进步，因为它在对个体生态系统的历史数据建模中结合了分子、遗传、组学、组织、生物化学、临床、心理、社会和环境数据。这是基于系统结构和演化过程的新的健康和疾病的动态分类法，有望补充分子医学之前疾病的静态综合征分类法[45]。

“缺血性心脏病”这一分类目前包含了几种不同的综合征（如心肌梗死、稳定型/不稳定型心绞痛、心源性猝死和慢性心室功能障碍），对这些综合征的描述见本章前文。这种分类法仅有助于区分和治疗患者当时的临床症状，缺乏对疾病发展进程的纵向考量，也忽视了患者对疾病的心理感知的影响。例如，一例从突发运动诱发的轻微急性心肌梗死中幸存下来的患者，与另一例经历了几次心肌梗死，最终导致慢性缺血后心室功能障碍的抑郁患者相比，存在不同的发病机制。然而，目前尚缺乏能够准确纵向反映心脏病发展进程的分类法。这些患者就诊时依其症状接受标准化治疗，就好像他们每次因不同的疾病去就诊，而这些疾病似乎只是部分相关联一样。复杂的表型分析可以更精确地预测或至少界定健康状况发生重要变化时的相似改变，从这个角度来看，这一重要科学工具能够有助于理解缺血性心脏病中精神神经影响的实际作用并最终实现个性化治疗[46]。

复杂表型分析需要创新的跨学科方法，因为它必须将一个系统中不同的和不可简化的各个方面联系起来（如“-omics”组学量表、器官间通信路径或皮质功能的象征性维度）。尤其要关注变化过程中的典型结构改变、典型特性的出现以及它们之间的过渡。这些可以通过不同的工具，如模型的动态使用（Dynamic Use of Model，DYSAM）[47]、元结构分析（Meta-structures）[48,49]、拓扑特征[50]、网络科学[51]、量子方法[52,53]和模糊归纳推理[54]来实现。

当然，这种方法对临床研究也具有重要作用。对于疾病这一复杂现象的研究，需要打破旧的禁忌，在经典方法（如不同方法和模型的心理疗法，身心技能，咨询和叙事医学）的基础上，纳入准确的定性方法以更好地实现个性化精准医学。此外，由于符号象征性的、感知的、情感的因素等不可定量分析，只有通过关联定性分析工具才可能将它们纳入治疗框架（见第 14、17 章）。因此，专业人员和患者对情感和认知过程的理解不应成为临床判断[55]和治疗过程[56]的障碍，而应成为个性化诊疗的核心，并惠及所有医疗从业人员。心脏病学以及医学整个领域面对的主要挑战之一就是在采用科学方法的同时进行系统整合分析，旨在取得最佳的治疗效果。

1.6　结　论

心理生物学和生物心理学对缺血性心脏病的影响是显而易见的，其多维度特征对缺血性心脏病的研究和治疗是一个挑战。有确凿证据表明心理神经活动在心肌缺血病理生理学的各个层面产生广泛影响，但仍需进一步的研究证实。心脏功能和心肌血流量受自主神经广泛、直接地调节，一方面是反射弧调节，另一方面是由脊髓以上中枢神经调节，包括大脑皮层的象征符号处理过程，即对躯体反馈信息的原发和继发反应。因此，皮层调节是缺血性心脏病的重要组成部分，这些都在一个复杂的相互关联的环路中。此外，其他几个心理神经回路在炎症、凝血、免疫和内分泌调节中同时发挥作用，在缺血性心脏病中也很重要。

因此，针对神经心理学方面的治疗应该成为缺血性心脏病治疗的一部分。换言之，心理神经功能与其他调节活动之间多重动态相互作用的复杂性使得整个系统具有非确定性，所以不能仅使用传统的方法进行研究，实际上传统研究方法导致了相互矛盾的结果。因此，需要将心肌缺血按复杂的相关表型重新分类，以便能够预测什么治疗方案针对哪些患者以及何时接受治疗。如果要取得进一步的进展，就需要建立新的研究和治疗方法，包含非确定性，系统网络，大数据管理，以及人文关怀（包括象征符号、情感、感觉、人际关系和文化特征等方面）等因素。

依据这一全新的系统架构，可以检验心理－心脏领域中用以补充现有治疗手段的新的跨学科临床干预措施，同时这一架构也为系统医学研究开辟了新的途径。临床医生期望疗效更好、更个性化的治疗方案，而建立新的包含心理干预的医疗模式尤为重要，在此过程中新的医患关系是重要的抓手。

（胡杨　高峰　译）

参考文献

[1] Goldberger AL. Non-linear dynamics for clinicians: chaos theory, fractals, and com- plexity at the bedside. Lancet, 1996, 347(9011): 1312–1314.

[2] Kirby DA, Verrier RL. Differential effects of sleep stage on coronary hemodynamic function. Am J Physiol, 1989, 256(5 Pt 2): H1378–H1383.

[3] Billman GE, Randall DC. Mechanisms mediating the coronary vascular response to behavioral stress in the dog. Circ Res, 1981, 48(2): 214–223.

[4] Klassen GA, Bramwell RS, Bromage PR, et al. Effect of acute sympathectomy by epidural anesthesia on the canine coronary circulation. Anesthesiology, 1980, 52(1): 8–15.

[5] Bonham AC, Gutterman DD, Arthur JM, et al. Electrical stimulation in perifornical lateral hypothalamus decreases coronary blood flow in cats. Am J Physiol, 1987, 252(3 Pt2): H474–H484.

[6] Arrighi JA, Burg M, Cohen IS, et al. Myocardial blood-flow response during mental stress in patients with coronary artery disease. Lancet, 2000, 356(9226): 310–311.

[7] Ito H, Kanno I, Hatazawa J, et al. Changes in human cerebral blood flow and myocardial blood flow during mental stress measured by dual positron emission tomography. Ann Nucl Med, 2003, 17(5): 381–386.

[8] Kop WJ, Krantz DS, Howell RH, et al. Effects of mental stress on coronary epicardial vasomotion and flow velocity in coronary artery disease: relationship with hemodynamic stress responses. J Am Coll Cardiol, 2001, 37(5): 1359–1366.

[9] L'Abbate A, Simonetti I, Carpeggiani C, et al. Coronary dynamics and mental arithmetic stress in humans. Circulation, 1991, 83(4 Suppl): Ⅱ94– Ⅱ99.

[10] Di Carli MF, Tobes MC, Mangner T, et al. Effects of cardiac sympathetic innervation on coronary blood flow. N Engl J Med, 1997, 336(17): 1208–1215.

[11] Lanza GA, Giordano A, Pristipino C, et al. Abnormal cardiac adrenergic nerve function in patients with syndrome X detected by ^{123}I metaiodobenzylguanidine myocardial scintig- raphy. Circulation, 1997, 96(3): 821–826.

[12] Takusagawa M, Komori S, Umetani K, et al. Alterations of autonomic nervous activity in recurrence of variant angina. Heart, 1999, 82(1): 75–81.

[13] Inazumi T, Shimizu H, Mine T, et al. Changes in autonomic nervous activity prior to spontaneous coronary spasm in patients with variant angina. Jpn Circ J, 2000, 64(3): 197–201.
[14] Szczepanska-Sadowska E, Cudnoch-Jedrzejewska A, Ufnal M, et al. Brain and cardio-vascular diseases: common neurogenic background of cardiovascular, metabolic and inflammatory diseases. J Physiol Pharmacol, 2010, 61(5): 509–521.
[15] Paton JF, Boscan P, Pickering AE, et al. The yin and yang of cardiac autonomic control: vago-sympathetic interactions revisited. Brain Res Rev, 2005, 49(3): 555–565.
[16] Yeung AC, Vekshtein VI, Krantz DS, et al. The effect of atherosclerosis on the vasomotor response of coronary arteries to mental stress. N Engl J Med, 1991, 325(22): 1551–1556.
[17] Ong P, Athanasiadis A, Borgulya G, et al. 3-Year follow-up of patients with coronary artery spasm as cause of acute coronary syndrome: the CASPAR (coronary artery spasm in patients with acute coronary syndrome) study follow-up. J Am Coll Cardiol, 2011, 57(2): 147–152.
[18] Marzilli M, Bairey Merz N, Boden WE, et al. Obstructive coronary atherosclerosis and ischemic heart disease: an elusive link. J Am Coll Cardiol, 2012, 60(11): 951–956.
[19] Douglas PS, Hoffmann U, Patel MR, PROMISE Investigators, et al. Outcomes of anatomical versus functional testing for coronary artery disease. N Engl J Med, 2015, 372 (14): 1291–1300.
[20] Roth L, Rombouts M, Schrijvers DM, et al. Chronic intermittent mental stress promotes atherosclerotic plaque vulnerability, myocardial infarction and sudden death in mice. Atherosclerosis, 2015, 242(1): 288–294.
[21] Janssen I, Powell LH, Matthews KA, SWAN Study, et al. Depressive symptoms are related to progression of coronary calcium in midlife women: the Study of Women's Health Across the Nation (SWAN) Heart Study. Am Heart J, 2011, 161(6): 1186–1191.
[22] Panting JR, Gatehouse PD, Yang GZ, et al. Abnormal subendocardial perfusion in cardiac syndrome X detected by cardiovascular magnetic resonance imaging. N Engl J Med, 2002, 346(25): 1948–1953.
[23] Crea F, Liuzzo G, Pathogenesis of acute coronary syndromes. J Am Coll Cardiol, 2013, 61 (1): 1–11.
[24] Caligiuri G, Levy B, Pernow J, et al. Myocardial infarction mediated by endothelin receptor signaling in hypercholesterolemic mice. Proc Natl Acad Sci USA, 1999, 96(12): 6920–6924.
[25] Von Känel RAcute mental stress and hemostasis: when physiology becomes vascular harm. Thromb Res, 2015, 135(Suppl 1): S52–S55.
[26] Gutstein WH, Anversa P, Beghi C, et al. Coronary artery spasm in the rat induced by hypothalamic stimulation. Atherosclerosis, 1984, 51(1): 135–142.
[27] Maznyczka A, Sen S, Cook C, et al. The ischaemic constellation: an alternative to the ischaemic cascade–implications for the validation of new ischaemic tests. Open Heart, 2015.
[28] Droste C, Roskamm H, Pain perception and endogenous pain modulation in angina pectoris. Adv Cardiol, 1990, 37: 142–164.
[29] Millan MJ, Członkowski A, Pilcher CW, et al. A model of chronic pain in the rat: functional correlates of alterations in the activity of opioid systems. J Neurosci, 1987, 7(1): 77–87.
[30] Soufer R, Bremner JD, Arrighi JA, et al. Cerebral cortical hyperactivation in response to mental stress in patients with coronary artery disease. Proc Natl Acad Sci USA, 1998, 95(11): 6454–6459.
[31] Murthy SB, Shah S, Venkatasubba Rao CP, et al. Clinical characteristics of myocardial stunning in acute stroke. J Clin Neurosci, 2014, 21(8): 1279–1282.
[32] Wittstein IS, Thiemann DR, Lima JA, et al. Neurohumoral features of myocardial stunning due to sudden emotional stress. N Engl J Med, 2005, 352(6): 539–548.
[33] Arrighi JA, Burg M, Cohen IS, et al. Simultaneous assessment of myocardial perfusion and function during mental stress in patients with chronic coronary artery disease. J Nucl Cardiol, 2003, 10(3): 267–274.

[34] Malliani A, Schwartz PJ, Zanchetti A Neural mechanisms in life-threatening arrhythmias. Am Heart J, 1980, 100(5): 705–715.
[35] Ajijola OA, Yagishita D, Patel KJ, et al. Focal myocardial infarction induces global remodeling of cardiac sympathetic innervation: neural remodeling in a spatial context. Am J Physiol Heart Circ Physiol, 2013, 305(7): H1031–H1040.
[36] Frangogiannis NG, Regulation of the inflammatory response in cardiac repair. Circ Res, 2012, 110(1): 159–173.
[37] Oka T, Hikoso S, Yamaguchi O, et al. Mitochondrial DNA that escapes from autophagy causes inflammation and heart failure. Nature, 2012, 485(7397): 251–255.
[38] Licata I, Logical openness in cognitive models. Epistemologia, 2008, 31: 177–192.
[39] Minati G General system(s) theory 2. 0: a brief outline//Minati G, Abram M, Pessa E, et al. Towards a post-bertalanffy systemics. New York: Springer, 2016: 211–218.
[40] Minati G, Penna MP, Pessa E Thermodynamic and logical openness in general systems. Syst Res, 1998, 15: 131–145.
[41] Merlanti B, De Chiara B, Maggioni AP, et al. Rationale and design of GISSI OUTLIERS VAR Study in bicuspid aortic valve patients: Prospective longitudinal, multicenter study to investigate correlation between surgical, echo distinctive features, histo- logic and genetic findings in phenotypically homogeneous outlier cases. Int J Cardiol, 2015, 199: 180–185.
[42] Boccaletti S, Bianconi G, Criado R, et al. The structure and dynamics of multilayer networks. Phys Rep, 2014, 544(1): 1–122.
[43] Lewis TG. Network science: theory and applications. Hoboken: Wiley, 2009.
[44] Schissler AG, Gardeux V, Li Q, et al. Dynamic changes of RNA-sequencing expression for precision medicine: N-of-1-pathways Mahalanobis distance within pathways of single subjects predicts breast cancer survival. Bioinformatics, 2015, 31(12): i293–i302.
[45] Chan SY, Loscalzo J, The emerging paradigm of network medicine in the study of human disease. Circ Res, 2012, 111(3): 359–374.
[46] Auffray C, Chen Z, Hood L Systems medicine: the future of medical genomics and healthcare. Genome Med, 2009, 1(1): 2.
[47] Minati G, Brahms S The dynamic usage of models (DYSAM)//Minati G, Pessa E. Emergence in complex cognitive, social and biological systems. New York: Kluwer, 2002: 41.
[48] Minati G, Licata I Meta-structural properties in collective behaviours. Int J Gen Syst, 2012, 41: 289–311.
[49] Minati G, Licata I, Meta-Structures as multidynamics systems approach. Some introductory outlines. J Syst Cybern Inform, 2015, 13(4): 35–38.
[50] Motter AE, Albert R, Networks in motion. Phys Today, 2012, 65: 43–48.
[51] Gao J, Liu YY, D'Souza RM, et al. Target control of complex networks. Nat Commun, 2014, 5: 5415.
[52] Del Giudice E. Una via quantistica alla teoria dei sistemi//Urbani Ulivi L. Strutture di mondo. Il pensiero sistemico come specchio di una realtà complessa. Bologna: Mulino, 2010, Vol Ⅲ .
[53] Blasone M, Jizba P, Vitiello G Quantum field theory and its macroscopic manifestations. London: Imperial College Press, 2011.
[54] Nebot A, Cellier FE, Vallverdu´ M Mixed quantitative/qualitative modeling and simulation of the cardiovascular system. Comput Methods Programs Biomed, 1998, 55(2): 127–155.
[55] Moss H, Damasio AR. Emotion, cognition, and the human brain. Ann N Y Acad Sci, 2001, 935: 98–100.
[56] Carlino E, Frisaldi E, Benedetti F. Pain and the context. Nat Rev Rheumatol, 2014, 10(6): 348–355.

社会心理危险因素与冠心病

2

Amit J. Shah, Viola Vaccarino

相比于那些充满爱心和公德心的人群，孤独和抑郁人群罹患疾病和过早死亡的概率高 3~10 倍，无论结果好坏，据我所知，这都是影响人类健康的唯一单一因素。

——《逆转心脏病》

Dean Ornish

2.1 动物研究

以往的动物研究已经就心脏和大脑之间的相互关系提供了重要的信息和见解。尽管不能证明其对人类的普适性，但对动物的研究在证明心理社会因素和冠状动脉粥样硬化之间的相关性方面，已经提供了足够令人信服的实验证据。在这一章节，我们将关注从非人灵长类动物研究中收集到的关于心理压力和冠心病之间的相关性的认知和理解。

对食蟹猴（又叫猕猴）的心理压力和心脏病方面的相关性已经得到了非常深入的研究。在实验模型中，这些动物可以通过富含饱和脂肪和胆固醇的饮食而诱发动脉粥样硬化模型；当同时暴露于实验性心理压力时，动脉粥样硬化的形成加剧。以往对非人灵长类动物社会心理压力的许多研究都是关注动物建立在支配地位和从属地位基础上的社会等级。然后，通过引入新的动物群体，让它们受到优势猴子的攻击，压力就可以在这些群体中产生，随着时间的推移，就可以研究慢性压力的影响。

A.J. Shah, MD, MSCR • V. Vaccarino, MD (✉)
Department of Epidemiology, Emory University, 1518 Clifton Road NE, Atlanta, GA 30322, USA
e-mail: ajshah3@emory.edu; lvaccar@emory.edu

A. Roncella, C. Pristipino (eds.), *Psychotherapy for Ischemic Heart Disease*,
DOI 10.1007/978-3-319-33214-7_2

那些最易受陌生群体攻击的动物，压力暴露最大。研究表明，相对于那些没有发生这种社会阶层改变的群体，这种重组可以增加整个群体动脉粥样硬化的平均风险[1]。人们还注意到，常规危险因素，如高脂血症和高血压的变化与此结果无关。

动物研究结果还表明，对急性精神压力的反应可以预测动脉粥样硬化的形成。在一项实验中，食蟹猴被喂食致动脉粥样硬化的食物并暴露于压力下（抓捕威胁），与那些对压力心率反应不高的猴子相比，心率反应高的猴子会形成更多的冠状动脉粥样硬化（基于尸检结果）。此外，高心率反应的猴子更具攻击性，心脏的质量也更大[2]。这项研究提示，高心率反应性可能导致动脉粥样硬化加速，机制可能与交感神经活性增强相关。在另一项研究中，随机接受普萘洛尔治疗的社交压力猴子比随机接受安慰剂治疗的猴子表现出较少的动脉粥样硬化。普萘洛尔的作用在优势猴子中特别明显，也恰恰是这一组猴子形成的动脉粥样硬化最多[3]。这些结果表明，交感神经系统的激活在压力和动脉粥样硬化之间起着一定的作用，至少在这个动物模型中的结果提示如此。

在社会心理压力和动脉粥样硬化形成的关系方面也观察到了性别差异。在雌性食蟹猴中，有证据表明，动脉粥样硬化的发生部分是通过压力诱导的卵巢功能障碍所导致[4]。社会等级制度的影响也存在性别差异。占优势的雄性猴子比它们的下属同类患冠心病的风险更高，尤其是在不安的环境中，而雌性猴子的情况正好相反，雌性从属个体动脉粥样硬化的形成加速，同时也伴有卵巢功能受损、血脂异常和内脏脂肪的增加，它们同时还表现出抑郁的行为特征。然而，如果雌性切除卵巢，社会地位和动脉粥样硬化之间的关系就会发生改变；在这一组中，占优势的雌性猴子表现出更多的动脉粥样硬化，表明它们产生雌激素的卵巢具有保护作用。雌激素疗法也显示出可以降低猴子患冠心病的风险[5]。这些研究证实了女性性激素在减少压力导致动脉粥样硬化风险中的作用。

2.2 试验研究

2.2.1 心理压力测试

心理压力测试是可以在试验室中进行的针对人类的试验研究，用于评估在不利刺激后人体对精神压力的生理反应，包括让受试者完成心算、辨识颜色、公开演讲、愤怒回忆以及类似的任务。虽然与更自然的、日常的、来自家庭或工作环境的压力相比，本次试验的压力反应是外部给予的，但其优点是允许同时测量血液生化指标、心脑成像、血流动力学、血管形态和心电图。此外，还可以排除混杂因素，因为在比较压力与静息状态的生理数据时，都是以受试者自身为对照。与前面提到的猴子研究结果一致，反应性的增加与心脏的不良结果有关。然而，研究也发现反应迟钝可以预测心脏不良事件[6]。此外，针对压力的恢复不良（指在压力诱发阶段后心血管活动持续高于基线水平）预示着不利的心血管后果，包括血压升高和心血管事件增加[6]。

2.2.2　精神应激诱发的心肌缺血

精神压力诱发的心肌缺血（Mental Stress-induced Myocardial Ischemia，MSIMI）反映了急性精神压力期间心脏出现的血流供需不匹配。1998 年 Rozanski 等发表了第一个证实 MSIMI 的研究，其中 39 例冠心病患者接受了精神和运动压力测试。在 39 例患者中，有 23 例患者在接受精神压力挑战时发现了室壁运动异常（通过放射性核素心室造影）。与接受认知挑战（Stroop 任务）的受试者相比，当受试者被指示发表情绪激动的演讲时，出现更多的精神压力诱发的局部心肌缺血。在 80% 的病例中，缺血是“静息的”（没有胸痛），并且发生时的心率低于运动诱发的缺血时的心率。此后，MSIMI 还被证实是独立于其他风险因素的预测未来心血管事件风险增加的因素，包括运动诱发的心肌缺血[7]。

但是需要了解的是，MSIMI 的预测价值因人群和检测方法的不同而不同，已经发现大约一半的运动缺血患者表现出 MSIMI[8]。与运动诱导的局部缺血相反，MSIMI 通常与冠心病的严重程度无关，而与正常血管的微血管或血管收缩相关[9]。精神压力诱发的冠状动脉血流减少最严重的部位是在非梗阻性冠心病区域中；与此同时，在冠脉阻塞的地区，随着精神压力的增加，血流量反而可能增加[10]。与运动应激诱发的心肌缺血相比，精神应激与日常生活中出现的缺血相关。虽然在试验室诱导 MSIMI 患者通常不会伴有胸痛，但日常生活中 MSIMI 患者却多有心绞痛症状[11]。

2.2.3　精神压力与心律失常

越来越多的人认可急性应激是致死性心律失常和心源性猝死（Sudden Cardiac Death，SCD）的诱因，在美国[12,13]每年有超过 30 万人因此死亡。关于急性重度应激，尽管较难证明其与 SCD 的直接因果关系，因为 SCD 患者无法进行访谈调查，但是仍然怀疑其是地震和其他重大生命事件后出现心源性猝死高峰的潜在机制[14]。对急性精神压力期间心电图的变化进行分析显示，通过测量室性心律失常和 SCD 的风险标志性指标——微伏 T 波交替（TWA），发现其复极异质性增加。事实上在精神压力测试中，当植入心脏除颤器的心力衰竭患者的 TWA 升高时，其心律失常或死亡风险也增加[15]。

急性精神压力可能导致心律失常的机制包含心脏自主神经系统的作用[16]（见第 1 章）。在对狗进行的深入细致的生理学研究表明，交感神经激活，特别是在左星状神经节内的交感神经激活和副交感神经阻断[17]，都能刺激心律失常并降低心室颤动的阈值[18]。尽管证据不是十分充分，但研究发现精神紧张引起的局部心肌缺血也可诱发心律失常。Taggart 等发现，精神压力导致冠心病患者电稳定性发生病理性改变，但硝酸甘油预处理可逆转此变化[19]。这意味着这些变化是由于精神紧张时的局部缺血造成的。

2.2.4 精神压力、炎症和免疫力

众所周知，心理压力会激活免疫系统反应[20]。已经发现交感神经和副交感神经分支都参与支配免疫反应器官，如脾脏和骨髓[21,22]。这可以导致巨噬细胞和产生细胞因子和抗体的其他淋巴细胞的激活，以及其他行为。应激发生时，交感神经刺激激活循环单核细胞中的转录因子核因子 κB，导致炎症级联反应的启动。也包括循环炎症生物标志物的增加，特别是白细胞介素（Interleukin）-6 和 IL-1 β[5,23]，两者也都是冠心病风险增加的相关因素。此外，尽管还未证实急性压力刺激下的更高和更持久的炎症反应是否会增加未来冠心病事件的风险，但当精神压力恢复延迟时，炎症反应也会延长[24]。更多细节将在第 3 章中讨论。

2.2.5 精神压力与凝血系统

多个研究证实，精神压力也会影响凝血系统[25]。在健康个体中，精神压力可同时激活促凝和抗凝途径。然而，对于冠心病患者来说，平衡倾向于凝血，精神压力有更强的致血栓效应。相关的机制包括冠心病患者的内皮功能障碍，可能导致抗凝血因子分泌减少[26]。此外，有证据表明促凝血作用是由交感神经系统介导的，因为当肾上腺素输注出现的血栓形成效应与急性精神压力刺激期间观察到的血栓形成相似[27]。在一项包含 16 名健康志愿者的研究中，通过颜色词冲突测试诱导精神压力以及肾上腺素注射，都增加了受试者的血小板聚集[28]。这一效应也可能存在性别差异。在最近的一项研究中发现，女性在精神压力下比男性有更明显的胶原刺激的血小板聚集[29]。

2.3 流行病学和队列研究

大多数已发表的关于社会心理危险因素和心脏病的数据都是观察性研究，包括生态学、横断面研究和纵向研究。尽管这些类型的研究不能证明其因果关系，并受限于不可测量的混杂因素的干扰，但它们基本可以反映人类世界的真实情况。

2.3.1 急性应激

多个生态学研究已经报道了心理因素和急性冠状动脉综合征之间的关系[30]。

最著名的例子之一是美国 1994 年 1 月 17 日凌晨 4 点 31 分发生的地震——震中位于加利福尼亚州洛杉矶市北岭郊区，震级为里氏 6.8 级。地震后的 1 周内，与地震前 1 周相比，急性心肌梗死住院人数增加了 35%[31]，心源性死亡人数也增加了近 5 倍，而非冠状动脉死亡人数没有明显增加。地震发生的当天，在周边地区的普通人群中有 24 人直接死于动脉粥样硬化性心血管疾病，而地震前 1 周平均只有 4.6 人死亡[32]。这 24 名死者中有 16 人在地震最初的 1h 内死亡，只有 3 人的死亡与过度劳累有关。

美国世贸中心遇袭后，在接下来的 2 个月中（与遇袭前的 2 个月相比），周边地区的心血管事件数量增加了 50%，心室快速性心律失常除颤器电击次数也明显增加[33,34]。

另一个更常见的急性精神压力来源与体育运动项目有关。研究发现社区里的心脏事件在体育比赛开始后的 2h 内增加，男性比女性观众更明显[35,36]。

遗憾的是，关于上述心脏事件发生时的具体情况的资料通常无法获取，并且还可能包含其他的混杂因素，包括体力消耗（如逃离自然灾害）、环境污染物（如地震时的扬尘颗粒）和行为因素（如体育赛事期间暴饮暴食）。

为了解决这些局限性，一种病例交叉设计的试验方案被用于评估急性冠状动脉事件的情感触发因素。通过这种设计，将受试者在冠状动脉事件之前的状态与事件之前的固定时间段内（通常为 24h 之前）的状态进行比较。患者在尽可能接近事件的地方接受采访（如在去急诊室的路上），以便将回忆偏差降至最低。在心肌梗死发病的决定因素研究中，2.4% 的患者在事发前 2h 内有极度愤怒的情绪，然后与 24h 前的状态进行比较，据估计，暴怒将急性心肌梗死的概率提高了 4 倍。类似的研究发现，心肌梗死前的暴怒发作发生在 1%~17% 的患者中，差异也取决于如何定义“愤怒发作”[30,37]。

其他类型的急性情绪应激事件包括，与工作相关的苦恼或突发的悲伤，例如失去亲人的悲痛，急性心肌梗死的发病率增加了 6 倍[38]。对于急性情绪应激，不稳定型心绞痛或心肌梗死的比值比（Odds Ratio，OR）为 2.5[37]。其他较大的生活压力事件还可诱发 Takotsubo 心肌病，心尖部心肌“休克”可导致严重可逆左房室功能障碍，主要影响老年女性。

对于急性应激和心肌梗死之间的关系，虽然很难获得确切的病理生理学证据，但是研究者们也提出了很多可能的机制，典型的机制包括易损斑块的侵蚀或破裂，急性血栓形成和冠状血管闭塞。关于中间过程的机制有很多种说法[30]，包括血管壁上的剪切应力突然增加和血液高凝状态的增加。斑块破裂更有可能发生在冠心病患者身上，因此，在没有明显潜在动脉粥样硬化的患者中不太可能出现这种现象[39]。研究指出，一些情感事件触发的急性冠脉综合征患者也可能有病理性应激反应，包括急性精神压力后更长时间的收缩压反应和血小板活化增强[24]。对急性心理压力会有这种反应的原因并不完全清楚，可能与年轻时遭受的情感创伤和遗传因素相关[40,41]。关于急性和慢性应激反应的病理生理学机制的更多细节见第3章。

2.3.2 生物节律相关应激

应激水平随时间自然地变化。因此，心肌梗死和心律失常更有可能在一年中的某些时段以及某些季节发生。在一项针对 54 249 例近期心肌梗死患者的研究中，心肌梗死的最高风险出现在上午 10:07，而最低风险出现在上午 4:46[42]。另一项对近期心肌梗死患者的研究提示，发病率在冬季上升，在夏季下降[43]。然而，研究者进一步发现，如果按实际温度进行分析，季节反而不再具有预测性，也就是说气温骤降更具预测意义，因为可能与气温骤降导致的儿茶酚胺分泌增加相关。

有关其他时间生物学触发因素的综述见第 5 章。

2.3.3 慢性应激

日常生活中反复出现的急性应激源可能导致慢性应激状态，具体表现为某些精神疾病，如焦虑症和创伤后应激障碍（Post-Traumatic Stress Disorder，PTSD）。长期应激也可能来自持续存在的应激环境，如工作场所、不稳定的家庭、缺乏社会支持、长期照顾他人和邻里关系。慢性应激则与久坐、睡眠不足、不健康的饮食习惯、吸烟和服药依从性差有关，所有这些都会进一步增加心血管疾病风险。慢性应激可以通过评估应激状况来间接评估，如失业、经济困难或亲人罹患慢性疾病。然而，人们对这些应激的抵御能力和应激对健康的影响可能存在很大差异。一些人在单一创伤事件后出现精神或身体健康不良后果，而另一些人在面对慢性或反复出现的严重应激时则保持健康状态。还需要提及的是，这些应激通常是相互关联的，例如社会经济地位较低的个体也可能反复遭受创伤、家庭不稳定和经济压力的困扰。因此，对个体应激相关因素的研究必须根据这样一个事实来解释，即它们也可能是其他可能更直接参与心血管发病机制的标志物。下面将对一些重要风险因素进行阐述。

2.3.4 创伤后应激障碍

创伤后应激障碍，顾名思义，是由创伤性事件触发的应激障碍，伴随回避、认知和情绪的负面变化，以及觉醒和反应的改变[44]。更具体地说，创伤后应激障碍的受害者可能会反复再现创伤性记忆，因此会表现出做噩梦、增加惊吓反应、过度警觉以回避可能引发的创伤性记忆。女性的创伤后应激障碍终生患病率为10%~12%，男性为 5%~6%，退伍军人为 15%~19%[45]。在大约一半的病例中，创伤后应激障碍会成为一种可以持续数年的慢性疾病。

研究显示，创伤后应激障碍可使冠心病和心肌缺血风险增加两倍以上，即使在考虑了常规的风险因素及抑郁症后也是如此[46]。原因可能是多方面的，并且与抑郁症的病理生理学类似，其中包括自主神经和激素失调，例如交感神经过度兴奋和皮质醇敏感性增加[47]。创伤后应激障碍患者在就业、人际关系方面也会存在一定困难，抑郁和药物滥用概率会增加，这可能在一定程度上诠释了两者的关系。

2.3.5 与工作相关的应激

工作应激相关的专有名词为“工作压力”或“努力 – 回报失衡”[48]。在工作压力模型中，如果工作要求高加上自控力差，就会产生压力应激。风险最高的情况是上述因素再加上工作中的社会支持不足。在努力 – 回报失衡模型中，高工作负荷结合低回报，包括低收入、低工作保障和低工作地位，工作压力可增加 40% 的心血管疾病风险，而努力 – 回报失衡则会增加 60% 的心血管疾病风险[49]。

2.3.6 婚姻压力

婚姻压力是另一种形式的慢性压力，可能也与冠心病风险增加有关。以往许多研究都以女性作为研究对象。斯德哥尔摩女性冠状动脉风险研究（Stockholm Female Coronary Risk Study）显示，那些发生过心肌梗死，并有婚姻问题的女性比婚姻压力较小的女性，心血管事件复发风险要高出近 3 倍[12,50]，可能的机制与动脉粥样硬化的进展有关[51]。但是目前对男性的相关研究较少。

2.3.7 照顾他人的压力

繁重的照顾他人的任务可能是长期压力的一个重要来源，尤其是有工作的成年人。有报道显示，约 12% 的年龄 >45 岁的美国人承担着照顾 / 看护他人的责任。过度的看护压力与血压升高、凝血因子和炎性细胞因子有关[52]。护士健康研究（Nurses' Health Study）报道，在多变量因素调整后，每周为患病或残疾配偶，而非父母或其他人提供 9h 的护理，可使冠状动脉事件风险增加 82%。当看护他人的任务是被动时，其压力应激的风险会更高。

2.3.8 社会经济地位低

社会经济地位低与冠心病之间的相关性目前已得到人们的普遍认同，Whitehall Study of British Civil Servants 研究是最早、最著名的相关研究之一。研究的重要成果之一就是发现社会地位低与心血管风险增加相关，但与收入和医保无关。在另一项针对加拿大接受冠状动脉造影的糖尿病患者的研究中，虽然加拿大公民普遍享有医保，但结果显示，家庭收入较低与冠状动脉粥样硬化的严重程度显著增加相关[53]。相关的潜在原因包括，较差的健康习惯、经济压力、不利的工作条件和社会歧视。在美国，另一个问题是获得预防性医保的机会减少，因为并非所有人都能平等地获得医保保障。

2.3.9 总体压力

评估多种压力因素与冠心病之间关系的最大、最著名的研究是 INTERHEART 研究，这是一项国际病例对照研究，涉及全球 52 个国家，包括 11 119 例既往心肌梗死患者和 13 648 名对照人员[54]。这项研究对抑郁、心理控制源、家庭或工作压力、财务压力和不良生活事件进行了简短评估。总体压力是指工作和家庭压力的总和，根据地域、年龄、性别和吸烟情况进行调整后，持续存在的总体压力可显著增加心肌梗死概率 2 倍以上。此结果在不同地区、不同族裔群体和男女之间是相似的。每个单独个体的压力因素也与心肌梗死风险增加显著相关。作者认为，假设存在一种可逆的因果关系，当消除这些压力来源时，预计可降低 33% 的心肌梗死发生率。事实上，这种人群归因风险与传统风险因素一样高。

2.3.10 不良的童年经历

不良的童年经历或“过早的生活压力”，可以分为言语虐待、身体虐待和性虐待。大约 1/4（26%）的美国成年人在童年时期曾经历过言语虐待、15% 经历过身体虐待和 12% 经历过性虐待[55]。早期的不良生活经历可显著增加成年后焦虑、药物滥用、肥胖和吸烟的发生率，以及成年后的冠心病发生风险[56]。那些有 7 种或以上（共计 10 种）儿童不良事件的人，患冠心病的风险增加了 3.6 倍。尽管可能存在回忆偏移，但是当虐待通过自我报告来衡量和客观地评估时，这些经历与不良心血管事件的联系都是比较明确的。童年的不良经历可持续地使神经、内分泌和免疫系统发生变化[57]。研究显示，儿童时期的虐待史与脑功能异常、应激时下丘脑—垂体—肾上腺轴的过度激活及炎症反应激活有关[58]。这些变化持续到成年期对身体健康的影响就逐渐显露出来。有研究报道，受虐待的儿童在 20 年后仍表现出高水平的炎症激活状态，即使用其他童年暴露来解释和增加健康行为后高炎症反应仍持续存在[59]。

2.3.11 个性特征

愤怒和敌意

敌意，是一种通常被描述为对他人态度消极的人格特征。愤怒，则是一种从轻度生气到愤怒或盛怒的情绪。关于愤怒 – 敌意和冠心病之间联系的研究结果是混杂在一起的[60]。最近的一项荟萃分析发现，愤怒和敌意的综合风险估计值虽然仅略有升高，仍然具有临床意义。具有明显愤怒或敌意的居住在社区的成年人冠心病事件增加了 19%，那些有冠心病病史的患者，复发率增加了 24%。男性的风险高于女性，很大程度上与生活方式有关，如吸烟和体力活动减少[60]。长期的愤怒或敌意是否能被认定为超出其他因素的过度心理社会风险因素，目前仍未完全阐明。

D 型人格

D 型（或“苦恼”型）人格结合了消极情绪和述情障碍[61]，主要指情绪上倾向于焦虑、紧张和担忧，同时在社交上缺少情感表达、想法和行为途径的人。最近的一项荟萃分析显示，D 型人格可增加心血管事件风险 2 倍以上[62]。由于 D 型人格与其他心理社会特征（如敌意、愤怒、抑郁和社会孤立）相关，因此其与其他因素的相互联系和重要性仍需要进一步评估。

2.3.12 情绪障碍

沮　丧

抑郁症（Major Depressive Disorder，MDD）作为一种临床精神疾病，全世界患者数量超过 3.5 亿人。总的来说，MDD 是公认的冠心病危险因素，可增加冠心病风险约 2 倍[63,64]。冠心病致死风险也可能高于非致命性冠心病，此外，对可能的混杂因素进行调整后，冠心病致死风险平均降低了约 21%[65]。抑郁症是经济发达国家患者致残的主要原因[66]，其特征性症状包括以下几种或所有症状：抑郁情绪、缺乏快感（无法体验愉悦）、睡眠障碍、注意力难以集中、精神运动迟缓、内疚，以及在特别严重的情况下出现自杀意念和企图。与其他心理特征如敌意不同的是，MDD 是一种临床诊断，可以采用药物治疗。

抑郁症的病因很多，严重冠心病患者的抑郁症状可能源于自身的慢性疾病[67]。事实上，15%~30% 的心脏病患者都患有临床症状明显的抑郁症，这一比例大约是普通人群患病率的 3 倍。很可能有一定比例的冠心病患者存在源于身体疾病的抑郁症，而其他人患有源于以往创伤经历的抑郁症。一个基于动物研究的推理思路是，抑郁症会引起急性炎症反应，对血脑屏障产生影响，从而产生心理源性后果[68]。下丘脑室旁核因有助于交感神经激活，可能是最重要的相关区域之一[69]。此外，抑郁症和冠心病也可能有共同的遗传学基础[70]。

大量的抑郁症相关研究都提示了性别差异。女性抑郁症的患病率高于男性，患有冠心病的年轻女性（年龄 <60 岁）的抑郁症患病率尤其高。在一项研究中，40% 在心肌梗死后接受调查的女性被发现患有中度到重度抑郁症[71,72]。值得注意的是，抑郁症对年轻女性的心脏危害可能比其他社会人员更大，并且其冠心病和主要心血管不良事件（Major Adverse Cardiovascular Event，MACE）的风险显著增加[73]。抑郁症患病率和风险的性别差异是一个研究热点。关于缺血性心脏病中的性别问题将在第 6 章进行更深入的讨论。

抑郁症可能通过多种机制增加冠心病的风险[74]。最直接的机制包括抑郁症相关的认知障碍和生活方式行为的动机退缩，这些可能会导致健康饮食、锻炼的决策不良和药物滥用。抑郁症也是药物治疗依从性差的主要原因[75]。

除了抑郁症对生活行为方式的影响，几个生物学上的重要机制也可以解释抑郁个体的冠心病风险增加。抑郁症患者的下丘脑—垂体—肾上腺轴和交感神经 – 肾脏系统功能异常可能继发于与抑郁症特有的持续消极思维相关的慢性抑郁，或者直接导致抑郁症的各种不良生活事件。这些异常可能导致人体昼夜节律紊乱，并对心血管健康产生不利影响，部分原因是对血压、心率、血脂和血糖的影响[76]。同时研究也观察到了自主神经失调，反映在患者的 24h 心率变异性降低[77]。抑郁症患者还可表现出与血小板活性增强相关的高凝状态，以及由于内皮功能障碍导致的不同情况下血管舒张功能受损[78]。此外，抑郁症患者的炎症水平也更高[79]，这将在第 3 章进行综述。

焦虑障碍

焦虑障碍种类多且常见，包括广泛性焦虑障碍（Generalized Anxiety Disorder，GAD）、惊恐障碍和强迫症*（Obsessive-Compulsive disorder，OCD）。常见症状包括沉思默想和对未来真实或想象事件的恐惧。多达 18% 的美国人受到一种或多种焦虑症的影响，但是焦虑症和冠心病的相关性不如抑郁症那么明显。例如，最近的一项荟萃分析显示，焦虑症的患者罹患冠心病的风险增加了 26%（多变量调整后），心脏死亡风险增加了 48%[80]。然而，各研究之间存在显著的异质性，这可能与焦虑的评测方法有关。

---

* 译者注：强迫症目前已经独立出来，不再属于焦虑障碍

2.4 结　论

各种基础实验和流行病学研究已经对心理社会危险因素和冠心病之间的关系进行了分析。急性和慢性应激暴露和抑郁都会增加冠心病的风险。研究报道的多种相关机制包括激素、自主神经和血液学。尽管如此，目前通过减少压力、干预抑郁或其他针对心理社会因素的治疗来改善冠心病风险的研究结果存在矛盾和差异。因此，这仍然是一个需要继续探索和研究的领域。

（司瑞　译）

参考文献

[1] Manuck SB, Kaplan JR, Clarkson TB. Social instability and coronary artery atherosclerosis in cynomolgus monkeys. Neurosci Biobehav Rev, 1983, 7(4): 485–491.
[2] Manuck SB, Kaplan JR, Clarkson TB. Behaviorally induced heart rate reactivity and atherosclerosis in cynomolgus monkeys. Psychosom Med, 1983, 45(2): 95–108.
[3] Kaplan JR, Manuck SB, Adams MR, et al. Inhibition of coronary atherosclerosis by propranolol in behaviorally predisposed monkeys fed an atherogenic diet. Circulation, 1987, 76 (6): 1364–1372.
[4] Kaplan JR, Manuck SB. Ovarian dysfunction and the premenopausal origins of coronary heart disease. Menopause, 2008, 15(4 Pt 1): 768–776.
[5] Kaplan JR, Manuck SB, Anthony MS, et al. Premenopausal social status and hormone exposure predict postmenopausal atherosclerosis in female monkeys. Obstet Gynecol, 2002, 99 (3): 381–388.
[6] Chida Y, Steptoe A. Greater cardiovascular responses to laboratory mental stress are associated with poor subsequent cardiovascular risk status: a meta-analysis of prospective evidence. Hypertension, 2010, 55(4): 1026–1032.
[7] Wei J, Rooks C, Ramadan R, et al. Meta-analysis of mental stress-induced myocardial ischemia and subsequent cardiac events in patients with coronary artery disease. Am J Cardiol, 2014, 114(2): 187–192.
[8] Stone PH, Krantz DS, McMahon RP, et al. Relationship among mental stress-induced ischemia and ischemia during daily life and during exercise: the psychophysiologic Investigations of myocardial ischemia (PIMI) study. J Am Coll Cardiol, 1999, 33(6): 1476–1484.
[9] Ramadan R, Sheps D, Esteves F, et al. Myocardial ischemia during mental stress: role of coronary artery disease burden and vasomotion. J Am Heart Assoc, 2013, 2(5): e000321.
[10] Arrighi JA, Burg M, Cohen IS, et al. Myocardial blood-flow response during mental stress in patients with coronary artery disease. Lancet, 2000, 356(9226): 310–311.
[11] Pimple P, Shah AJ, Rooks C, et al. Angina and mental stress-induced myocardial ischemia. J Psychosom Res, 2015, 78(5): 433–437.
[12] Zipes DP. Wellens HJSudden cardiac death. Circulation, 1998, 98(21): 2334–2351.
[13] Strike PC, Magid K, Whitehead DL, et al. Pathophysiological processes underlying emotional triggering of acute cardiac events. Proc Natl Acad Sci USA, 2006, 103(11): 4322–4327.
[14] Strike PC, Steptoe A. Behavioral and emotional triggers of acute coronary syndromes: a systematic review and critique. Psychosom Med, 2005, 67(2): 179–186.
[15] Lampert R. Emotion and sudden cardiac death. Expert Rev Cardiovasc Ther, 2009, 7 (7): 723–725.
[16] Lown B, Verrier RL, Rabinowitz SH. Neural and psychologic mechanisms and the problem of sudden cardiac death. Am J Cardiol, 1977, 39(6): 890–902.
[17] Zhou S, Jung B-C, Tan AY, et al. Spontaneous stellate ganglion nerve activity and ventricular arrhythmia in a canine model of sudden death. Heart Rhythm, 2008, 5(1): 131–139.

[18] Lown B. Sudden cardiac death: the major challenge confronting contemporary cardiology. J Am Coll Cardiol, 1979, 43(2): 313–328.
[19] Taggart P, Batchvarov VN, Sutton P, et al. Repolarization changes induced by mental stress in normal subjects and patients with coronary artery disease: effect of nitroglycerine. Psychosom Med, 2009, 71(1): 23–29.
[20] Segerstrom SC, Miller GE. Psychological stress and the human immune system: a meta- analytic study of 30 years of inquiry. Psychol Bull, 2004, 130(4): 601.
[21] Borovikova LV, Ivanova S, Zhang M, et al. Vagus nerve stimulation attenuates the systemic inflammatory response to endotoxin. Nature, 2000, 405(6785): 458–462.
[22] Elenkov IJ, Wilder RL, Chrousos GP, et al. The sympathetic nerve–an integrative interface between two supersystems: the brain and the immune system. Pharmacol Rev, 2000, 52 (4): 595–638.
[23] Steptoe A, Hamer M, Chida Y. The effects of acute psychological stress on circulating inflammatory factors in humans: a review and meta-analysis. Brain Behav Immun, 2007, 21 (7): 901–912.
[24] Steptoe A, Marmot M. Psychosocial, hemostatic, and inflammatory correlates of delayed poststress blood pressure recovery. Psychosom Med, 2006, 68(4): 531–537.
[25] Von Kanel R, Mills PJ, Fainman C, et al. Effects of psychological stress and psychiatric disorders on blood coagulation and fibrinolysis: a biobehavioral pathway to coronary artery disease? Psychosom Med, 2001, 63(4): 531–544.
[26] Bombeli T, Mueller M, Haeberli A. Anticoagulant properties of the vascular endothelium. Thromb Haemost, 1997, 77(3): 408–423.
[27] Jern C, Eriksson E, Tengborn L, et al. Changes of plasma coagulation and fibrinolysis in response to mental stress. Thromb Haemost, 1989, 62(2): 767–771.
[28] Larsson PT, Hjemdahl P, Olsson G, et al. Altered platelet function during mental stress and adrenaline infusion in humans: evidence for an increased aggregability in vivo as measured by filtragometry. Clin Sci Lond, 1989, 76(4): 369–376.
[29] Samad Z, Boyle S, Ersboll M, et al. Sex differences in platelet reactivity and cardiovascular and psychological response to mental stress in patients with stable ischemic heart disease. J Am Coll Cardiol, 2014, 64(16): 1669–1678.
[30] Steptoe A, Brydon L. Emotional triggering of cardiac events. Neurosci Biobehav Rev, 2009, 33 (2): 63–70.
[31] Kloner RA. Natural and unnatural triggers of myocardial infarction. Prog Cardiovasc Dis, 2006, 48(4): 285–300.
[32] Leor J, Poole WK, Kloner RA. Sudden cardiac death triggered by an earthquake. N Eng J Med, 1996, 334(7): 413–419.
[33] Allegra JR, Mostashari F, Rothman J, et al. Cardiac events in New Jersey after the September 11, 2001, terrorist attack. J Urban Health, 2005, 82(3): 358–363.
[34] Steinberg JS, Arshad A, Kowalski M, et al. Increased incidence of life-threatening ventricular arrhythmias in implantable defibrillator patients after the world trade center attack. J Am Coll Cardiol, 2004, 44(6): 1261–1264.
[35] Kloner RA, McDonald S, Leeka J, et al. Comparison of total and cardiovascular death rates in the same city during a losing versus winning super bowl championship. Am J Cardiol, 2009, 103(12): 1647–1650.
[36] Wilbert-Lampen U, Leistner D, Greven S, et al. Cardiovascular events during world cup soccer. N Eng J Med, 2008, 358(5): 475–483.
[37] Steptoe A, Strike PC, Perkins-Porras L, et al. Acute depressed mood as a trigger of acute coronary syndromes. Biol Psychiatry, 2006, 60(8): 837–842.
[38] Moller J, Theorell T, de Faire U, et al. Work related stressful life events and the risk of myocardial infarction. Case-control and case-crossover analyses within the Stockholm heart epidemiology programme (SHEEP). J Epidemiol Community Health, 2005, 59(1): 23–30.

[39] Steptoe A, Kivimaki M. Stress and cardiovascular disease. Nat Rev Cardiol, 2012, 9 (6): 360–370.
[40] Heim C, Nemeroff CB. Neurobiology of early life stress: clinical studies. Semin Clin Neuropsychiatry, 2002, 7(2): 147–159.
[41] Wu T, Snieder H, de Geus E. Genetic influences on cardiovascular stress reactivity. Neurosci Biobehav Rev, 2010, 35(1): 58–68.
[42] Lopez Messa JB, Garmendia Leiza JR, Aguilar Garcia MD, et al. Cardiovascular risk factors in the circadian rhythm of acute myocardial infarction. Rev Esp Cardiol, 2004, 57(9): 850–858.
[43] Marchant B, Ranjadayalan K, Stevenson R, et al. Circadian and seasonal factors in the pathogenesis of acute myocardial infarction: the influence of environmental temperature. Br Heart J, 1993, 69(5): 385–387.
[44] American Psychiatric Association, Force DSMT. Diagnostic and statistical manual of mental disorders: DSM-5. Arlington: American Psychiatric Publishing, 2013.
[45] Dohrenwend BP, Turner JB, Turse NA, et al. The psychological risks of Vietnam for U.S. veterans: a revisit with new data and methods. Science, 2006, 313(5789): 979–982.
[46] Vaccarino V, Goldberg J, Rooks C, et al. Post-traumatic stress disorder and incidence of coronary heart disease: a twin study. J Am Coll Cardiol, 2013, 62(11): 970–978.
[47] Bremner JD, Charney DS. Neural circuits in fear and anxiety//Stein DJ, Hollander E, Rothbaum BO. Textbook of anxiety disorders. American Psychiatric Publishing, Arlington, VA, 2010: 55–71.
[48] Backe EM, Seidler A, Latza U, et al. The role of psychosocial stress at work for the development of cardiovascular diseases: a systematic review. Int Arch Occup Environ Health, 2012, 85(1): 67–79.
[49] Laszlo KD, Ahnve S, Hallqvist J, et al. Job strain predicts recurrent events after a first acute myocardial infarction: the Stockholm heart epidemiology program. J Int Med, 2010, 267 (6): 599–611.
[50] Orth-Gomer K. Psychosocial and behavioral aspects of cardiovascular disease prevention in men and women. Curr Opin Psychiatry, 2007, 20(2): 147–151.
[51] Wang HX, Leineweber C, Kirkeeide R, et al. Psychosocial stress and atherosclerosis: family and work stress accelerate progression of coronary disease in women. The Stockholm female coronary angiography study. J Int Med, 2007, 261(3): 245–254.
[52] Dimsdale JE. Psychological stress and cardiovascular disease. J Am Coll Cardiol, 2008, 51 (13): 1237–1246.
[53] Rabi DM, Edwards AL, Svenson LW, et al. Association of median household income with burden of coronary artery disease among individuals with diabetes. Circ Cardiovasc Qual Outcomes, 2010, 3(1): 48–53.
[54] Rosengren A, Hawken S, Ôunpuu S, et al. Association of psychosocial risk factors with risk of acute myocardial infarction in 11 119 cases and 13 648 controls from 52 countries the INTERHEART study: case-control study. Lancet, 2004, 364(9438): 953–962.
[55] Centers for Disease Control and Prevention, Adverse Childhood Experiences Reported by Adults-Five States, 2009. MMWR Morb Mortal Wkly Rep, 2010, 59(49): 1609–1613.
[56] Anda RF, Felitti VJ, Bremner JD, et al. The enduring effects of abuse and related adverse experiences in childhood: a convergence of evidence from neurobiology and epidemiology. Eur Arch Psychiatry Clin Neurosci, 2006, 256(3): 174–186.
[57] Danese A, McEwen BS. Adverse childhood experiences, allostasis, allostatic load, and age-related disease. Physiol Behav, 2012, 106(1): 29–39.
[58] Bremner JD Brain and trauma//Figley CR. Encyclopedia of trauma: an interdisciplinary guide. Los Angeles: Sage, 2012.
[59] Danese A, Pariante CM, Caspi A, et al. Childhood maltreatment predicts adult inflammation in a life-course study. Proc Natl Acad Sci USA, 2007, 104(4): 1319–1324.
[60] Chida Y, Steptoe A. The association of anger and hostility with future coronary heart disease: a meta-analytic review of prospective evidence. J Am Coll Cardiol, 2009, 53(11): 936–946.

[61] Denollet J, Schiffer AA, Spek V. A general propensity to psychological distress affects cardiovascular outcomes: evidence from research on the type D (distressed) personality profile. Circ Cardiovasc Qual Outcomes, 2010, 3(5): 546–557.
[62] Grande G, Romppel M, Barth J. Association between type D personality and prognosis in patients with cardiovascular diseases: a systematic review and meta-analysis. Ann Behav Med, 2012, 43(3): 299–310.
[63] Lichtman JH, Froelicher ES, Blumenthal JA, et al. Depression as a risk factor for poor prognosis among patients with acute coronary syndrome: systematic review and recommendations: a scientific statement from the American Heart Association. Circulation, 2014, 129(12): 1350–1369.
[64] Nicholson A, Kuper H, Hemingway H. Depression as an aetiologic and prognostic factor in coronary heart disease: a meta-analysis of 6362 events among 146 538 participants in 54 observational studies. Eur Heart J, 2006, 27(23): 2763–2774.
[65] Meijer A, Conradi HJ, Bos EH, et al. Prognostic association of depression following myocardial infarction with mortality and cardiovascular events: a meta-analysis of 25 years of research. Gen Hosp Psychiatry, 2011, 33(3): 203–216.
[66] Mathers CD, Loncar D. Projections of global mortality and burden of disease from 2002 to 2030. PLoS Med 2006, 3(11): e442.
[67] Rackley S, Bostwick JM. Depression in medically ill patients. Psychiatr Clin North Am, 2012, 35(1): 231–247.
[68] Liu H, Luiten PG, Eisel UL, et al. Depression after myocardial infarction: TNF-alpha- induced alterations of the blood-brain barrier and its putative therapeutic implications. Neurosci Biobehav Rev, 2013, 37(4): 561–572.
[69] Li YF, Patel KP. Paraventricular nucleus of the hypothalamus and elevated sympathetic activity in heart failure: the altered inhibitory mechanisms. Acta Physiol Scand, 2003, 177(1): 17–26.
[70] Vaccarino V, Votaw J, Faber T, et al. Major depression and coronary flow reserve detected by positron emission tomography. Arch Intern Med, 2009, 169(18): 1668–1676.
[71] Mallik S, Spertus JA, Reid KJ, et al. Depressive symptoms after acute myocardial infarction: evidence for highest rates in younger women. Arch Intern Med, 2006, 166(8): 876–883.
[72] Smolderen KG, Strait KM, Dreyer RP, et al. Depressive symptoms in younger women and men with acute myocardial infarction: insights from the VIRGO study. J Am Heart Assoc, 2015, 4(4).
[73] Shah AJ, Ghasemzadeh N, Zaragoza-Macias E, et al. Sex and age differences in the association of depression with obstructive coronary artery disease and adverse cardiovascular events. J Am Heart Assoc, 2014, 3(3): e000741.
[74] Skala JA, Freedland KE, Carney RM. Coronary heart disease and depression: a review of recent mechanistic research. Can J Psychiatry, 2006, 51(12): 738–745.
[75] Whooley MA, de Jonge P, Vittinghoff E, et al. Depressive symptoms, health behaviors, and risk of cardiovascular events in patients with coronary heart disease. JAMA, 2008, 300 (20): 2379–2388.
[76] Kent LK, Shapiro PA. Depression and related psychological factors in heart disease. Harv Rev Psychiatry, 2009, 17(6): 377–388.
[77] Carney RM, Freedland KE. Depression and heart rate variability in patients with coronary heart disease. Cleve Clin J Med, 2009, 76(2): S13–S17.
[78] Sherwood A, Hinderliter AL, Watkins LL, et al. Impaired endothelial function in coronary heart disease patients with depressive symptomatology. J Am Coll Cardiol, 2005, 46 (4): 656–659.
[79] Vaccarino V, Johnson BD, Sheps DS, et al. Depression, inflammation, and incident cardiovascular disease in women with suspected coronary ischemia: the National Heart, Lung, and Blood Institute-sponsored WISE study. J Am Coll Cardiol, 2007, 50(21): 2044–2050.
[80] Roest AM, Martens EJ, de Jonge P, et al. Anxiety and risk of incident coronary heart disease: a meta-analysis. J Am Coll Cardiol, 2010, 56(1): 38–46.

心理应激、炎症、免疫和凝血与缺血性心脏病的交互关系

3

Christian Pristipino

人类的目光，总是越过自身，望向更高的地方——那些将所有事物整合在一起的神圣领域。

——《沙之智慧》

A.De Saint Exupery

3.1 引　言

心肌缺血以及其所导致的生物结局和临床预后是诸多潜在因素相互作用的动态结果。这些因素能够连续自我调节，并能在不同层面上观察到，它们在保持一致性的同时也显现出不同的新的特质（见第 1、2 章）。

基于上述框架，本书的第 1、2 章已经介绍了心与脑之间的缺血性病理机制。本章主要关注某些特定的关键相互作用环路，从临床实践的角度分别讨论这些作用网络。但是，只有放在随时间变化的动态关联中才能真正解释它们之间以及它们和其他潜在、衍生进程之间的相互关联。

3.2 缺血性心脏病的应激反应及意义

3.2.1 应激反应与缺血性心脏病表型之间的复杂关联

急性精神或情绪应激源与高达 90% 的稳定型心绞痛患者缺血事件有关 [1]；此外，

C. Pristipino, MD (✉)
Department of Cardiovascular Disease, San Filippo Neri Hospital, Via G. Martinotti 20, 00135 Rome, Italy
e-mail: pristipino.c@gmail.com

A. Roncella, C. Pristipino (eds.), *Psychotherapy for Ischemic Heart Disease*,
DOI 10.1007/978-3-319-33214-7_3

据报道，此类应激是导致 18% 的患者出现急性冠脉综合征（ACS）的诱因[2]，而且导致无症状患者出现急性冠状动脉事件的风险成倍增加[3]。

“应激”是我们每天挂在嘴边的常用词，但目前我们对它还没有一个统一定义。尽管如此，大多数研究者认为应激是人们在不得不面对环境、社会和内部剧烈需求或压力时出现的一种复杂的生理和心理反应。无论应激源是什么，应激反应都包含了生物、行为和情绪成分以尝试增加宿主在短期内身处险境中的幸存机会。从这个角度来看，它是一种对外界刺激（又称应变稳态）做出适应性平衡反应的网络。该网络的最终动态均衡及其结局，是激活并与宿主的内在特征（遗传、行为和发育）之间形成了复杂的相关性结果。一旦变量达到触发阈值，应激系统就会根据宿主对特定应激源的适应能力和习惯程度得到不同程度的激活[4]。其最终结局则会根据应激反应的程度和持续时间出现从正常的生理性反应到慢性或重复性消耗期（适应负荷），再到明确的病理性结果（适应超负荷）的一系列可能的连续临床表型[5]。然而，在应激的相关概念中，无论应激反应如何变化，适应性过程的致病性也依赖于机体同时表现出的整体性平衡。事实上，即使是清晨醒来时出现的正常应激反应，如果和其他功能障碍因素同时出现，也可能诱发 ACS 和猝死[6]。考虑到上述因素，如果想阐明急性和慢性应激反应在缺血性心脏病中的作用，就必须将复杂表型作为整体去定位和再分类（见第 1 章）。

3.2.2 缺血性心脏病的应激过程

应激源可以是内部的，外部的，物理的（如继发于创伤、温度、运动和化学物质的作用等），生物的（例如感染或其他炎症性疾病），或者心理的（例如急性情绪波动、精神活动、严苛的任务或社会压力）。有关缺血性心脏病不同类型应激源的更多内容见第 2、4、5 章。

应激反应自大脑开始，扩散至全身。对于弱或轻度应激源，躯体反应趋向于显现一定程度的特异性，并且具有自限性。而当刺激为持续性或者较强时，反应则变得非特异性、严重且持久[7]，也有个体对重复刺激逐渐适应的报道[4]。在中枢神经系统，主导应激系统激活的中枢神经化学环路组成了复杂的生理系统，包括了激活和抑制网络，他们之间的多种相互作用调控了应激反应。首先被明确的调控环路是下丘脑—垂体—肾上腺轴（HPA）和交感（自主）神经系统，他们能够刺激肾上腺和其他如胸腺、脾脏、骨髓、胃肠道及感觉器官等，当然也包括了心血管系统（图 3.1）。该系统中的关键分子是促肾上腺皮质激素释放激素（Corticotropin-Releasing Hormone，CRH）和升压素（Vasopressin，AVP），这两种激素都是由下丘脑室旁

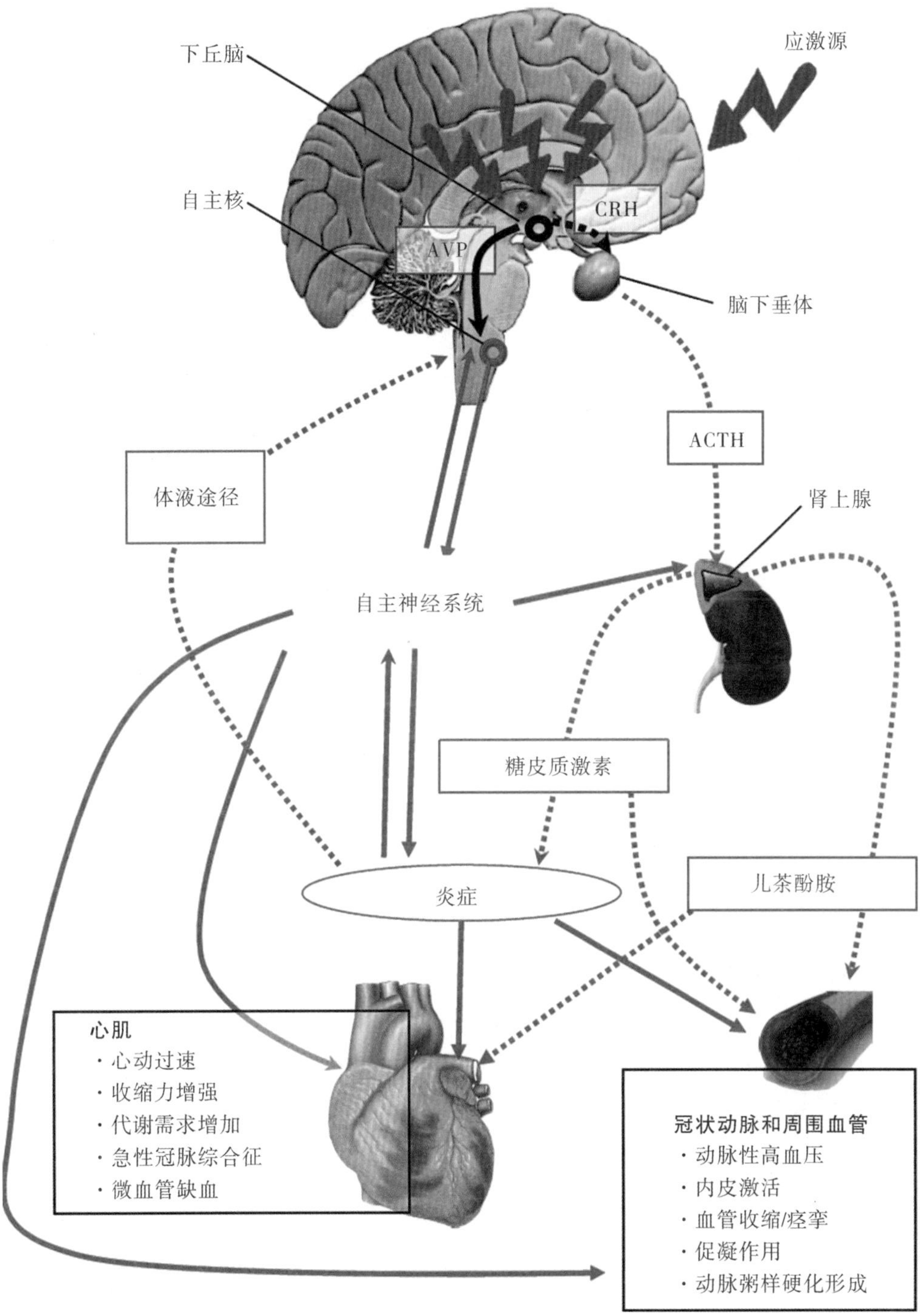

图 3.1 应激反应对心血管系统的影响。当外部应激源超过所能承受的变量阈值时，他们能够导致应激反应（见正文）。涉及下丘脑—垂体—肾上腺轴（HPA）轴的激素级联反应激活（虚线）导致糖皮质激素和组织蛋白酶最终分泌入血，从而对缺血性心脏病产生直接和间接的影响。此外，自主神经系统的多种刺激性激活也能够直接或者间接地影响缺血性心肌的病理进程，这种体液和神经通路之间的反馈调节保持一致。AVP：精氨酸升压素；CRH：促肾上腺皮质激素释放激素；ACTH：促肾上腺皮质激素

核的神经元释放。另外，起源于脑桥蓝斑和脑干其他部位的中枢自主交感神经系统也会分泌此类激素。产生升压素的神经元投射至含有心血管神经元的几个脑区，从而导致了血压升高和心率增加，以应对应激，这种反馈可被心钠素和一氧化氮部分抵消。尤其需要注意的是，主要参与情绪调节的脑区也同样接受大量的升压素能神经元支配[8]。在心肌梗死后心力衰竭病程期间，血管升压素可导致血压升高及心动过速[9]。

自主神经系统能够启动免疫系统激活（见第 3.3 节）和促炎细胞因子释放，如肿瘤坏死因子（Tumor Necrosis Factor，TNF）-α 和白细胞介素（IL-1 和 IL-6）从而反馈性激活 HPA 轴，通过糖皮质激素控制炎症反应。随着 HPA 激活时间的延长，例如在慢性应激状态下，炎症细胞能够通过下调糖皮质激素效应而与上游控制机制解离[10]。

释放到垂体门脉系统的 CRH 刺激垂体分泌促肾上腺皮质激素，后者又刺激肾上腺（与交感神经系统刺激协同作用）分泌糖皮质激素、雄激素、醛固酮和儿茶酚胺至血液中。由此产生的心血管级联效应包括心率增加，动脉压增加，心肌代谢需求增加，心肌收缩力增加，冠状动脉血管收缩再分布或冠状动脉血流量减少和内皮细胞活化，炎症和免疫系统的激活和钝化，行为和情绪的变化（觉醒、警觉度、认知、注意集中度、镇痛作用增加），以及向高凝血状态转变的凝血平衡。

除了经典通路，最近的研究发现负责控制应激反馈神经内分泌反应的神经元自前脑、中脑以及脑干投射，并产生血清素、儿茶酚胺、多巴胺及组胺，因此大脑的应激系统远为复杂。

目前已经发现伽马氨基丁酸（GABA）和一些神经肽同样参与了对情绪、行为和摄食的调节。这些神经肽包括内源性大麻素、血管紧张素Ⅱ、IL-1、催产素、APJ 的内源性配体、食欲素 A 和 B 以及胃饥饿素[11]。部分神经肽，其在梗死后阶段的作用，将在第 4 章深入讨论[12]，这些神经元能够直接或通过与其他神经元的相互作用来作用于脑干中的心血管核[13]。

与缺血性心脏病的其他所有进程一样，这些效应的最终结果不一定具有绝对阈值。超过该阈值就一定是致病性的，因为它可以是生理性的，也可以是对适应负荷的反应，或者诱发、触发或加重缺血，具体取决于整体复杂系统的特定状态（有关心脏复杂系统的细节见第 1 章）。事实上，HPA 轴的激活同样可以始发或者继发于缺血。因此，任何因应激反应导致的心肌缺血都可能会进一步增强恶性循环中的应激反应。无论有无持续应激源，长期应激反应都能通过以下方式在心肌缺血系统中发挥致病作用：①交感 - 肾上腺系统活性增加导致糖脂代谢紊乱[14,15]；②改变行为，影响身体活动（如久坐不动的生活方式）和饮食习惯（如食量、酒量增加）[16]；③与内脏肥胖、胰岛素抵抗和炎症标记物 [如 IL-6 和 C 反应蛋白（CPR）水平] 相关的 HPA 轴持续激活 [17,18]。另外，与炎症控制异常有关的应激系统敏感性增加或者降低都会影响慢性心脏病和缺血性心脏病相关的炎症反应病理进程以及免疫相关进程[19]。进一步与基础研究相关的讨论见第 2 章。

3.3　与缺血性心脏病有关的心理生物学过程在炎症和免疫反应中的作用

3.3.1　缺血性心脏病的炎症反应和免疫反应

越来越多的证据显示，炎症反应和免疫反应在缺血性心脏病中的重要作用是诱因或促进因素，也可以导致疾病复杂化，同样也是缺血的后果。作用于心脏的炎症细胞和免疫细胞可以从循环系统和脾脏中募集，也有可能已经存在于心脏中，后者可能已经高度适应了微环境 [20]。

动脉粥样硬化本身是一个血管炎症过程，涉及许多不同的分子和细胞途径，包括先天性免疫 [21] 和获得性免疫 [22] 的激活。这也是心肌缺血患者经常出现的易变冠状动脉原因。

局部或者弥漫的冠状动脉炎症 [23] 也是导致斑块破裂的主要原因，而且能控制斑块 [24] 血栓形成，引起急性临界血栓形成，并导致急性冠脉综合征或者更严重的症状，最后进展为慢性、明显的临床症状。在 60% 的病例中存在强烈的急性全身反应导致的急性缺血 [25]，而且这与急性或慢性患者住院和长期预后不良密切相关 [26]。在急性冠脉综合征中这种炎症可能至少部分基于先天性免疫，因为在这些患者的斑块破裂处乃至整个冠脉循环中经常发现单核细胞、多形核嗜中性粒细胞、嗜酸性粒细胞和肥大细胞 [27,28]。有趣的是，血小板在急性心肌缺血综合征中似乎也发挥着先天性免疫细胞的作用，能促进炎症，导致血栓形成 [29]。然而，在某些情况下，获得性免疫也与导致冠状动脉不稳定的突然变化 [30] 相关，尤其是有 T 细胞参与的不同程度的紊乱，或者由某些特定抗原触发 [31,32]，后者能对内皮细胞产生毒性作用 [33,34]。

导致冠状动脉血流异常的微血管改变与细胞因子和炎症的远程和局部作用有关 [35]。另外，心肌炎症可能继发于缺血、再灌注和坏死，以及血流动力学改变，在急性心肌梗死后心肌的修复和重塑中起着关键的损害作用。

3.3.2 炎症和免疫系统的心理神经联系

炎症 / 免疫过程为解释心理生物学在缺血性心脏病中的交互作用打开了大门 [36]。

事实上，在 20 世纪之初我们就知道了炎症、免疫机制与神经系统有着密切的相互作用 [37]。自 20 世纪 60 年代和 80 年代以来，我们又发现行为和情绪能够影响免疫，反之亦然 [38,39]。我们在动物以及不同临床环境下的研究中都发现了炎症 / 免疫系统和神经系统之间复杂关联的证据，包括感染、哮喘和慢性炎症疾病 [10]。有实验证实身心练习能够改善炎症标记物，说明精神状态和炎症 / 免疫之间存在紧密关系，详细讨论见第 12 章。局部促炎介质如 IL-1、TNF-α 以及免疫细胞分泌的许多神经介质 [40] 能够刺激痛感传入和迷走神经末梢，进而将刺激传入大脑，特别是下丘脑 [41] 和髓质（图 3.2），从而激活 HPA 轴 / 交感神经系统。炎症细胞和免疫细胞也能表达许多神经递质受体，从而参与负反馈调节 [42]。

反过来，中枢自主神经系统也可以由一个较慢、趋向性的体液通路以可溶性和循环介质的方法通过周围器官的扩散、血脑屏障的主动转运或脑小静脉内皮细胞内的受体进入大脑来被激活，促使小胶质细胞分泌促炎细胞因子 [43]，这一过程在急性期后仍然存在 [44]。这种大脑细胞因子的“镜像分泌”也能激活不同的大脑神经环路，并发挥非神经元效应（例如内皮细胞和神经胶质细胞），来介导所谓的“病理性行为”，其最终状态取决于整体和微环境条件，也存在一定程度的解剖学差异 [45]。研究数据表明，在心肌梗死后出现的至少一部分抑郁症状中会有类似的过程 [44,46,47]。

中枢传出交感神经系统的激活，一般由其他高级脑回路（作为主要过程且独立于其他机制）负责调控，导致了神经递质（如肾上腺素、去甲肾上腺素、神经肽 Y、物质 P、一氧化氮等）在炎性位点、次级淋巴器官如淋巴结和脾脏的释放——最终调控炎症进程。交感神经系统传出系统激活也能够介导全身性非特异性作用，例如募集白细胞，通过心脏血流动力学和神经激素变化增加淋巴流和血流 [43,48,49]。

副交感神经系统也可能通过直接调节交感传出神经 [50,51] 和间接调节能分泌乙酰胆碱的 T 细胞来发挥独立于上述机制外的局部作用 [52]，从而作为一种功能反馈（见第 12 章）。

炎性细胞和免疫细胞对神经介质的净反应无论是促炎性还是抗炎性，都极其复杂和不确定。这是它们受体的进化背景（如取决于细胞的激活状态、受体的表达模式、微环境、细胞因子环境和神经介质的局部水平）以及与其他系统效应的汇总（如通过糖皮质激素的抗炎作用影响 HPA 轴）所决定的。此外，不同的人会有非常不同的反应，在炎症发展的同时免疫系统可能因为不同的机制与中枢调节系统发生解离 [10]。

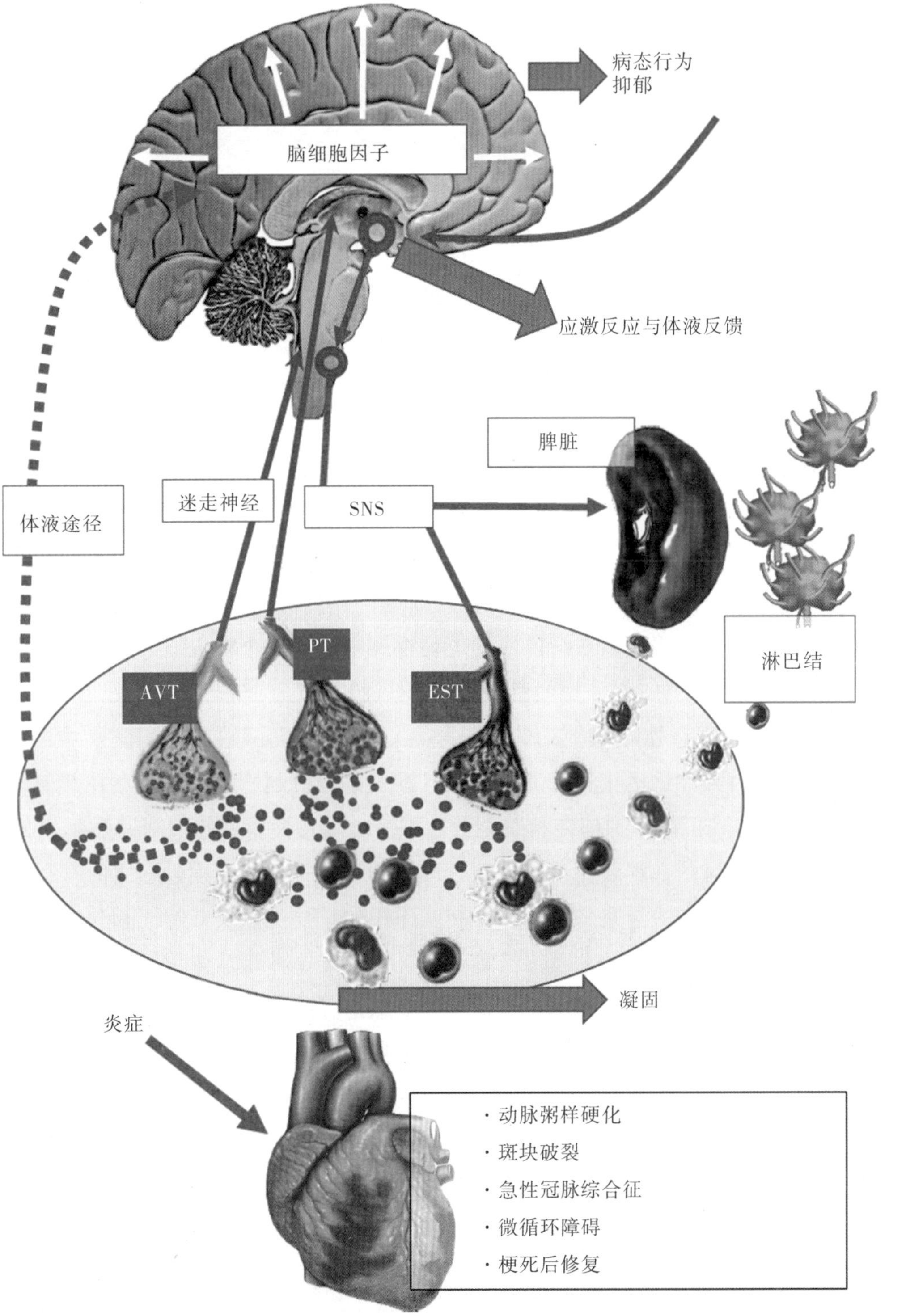

图 3.2　神经－炎症交互作用形成的对缺血性心脏病的心理－神经影响。炎症因子（如 IL-1、IL-6 和 TNF；蓝点）刺激传入迷走神经末梢（AVT）和疼痛末梢，通过迷走神经和感觉纤维向大脑传递信息。细胞因子和其他可溶性炎症副产物也通过循环（体液途径）到达大脑，并通过小胶质细胞的局部刺激诱导其他细胞因子的产生。SNS：交感神经系统

一方面激活应激反应，另一方面激活交感神经系统（SNS），从而通过传出交感神经末梢（EST）释放多种神经递质来局部调节炎症反应。SNS 还能促进次级淋巴器官释放炎症细胞。此外，由免疫细胞分泌的神经递质构建了一个负反馈回路。炎症与其神经调控因此也在多个方面参与缺血性心脏病的发生。

这些进程在缺血性心脏病中被激活的特定机制仍然需要进一步研究。迄今为止，实验结果表明，心脏的神经支配不仅能够调节急性心肌梗死后的局部炎症反应[53]，而且与后者独立[54]，但是这种调控对于受损心肌和循环[55]中促炎细胞因子完全表达是必不可少的。此外，通过锻炼增强心血管自主功能与心肌炎症的减少有关[56]。最后，有研究观察到急性心肌梗死大鼠的下丘脑中细胞因子的产生增加[55]。

在最近一项包含 5 140 例患者的前瞻性临床试验中，有炎症标志物的抑郁症患者中约 11% 因心血管疾病再住院[57]。在一项包含 9 258 例患者的横断面研究中，升高的 CPR 与心肌梗死、抑郁症的共病独立相关[58]。急性心肌梗死后的创伤后应激障碍也与炎症标记物水平升高有关[59]。因此，许多研究者[60]提出，在缺血性心脏病患者中的这些发现可以在抑郁症的炎症模型中构建一个特定框架。

然而，在一项对 15 634 例慢性炎症（类风湿关节炎）患者的回顾性研究中，抑郁症发作者出现急性心肌梗死的风险增加了 40%，提示缺血性心脏病中的脑－心相互作用的特异性远不止一般炎症反应，涉及其他机制[61,62]，这一点在其他研究中也有报道。其他可能在抑郁症和缺血性心脏病之间发挥作用的机制见第 2、4 章。

综上所述，这些数据表明，缺血性心脏病的心理神经和炎症过程之间存在交互作用，还需要进一步的研究来评估这种交互作用的重要性以及其特征和与疾病不同阶段的病理生理进程之间的关系（见第 1 章）。由于这种相互作用的复杂性，非确定性和非线性方法可能是解释这一问题的最有效途径。此外，针对这些机制的新型药理学或非药理学干预手段能否改善结局和最终预后仍然是一个值得在精确选择的人群（如包括心理和炎症 / 免疫特征的人群）中去验证的有趣问题。

3.4 心理生物学对凝血系统的影响

凝血系统及其血栓形成和纤维蛋白溶解、体液和细胞子系统在缺血性心脏病的稳定期[63]和急性期中通过参与血管壁自身或者血管壁上的血栓形成和溶解发挥关键作用。

精神诱发的应激反应会引发急性血栓事件，如急性冠脉综合征，这一事实说明了心理过程对血栓形成的影响[1-3]。作为生理适应性反应，急性应激反应后能观察到凝血和纤溶活性急性增加，当凝血活性相对于纤溶活性过度增加时，就会产生病理性高凝状态[64]。一系列广泛的心理社会因素[65,66]（如低社会经济地位、慢性心理社会压力、负面影响、感知到的威胁和挑战）与对紧张性刺激的过度凝血反应相关联[67]。

大量数据表明，精神诱发的应激反应直接（通过对凝血分子、血小板和纤维蛋白溶解的影响）和间接（通过增加剪切应力、血流时间、血液浓度和炎症）促进凝血[64]。

受应激反应或炎症作用的心理性进程对凝血的影响主要由交感神经激活和儿茶酚胺释放介导，这两者都影响组织纤溶酶原激活剂（t-PA，一种内源性纤溶剂），可能也包括 D- 二聚体在肝脏中的清除。另外，肾上腺素驱动也激活了以下物质：

（1）血管内皮上 β_2 肾上腺素能受体和血小板上的 α_2 肾上腺素能受体。

（2）预成型凝血因子Ⅷ、止血活性血管假性血友病因子和 t-PA 从内皮存储池中的释放。

（3）凝血因子Ⅷ在肝脏中的释放。

（4）通过动脉壁向血液中释放 t-PA[64]。

此外，在精神应激反应中，凝血酶（一种有效的血小板激活剂）形成，而血小板与炎症发生相互作用[68]，从而形成了复杂的元系统（图 3.3）。

刺激血栓形成的反应程度和速度取决于血栓形成潜能、活性时间窗以及凝血系统的反应性。在健康个体中，高凝状态本身不会造成血管损伤。由应激反应引起的任何超凝状态都是短暂的，必须由其他机制促进延长超凝状态时间才会导致 ACS[63]。因此，对缺血性心脏病的血栓形成机制进行解释时必须综合考虑各种导致缺血的因素之间的平衡（见第 1 章）。

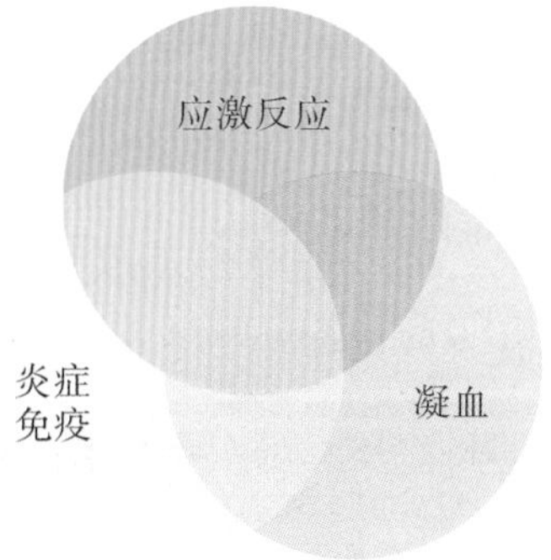

图 3.3　应激反应、凝血与炎症反应的关系。应激反应、凝血和炎症反应以不同程度、不同方式相互作用，但整体相连。在不同的患者中，其中一种可能会占主导地位，但是它们整体的关系时刻影响着心肌缺血的元系统

3.5 结 论

精神和躯体压力、负面情绪、强烈的精神活动和心理过程之间的相互作用与导致急、慢性缺血性心脏病的系统及过程间形成了循环式的因果关系，包括应激反应，神经-体液调节，免疫和凝血系统。这些关系之间的潜在调控机制是许多作用于患者精神和躯体的新型疗法的基础。一些评估减压疗法作用的研究显示这种方法能够改善心血管疾病的预后（见第 10~13 章）。然而，由于这种网络之间存在着高度关联性以及时间可变性，因此可能存在极度异质性患者亚群，从而会"稀释"单一临床试验的治疗效果。在分析治疗结局时，仅仅因为纳入了治疗无效的其他子集就可能导致二类错误，而无法真正发现整个样本中的一或者多个受试者子集的实际治疗受益。这说明，为了优化治疗结果并确定最有效的治疗方法，可能需要采用某种方法对患者的多种心理和躯体特征进行细分。

（蔡敏 译）

参考文献

[1] Strike PC, Steptoe A. Systematic review of mental stress-induced myocardial ischaemia. Eur Heart J, 2003, 24: 690–703.
[2] Tofler GH, Stone PH, Maclure M, et al. Analysis of possible triggers of acute myocardial infarction (the MILIS study). Am J Cardiol, 1990, 66: 22–27.
[3] Wilbert-Lampen U, Leistner D, Greven S, et al. Cardiovascular events during World Cup soccer. N Engl J Med, 2008, 358(5): 475–483.
[4] Kirschbaum C, Prüssner JC, Stone AA, et al. Persistent high cortisol responses to repeated psychological stress in a subpopulation of healthy men. Psychosom Med, 1995, 57 (5): 468–474.
[5] Peters A, McEwen BS. Stress habituation, body shape and cardiovascular mortality. Neurosci Biobehav Rev, 2015, 56: 139–150.
[6] Cohen MC, Rohtla KM, Lavery CE, et al. Meta-analysis of the morning excess of acute myocardial infarction and sudden cardiac death. Am J Cardiol, 1997, 79(11): 1512–1516.
[7] Selye H. Syndrome produced by diverse nocuous agents. Nature, 1936, 138: 32.
[8] Landgraf R. The vasopressin system–from antidiuresis to psychopathology. Eur J Pharmacol, 2008, 583: 226–242.
[9] Dobruch J, Cudnoch-Jedrzejewska A, Szczepanska-Sadowska E. Enhanced involve- ment of brain vasopressin V1receptors in cardiovascular responses to stress in rats with myocardial infarction. Stress, 2005, 8: 273–284.
[10] Pongratz G, Rainer H, Straub RH. The sympathetic nervous response in inflammation. Arthritis Res Ther, 2014, 16: 504–516.
[11] Szczepanska-Sadowska E, Cudnoch-Jedrzejewska A, Ufnal M, et al. Brain and cardiovascular diseases: common neurogenic background of cardiovascular, metabolic and inflammatory diseases. J Physiol Pharmacol, 2010, 61(5): 509–521.
[12] Cudnoch-Jedrzejewska A, Dobruch J, Puchalska L, et al. Interaction of AT1 receptors and V1a receptors-mediated effects in the central cardiovascular control during the post-infarct state. Regul Pept, 2007, 142: 86–94.

[13] Newson MJ, Roberts EM, Pope GR, et al. The effects of apelin on the hypothalamic- pituitary-adrenal axis neuroendocrine function are mediated through corticotrophin-releasing factor- and vasopressin-dependent mechanisms. J Endocrinol, 2009, 202: 123–139.
[14] Dimsdale JE. Psychological stress and cardiovascular disease. J Am Coll Cardiol, 2008, 51: 1237–1246.
[15] Wirtz PH, Ehlert U, Bartschi C, et al. Changes in plasma lipids with psychosocial stress are related to hypertension status and the norepinephrine stress response. Metabolism, 2009, 58: 30–37.
[16] Adam TC, Epel ES. Stress, eating and the reward system. Physiol Behav, 2007, 91: 449–458.
[17] Kiecolt-Glaser JK, Preacher KJ, MacCallum RC, et al. Chronic stress and age-related increases in the proinflammatory cytokine IL-6. Proc Natl Acad Sci USA, 2003, 100(15): 9090–9095.
[18] Rohleder N, Wolf JM, Wolf OT. Glucocorticoid sensitivity of cognitive and inflammatory processes in depression and posttraumatic stress disorder. Neurosci Biobehav Rev, 2010, 35: 104–114.
[19] Elenkov IJ, Chrousos GP. Stress system–organization, physiology and immunoregulation. Neuroimmunomodulation, 2006, 13: 257–267.
[20] Epelman S, Liu PP, Mann DL. Role of innate and adaptive immune mechanisms in cardiac injury and repair. Nat Rev Immunol, 2015, 15: 117–129.
[21] Niessner A, Shin MS, Pryshchep O, et al. Synergistic proinflammatory effects of the antiviral cytokine interferon-alpha and Toll-like receptor 4 ligands in the atherosclerotic plaque. Circulation, 2007, 116: 2043–2052.
[22] Hansson GK. Inflammation, atherosclerosis, and coronary artery disease. N Engl J Med, 2005, 352: 1685–1695.
[23] Mauriello A, Sangiorgi G, Fratoni S, et al. Diffuse and active inflammation occurs in both vulnerable and stable plaques of the entire coronary tree: a histopathologic study of patients dying of acute myocardial infarction. J Am Coll Cardiol, 2005, 45: 1585–1593.
[24] Croce K, Libby P. Intertwining of thrombosis and inflammation in atherosclerosis. Curr Opin Hematol, 2007, 14: 55–61.
[25] Cristell N, Cianflone D, Durante A, et al. High-sensitivity C-reactive protein is within normal levels at the very onset of first ST-segment elevation acute myocardial infarction in 41% of cases a multiethnic case-control study. J Am Coll Cardiol, 2011, 58: 2654–2656.
[26] Libby P, Ridker PM, Hansson GK. Inflammation in atherosclerosis: from pathophysiology to practice. J Am Coll Cardiol, 2009, 54: 2129–2138.
[27] Wyss CA, Neidhart M, Altwegg L, et al. Cellular actors, Toll-like receptors, and local cytokine profile in acute coronary syndromes. Eur Heart J, 2010, 31: 1457–1469.
[28] Yonekawa K, Neidhart M, Altwegg LA, et al. Myeloid related proteins activate Toll-like receptor 4 in human acute coronary syndromes. Atherosclerosis, 2011, 218: 486–492.
[29] Blair P, Rex S, Vitseva O, et al. Stimulation of Toll-like receptor 2 in human platelets induces a thromboinflammatory response through activation of phosphoinositide 3-kinase. Circ Res, 2009, 104: 346–354.
[30] Caligiuri G, Paulsson G, Nicoletti A, et al. Evidence for antigen-driven T-cell response in unstable angina. Circulation, 2000, 102: 1114–1119.
[31] Zal B, Kaski JC, Arno G, et al. Heat-shock protein 60-reactive CD4CD28null T cells in patients with acute coronary syndromes. Circulation, 2004, 109: 1230–1235.
[32] Liuzzo G, Goronzy JJ, Yang H, et al. Monoclonal T-cell proliferation and plaque instability in acute coronary syndromes. Circulation, 2000, 101: 2883–2888.
[33] Nakajima T, Schulte S, Warrington KJ, et al. T-cell-mediated lysis of endothelial cells in acute coronary syndromes. Circulation, 2002, 105: 570–575.
[34] Pryshchep S, Sato K, Goronzy JJ, et al. T cell recognition and killing of vascular smooth muscle

cells in acute coronary syndrome. Circ Res, 2006, 98: 1168–1176.
[35] Bagi Z, Broskova Z, Feher A. Obesity and coronary microvascular disease– implications for adipose tissue-mediated remote inflammatory response. Curr Vasc Pharmacol, 2014, 12(3): 453–461.
[36] Paine NJ, Bosch JA, Van Zanten JJ. Inflammation and vascular responses to acute mental stress: implications for the triggering of myocardial infarction. Curr Pharm Des, 2012, 18 (11): 1494–1501.
[37] Meltzer SJ, Meltzer C. On a difference in the influence upon inflammation between the section of the sympathetic nerve and the removal of the sympathetic ganglion. J Med Res, 1903, 10: 135–141.
[38] Solomon GF, Moss RH. Emotions, immunity, and disease: a speculative theoretical integration. Arch Gen Psychiatry, 1964, 11: 657–674.
[39] Ader R, Cohen N. Behaviorally conditioned immunosuppression and murine systemic lupus erythematosus. Science, 1982, 215: 1534–1536.
[40] Blalock JE. A molecular basis for bidirectional communication between the immune and neuroendocrine systems. Physiol Rev, 1989, 69: 1–32.
[41] Besedovsky H, del Rey A, Sorkin E, et al. Immunoregulatory feedback between interleukin-1 and glucocorticoid hormones. Science, 1986, 233: 652–654.
[42] Carr DJJ, Blalock JE. Neuropeptide hormones and receptors common to the immune and neuroendocrine systems: bidirectional pathway of intersystem communication//Ader R, Felten DL, Cohen N. Psychoneuroimmunology. 2nd. San Diego: Academic, 1991: 573–588.
[43] Dantzer R, O'Connor JC, Freund GG, et al. From inflammation to sickness and depression: when the immune system subjugates the brain. Nat Rev Neurosci, 2008, 9: 46–56.
[44] Liu H, Luiten PG, Eisel UL, et al. Depression after myocardial infarction: TNF-α-induced alterations of the blood-brain barrier and its putative therapeutic implications. Neurosci Biobehav Rev, 2013, 37: 561–572.
[45] Lowry CA, Hollis JH, de Vries A, et al. Identification of an immune-responsive mesolimbocortical serotonergic system: potential role in regulation of emotional behavior. Neuroscience, 2007, 146: 756–772.
[46] Shang YX, Ding WQ, Qiu HY, et al. Association of depression with inflammation in hospitalized patients of myocardial infarction. Pak J Med Sci, 2014, 30: 692–697.
[47] Steptoe A, Wikman A, Molloy GJ, et al. Inflammation and symptoms of depression and anxiety in patients with acute coronary heart disease. Brain Behav Immun, 2013, 31: 183–188.
[48] Kannan H, Tanaka Y, Kunitake T, et al. Activation of sympathetic outflow by recombinant human interleukin-1 beta in conscious rats. Am J Physiol, 1996, 270: R479–R485.
[49] Kimura T, Yamamoto T, Ota K, et al. Central effects of interleukin-1 on blood pressure, thermogenesis, and the release of vasopressin, ACTH, and atrial natriuretic peptide. Ann NY Acad Sci, 1993, 689: 330–345.
[50] Vida G, Pena G, Kanashiro A, et al. Beta2-Adrenoreceptors of regulatory lymphocytes are essential for vagal neuromodulation of the innate immune system. FASEB J, 2011, 25: 4476–4485.
[51] Vida G, Pena G, Deitch EA, et al. Alpha7-cholinergic receptor mediates vagal induction of splenic norepinephrine. J Immunol, 2011, 186: 4340–4346.
[52] Rosas-Ballina M, Olofsson PS, Ochani M, et al. Acetylcholine-synthesizing T cells relay neural signals in a vagus nerve circuit. Science, 2011, 334: 98–101.
[53] Calvillo L, Vanoli E, Andreoli E, et al. Vagal stimulation, through its nicotinic action, limits infarct size and the inflammatory response to myocardial ischemia and reperfusion. J Cardiovasc Pharmacol, 2011, 58: 500–507.
[54] Levick SP, Murray DB, Janice JS, et al. Sympathetic nervous system modulation of inflammation and remodeling in the hypertensive heart. Hypertension, 2010, 55: 270–276.
[55] Francis J, Zhang ZH, Weiss RM, et al. Neural regulation of the proinflammatory cytokine response

to acute myocardial infarction. Am J Physiol Heart Circ Physiol, 2004, 287: H791–H797.
[56] Rodrigues B, Santana AA, Santamarina AB, et al. Role of training and detraining on inflammatory and metabolic profile in infarcted rats: influences of cardiovascular autonomic nervous system. Mediators Inflamm, 2014.
[57] Hiles SA, Baker AL, de Malmanche T, et al. The role of inflammatory markers in explaining the association between depression and cardiovascular hospitalisations. J Behav Med, 2015, 38: 609–619.
[58] Bjerkeset O, Romild U, Smith GD, et al. The associations of high levels of C-reactive protein with depression and myocardial infarction in 9258 women and men from the HUNT population study. Psychol Med, 2011, 41: 345–352.
[59] Von Kanel R, Begre'S, Abbas CC, et al. Inflammatory biomarkers in patients with posttraumatic stress disorder caused by myocardial infarction and the role of depressive symptoms. Neuroimmunomodulation, 2010, 17: 39–46.
[60] Raison CL, Miller AH Malaise, Melancholia and madness: the evolutionary legacy of an inflammatory bias. Brain Behav Immun, 2013, 31: 1–8.
[61] Lippi G, Montagnana M, Favaloro EJ, et al. Mental depression and cardiovascular disease: a multifaceted, bidirectional association. Semin Thromb Hemost, 2009, 35: 325–336.
[62] Vaccarino V, Johnson BD, Sheps DS, et al. Depression, inflammation, and incident cardiovascular disease in women with suspected coronary ischemia: the National Heart, Lung, and Blood Institute-sponsored WISE study. J Am Coll Cardiol, 2007, 50(21): 2044–2050.
[63] Borissoff JI, Spronk HM, Ten Cate H. The hemostatic system as a modulator of atherosclerosis. N Engl J Med, 2011, 364: 1746–1760.
[64] Von Kannel R. Acute mental stress and hemostasis: when physiology becomes vascular harm. Thromb Res, 2015, 135(Suppl 1): S52–S55.
[65] Strike PC, Magid K, Brydon L, et al. Exaggerated platelet and hemodynamic reactivity to mental stress in men with coronary artery disease. Psychosom Med, 2004, 66: 492–500.
[66] Palermo A, Bertalero P, Pizza N, et al. Decreased fibrinolytic response to adrenergic stimulation in hypertensive patients. J Hypertens Suppl, 1989, 7: S162–S163.
[67] Austin AW, Wissmann T, von Kanel R. Stress and hemostasis: an update. Semin Thromb Hemost, 2013, 39: 902–912.
[68] Von Kanel R, Kudielka BM, Hanebuth D, et al. Different contribution of interleukin-6 and cortisol activity to total plasma fibrin concentration and to acute mental stress-induced fibrin formation. Clin Sci (Lond), 2005, 109: 61–67.

4 第二大脑与心脏的潜在互动

Rosa Sollazzo, Marco Sanges

悲伤若不说出口，就会向负荷过重的心窃窃私语而令其破碎。

——《麦克白》第四幕第三场

William Shakespeare

4.1 引　言

在欧洲，人体解剖的研究由浅入深：开始是研究单一器官，然后研究细胞水平，最后深入研究分子水平。在西方国家，直到19世纪才有脑—肠轴的综合概念。而中国的“整体论”一直聚焦于器官之间的复杂交互作用以及它们之间的相互影响。直到20世纪科学界才开始对第二大脑产生兴趣，事实上中国的道教对它的“发现”已经有2 000年的历史。今天我们将基于最新的，尤其是近20年的科学进展重新审视第二大脑。

4.2 第二大脑

肠道神经系统也被称为内在神经系统（Enteric Nervous System，ENS），被认为是第二大脑，最新的科学进展证实其能够控制其他系统。事实上它应该被称作第一大脑，因为它有着很长的进化史。不幸的是，19世纪之前，胃肠道的神经元机制一直被忽视，直到Missner和Auerbach分别发现了它的两个丛——肌间丛和黏

R. Sollazzo, MD (✉) • M. Sanges, MD
Gastroenterology Unit, Federico II University of Naples, Naples, Italy
e-mail: sollazzo@unina.it; marcosanges1974@libero.it

A. Roncella, C. Pristipino (eds.), *Psychotherapy for Ischemic Heart Disease*,
DOI 10.1007/978-3-319-33214-7_4

膜下丛——并提出肠道能够局部调节身体功能。1998 年，Gershon 在其著作《第二大脑》（*The Secend Brain*）[1] 中重点关注了长期被忽视的胃肠道的复杂神经元功能。肠神经系统由 2~6 亿个神经元组成，组成了数千个神经节，从食管到肛门的肌间神经丛以及小肠和大肠的黏膜下神经丛均发挥着作用（图 4.1）。

ENS 神经元与椎前神经节和椎旁神经节，以及胆囊、胰腺和气管存在相互关系。因此，除了中枢神经系统（Central Nervous System，CNS），也必须考虑肠道神经系统这一整个消化道上皮内结构固定、高度整合、控制整个消化系统的神经网络。和中枢神经系统一样，肠道神经系统产生乙酰胆碱、多巴胺和 5- 羟色胺等神经递质，以及生长素释放肽（又称胃饥饿素）等其他特定的神经激素。这些神经激素与其他

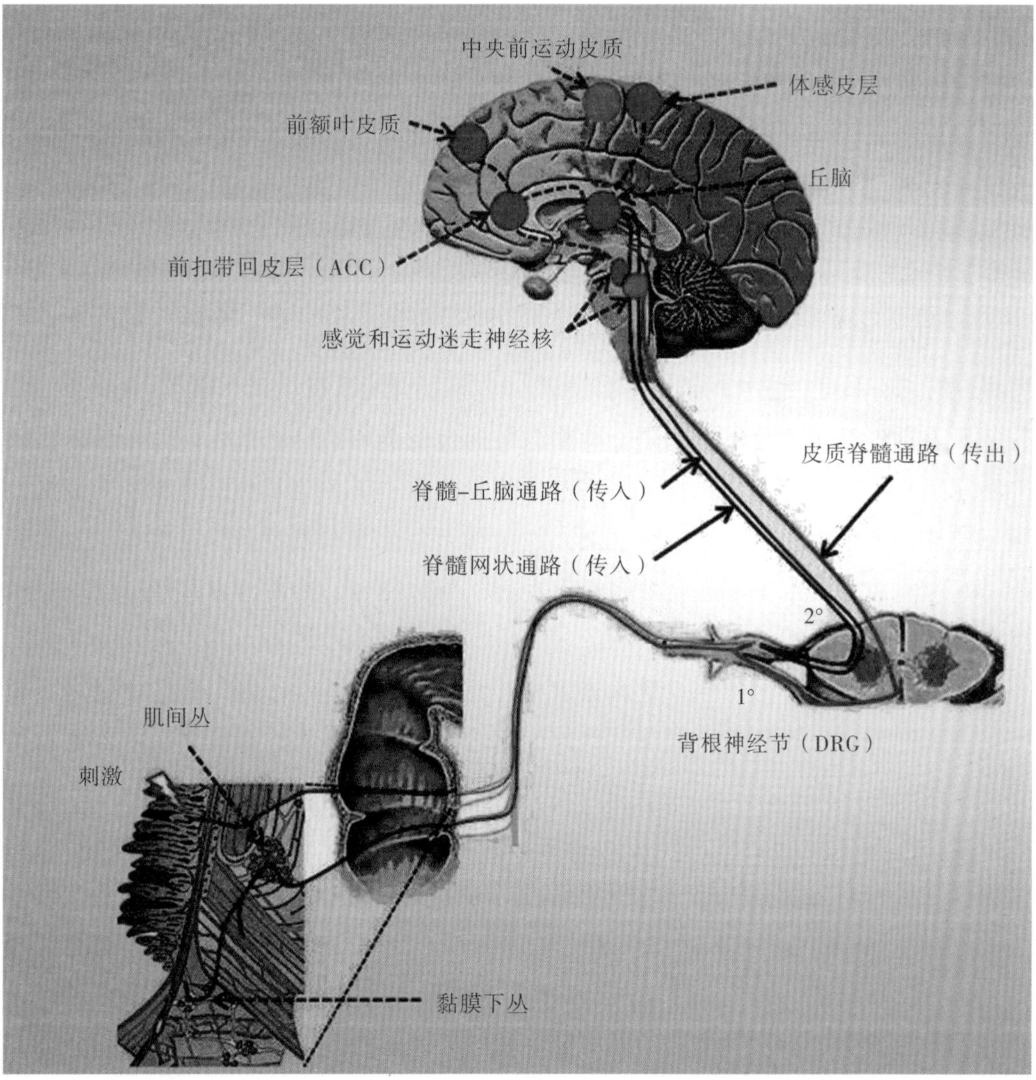

图 4.1　双向脑—肠轴。该图基于当前和新兴疗法进行了调整和优化（来源：未来医学有限公司）

激素相互作用，调控情绪和中枢神经系统的基本反应[2]。这样，中枢神经系统－肠道神经系统的相互作用贯穿于生命的整个阶段，从生到死，都发挥着重要作用。由不良饮食习惯等导致的肠炎会引起肠上皮细胞功能改变，对个体的健康和生活质量产生非常大的负面影响。中枢神经系统和神经系统之间的主要联系发生在大脑皮层的额叶，即镜像神经元所在区域，这是大脑整合和分析传入神经元的控制区域，有助于做出应对行为挑战的合理应对决策[2]。

一方面，与心－脑环路（见第2章）类似，消化道与中枢神经系统和肠道神经系统双向联系，并不断反馈自身状态。因此，任何形式的功能障碍（甚至内脏疼痛）都会影响中枢神经系统的感觉，尤其是会影响个体的饥饿感和饱腹感。反过来，中枢神经系统也会产生控制胃肠道的信号，这些信号主要是对肠道神经系统产生信号的反馈，或者受中枢神经系统自身信息的影响。例如，食物的外观和气味会引起胃肠道的预反应，如流涎和胃液分泌。另一方面，所摄入的食物也会刺激咽部和上食管释放传入信号至脑干整合，并向胃部肠神经元发放传出信号以增加胃液分泌、促进食物消化。最后，我们必须考虑到，肠神经元系统也受不同群体肠细菌的影响，这些细菌在消化系统的代谢和免疫功能中发挥着重要作用[3]。

肠道神经系统具有促进蠕动，推动摄入的食物穿越从胃到肛门这一漫长途径的功能，自30cm的十二指肠开始，随后是5m的空肠和回肠，最后是1.5m的大肠。大脑所释放的具有高度独立性的饥饿信号会有90%从消化道再反馈到大脑[4]（图4.2）。

肠道神经系统的作用机制是：食物微粒通过时能够拉伸肠壁，使位于肠壁内的神经元感知食物所处位置。肠嗜铬细胞分泌血清素（一种氨基酸衍生物），刺激黏膜下层神经丛中的神经细胞；反过来，这些细胞向扩张和收缩肠道的肌肉细胞发送信号。由于血清素水平不足会抑制蠕动反射，导致便秘，而血清素过量分泌会长时间刺激肠壁导致腹泻。

人类的肠道是不同生物系统和器官相互作用的部位之一。在上皮肠黏膜内，数十亿真核细胞和原核细胞（细菌）共存，它们的细胞和分子成分已经适应并参与快速有效的免疫反应[5]。

参与免疫反应的细胞同样协同优化肠道环境生态，它们主要位于胃肠黏膜的薄层以及具有肠内衬和嗜酸性细胞双重特质的上皮结构中，其每天分泌的IgA大于IgG。这提示肠黏膜中有负责对肠道中抗原获得性免疫进行应答的结构和细胞。当受到抗原强烈刺激时，生理性渗透到肠黏膜细胞，主要是记忆性T细胞数量增加，并且变得具有免疫活性以备启动局部免疫反应。人类肠道炎症性疾病动物模型相关研究也证实了原核、真核细胞之间交互作用的重要性[6]。这些模型明确表明，肠道

神经系统的躯体、自主和肠道神经结构

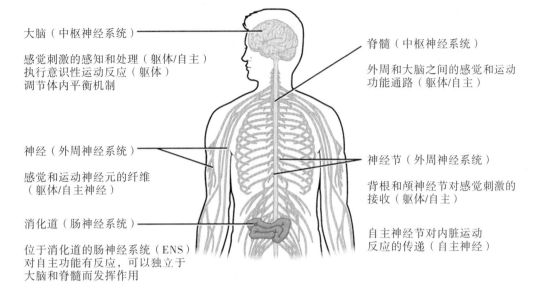

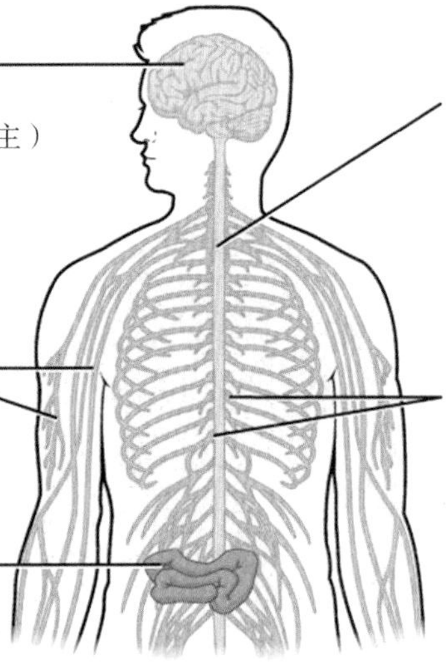

图 4.2 躯体结构包括脊髓神经（运动纤维和感觉纤维）和感觉神经节（后根神经节和脑神经节）。自主结构也存在于神经中，包括交感神经节和副交感神经节。肠神经系统包括消化道器官内的神经组织（摘自《神经系统的结构和功能》，由 Open Stax QA 在 Open Stax 学院制作，并在知识共享署名许可协议 3.0 下获得许可。* 版本 1.6：2013 年 6 月 28 日上午 11:37+0000。网址为 http://creativecommons.org/licenses/by/3.0/）

疾病的发展只需要两种类型的细胞：T 细胞和原核细胞（如存在于整个肠道的细菌）。因此，真核生物和原核生物之间的这种交互作用可以被视为构成了一种复杂的器官，其功能和效率受到严格控制。这种结构的失常导致可控的生理性炎症状态变为失控的炎症状态，即肠道疾病。

免疫反应性的控制取决于多种水平上的不同机制：细菌、免疫系统、上皮细胞和 ENS 之间的相互作用。在免疫学上，肠道表现出抗炎（Th2）或调节性反应（Th3/Tr）趋向。肠道炎症的病因源于 3 个因素的相互作用：遗传风险、某些环境因素（正常肠道菌群的一部分）和免疫介导的组织损伤。遗传因素可能导致异常免疫反应、增加肠道通透性或改变肠道菌群。

各种营养的功能证据也清楚地佐证了大脑和胃肠道之间的联系。某些类型的神经递质（大脑功能所需的分子家族之一）来源于饮食蛋白质中所消化的必需氨基酸。例如，色氨酸是血清素的前体，而酪氨酸是多巴胺、肾上腺素和去甲肾上腺素的前体。组氨酸脱羧产生组胺，然后被大脑吸收，脱羧反应由肠道菌群完成。

因此，任何肠道菌群成分的剧烈变化都可能导致色氨酸和酪氨酸的过度脱羧，减少大脑的摄取，进而减少神经递质的合成。而且，在转运入脑时，这类氨基酸存在竞争，这一机制既有助于生存，也是面临危险状况下出现急性期反应（Acute Phase Reaction，APR）的基础。这种情况会导致色氨酸摄取减少，血清素合成下降，导致焦虑，从而使机体做出反应。事实上，低水平的色氨酸会使络氨酸（能力更强）、多巴胺（辨别能力更强）、去甲肾上腺素（肌肉力量更强）摄取增加，最终肾上腺素生成增加，从而提高直面和解决危险的能力。另一个重要因素是应激性事件的持续时间，如果为持续性，可能导致慢性期反应（Chronic Phase Reaction，CPR），Bengmark 将之定义为“所有疾病之母”[7]。如第 3 章所述，这些因素往往在缺血性心脏病中发挥重要作用。

色氨酸也参与神经肽 Y（Neuropeptide Y，NPY）的合成，这是一种通过控制神经发生和突触形成增加大脑修复能力的物质。它也存在于心脏自主系统中，因此可能在神经元性血流控制中发挥作用（见第 2 章）。此外，色氨酸所控制的女性免疫反应会周期性减弱以避免抗体的产生[6,7]，这种情况会在每个月的排卵期和月经前发生，此时血清素的减少会导致众所周知的经前综合征（Premenstrual Syndrome，PMS）。因此，女性胃肠道的工作负荷比男性大，色氨酸可能无法回到正常水平，导致神经肽 Y 水平及中枢神经系统可塑性下降。这是女性神经精神障碍（如抑郁症）发病率高更深层的原因，也可能是缺血性心脏病中观察到的性别差异原因（见第 2 章）。

色氨酸通过凋亡控制细胞死亡，细胞的存活取决于细胞对环境造成的任何损伤的修复能力（如修复被辐射或自由基损伤的 DNA）。拥有超过 500 亿细胞的肠道菌群则提供识别和修复基因损伤的“缝合”分子。否则，就会触发凋亡反应，使细胞变性并最终被巨噬细胞清除。

淋巴细胞的日常“工作”是随机性的。在抗体被加工的成熟阶段，只有约 3% 的抗体发挥功能，其他抗体被凋亡途径破坏。在因肠道通透性大，抗体产量高的个体中，消除“错误”抗体的能力下降，会导致自身抗体数量增加。

此外，已有证据表明人类微生物群在调节宿主血清素（5-HT）中具有关键作用，促进其在结肠肠嗜铬细胞中的生物合成。肠道血清素水平对微生物群的依赖效应显著影响宿主的生理功能，调节胃肠道动力[8]。而且，作为关键神经递质，血清素功能在脑—肠轴两端都起着关键作用。因此，肠道微生物群在调节该轴的正常功能中起着关键作用。在发育过程中，血清素能系统极易受到年轻人不同定居模式的影响。而老年人，多样性降低可能会导致血清素相关的健康问题，因为参与该通路的酶具有免疫和应激效应。因此，针对肠道微生物群的治疗可能是血清素相关脑—肠轴疾病的有效治疗策略[9]。

4.3　心肠相互作用的生理学和病理生理学

上述胃肠道系统（Gastroenteric System，GS）与有机体整体的许多相互作用的复杂性这一深刻本质表明：该系统与其他系统之间的联系是许多疾病产生的重要原因，尤其是越来越多的证据表明胃肠道系统对心血管活动有影响。除了直接和间接调节冠状动脉血流的 ENS 和自主调节过程之外，其他间接机制如炎症和自身免疫反应，或特定的微生物群功能，也可能在缺血性心脏病中发挥作用（见第 1、3 章）。

一项研究已经证明，食管酸的刺激可以减少冠状动脉疾病（Coronary Artery Disease，CAD）患者的冠状动脉血流量。在心外膜冠状动脉直径没有显著变化的情况下，冠状动脉血流量的减少与典型的心绞痛有关，与儿茶酚胺或内皮素 -1 水平的任何显著变化无关。有趣的是，在一组心脏移植受者中，冠状动脉血流没有受到影响，这就提示了神经—食管—心脏反射机制的存在[10]。

在另一项研究中，食管内酸灌流诱发了食管—心脏反射，并导致 51 例患者中的 25 例（49%）出现冠状动脉流速降低。研究者发现，这种反射在不同类型心外膜冠状动脉狭窄或微血管疾病患者和非心脏胸痛患者中有类似的表现，这表明这种反射的存在与已有的冠心病结构无关。相比之下，经证实患有冠状动脉痉挛的患者，更容易出现酸灌注导致的冠状动脉血流减少和胸痛，这可能反映了这类患者的自主高反应性症状[11]。

自从食管—心脏反射首次被怀疑是心绞痛的致病因素以来，一系列解剖学和生理学研究尝试定义其主要特征。大鼠的形态学研究表明，心脏接受来自疑核神经元的侧支投射。这些神经支配食管，从而支持先前的生理学现象，即触发食管—心脏反射回路的机械刺激涉及迷走神经传入和传出交感节前通路[12,13]。

也有证据表明，人类食管的电刺激和机械刺激都可以增强呼吸驱动的心脏迷走神经传入调节，同时降低交感神经调节[14,15]。交感神经 - 迷走神经平衡向副交感神经方向的转移可能导致心肌灌注减少。此外，Mellow 等通过持续的食管酸刺激成功诱导了心肌缺血[16]。

另一项研究发现，79% 的冠心病患者的部分症状与胃食管反流病（Gastroesophageal Reflux Disease，GERD）有关，表明 GERD 和冠心病经常共存，因此在对冠心病患者的胸痛进行鉴别诊断时须考虑 GERD。根据心绞痛样胸痛发作的频率和心电图压力测试结果，抑制冠心病患者胃酸分泌对冠状动脉储备有利[17]。

其他几项研究从心律的角度证实了胃肠道系统和心血管系统之间的联系，心律是心肌缺血的一个主要决定因素。心脏敏感受试者的某些心律失常或缺血发作可能与食用特定食物后胃肠肌电活动的功能性解偶联直接相关，或与对肠道的其他影响间接相关。在患有功能性胃肠道疾病的患者中，某些含有 1 种或多种可发酵低聚糖、二糖、单糖和多元醇（FODMAP）的食物，在食用后几分钟至几小时内，腹中部会产生颤抖 / 刺痛感，这种感觉通常会立即伴有肠鸣 / 心悸。

应激性刺激如情绪受挫或者饭后体育锻炼也有可能导致心脏症状。人们认为，触发过程始于肠道的蠕动波收缩停止。这可能是移动减缓导致膨胀的结果，也可能是外部压力引起的神经紊乱。在这种波的功能性解偶联之后，异位行为的自动性可以通过中枢自主网络传播到心脏[18,19]。

通过对呼吸性窦性心律失常（Respiratory Sinus Arrhythmia，RSA）患者同时进行胃电图（Electrogastrogram，EGG）记录研究，已经进一步确定肠道肌电活动与呼吸窦性心律失常之间的相关性[20]。结果表明，摄入 500mL 水会引起 HRV 和胃电图能之间的线性关系。对此现象的一种解释是，禁食期间的运动活动是由胃肠道神经系统调节的，但在进食后，迷走神经活动参与周期性运动，并反映出迷走神经对心脏的影响[21]。

事实上，关于 GERD 作为心房颤动（Atrial Fibrllation，AF）的危险因素的作用，已经提出了自主机制和解剖机制[22-37]。

虽然 GERD 导致心律失常的具体机制尚未明确，但某些观察证据提供了可能的解释。首先，GERD 可以激活迷走神经，越来越多的证据表明，房颤的诱发可能与迷走神经传入过度兴奋和迷走神经介导的副交感神经传出刺激有关（见第 1 章）；第二，除了在 GERD 观察到的局部炎症过程之外，食管和心房之间存在密切的解剖关系，理论上提供了 GERD 通过食管和心房的紧密解剖定位引发房颤的机制；第三，GERD 可能诱发自身免疫反应，导致房颤[38-48]。

肠易激综合征（Irritable Bowel Syndrome，IBS）患者也显示出类似于 GERD 患者的胃肠道感觉刺激介导的心血管自主反应受损[49,50]，这可能是由于 GERD 和 IBS 中都会发生迷走神经易激惹。这也可以解释为什么排便、抽筋和摄入苏打、酒精、油腻食物、冷水等对胃肠道的刺激是导致这些患者房颤的重要诱因。其他证据也同样存在：房颤行射频消融后可能出现胃肠动力障碍或引发 GERD 或 IBS 症状，以及食管疝与持续性房性心律失常之间也有关联。这些在病例报告和病例系列中均有报道[51]。

4.4　脑—肠轴、情绪和情绪障碍

自 18 世纪以来，随着心理学和精神分析学的兴起，越来越多的研究尝试分析情绪、情绪障碍和胃肠功能之间的关系。1909 年，20 世纪最伟大的生理学家之一 Walter B. Cannon 解释了心理过程与假性胃源性上腹部症状之间的联系[52]。

1950 年，Franz Alexander 在其代表著作《心身医学》（*Psychosomatic Medicine*）中清楚地描述了情绪因素对胃肠道系统功能紊乱的影响：

“消化过程是婴儿早期情感生活的主轴。孩童的世界围绕营养运转，最强烈的情感、不快和满足与这些功能的各个方面联系在一起。即使在稍晚的阶段，消化过程的许多阶段仍然与某些情感态度联系在一起……通常包括饥饿，对食物的视觉和嗅觉，对进食的渴望，而对被帮助和放松的需求则不明显。”[53]

在本书中，Alexander 也概述了：“早年的消退行为是如何与占有欲、对成就的自豪感、取舍趋向联系到一起的，某些特定类型的敌对冲动（攻击、污蔑）也与这些功能相关。”

围绕这一主题的丰富多彩的心理辩论完整历史和经过并非本章的主要目的。可以说，当代医学研究在澄清这些关系方面已经取得了长足的进步，特别是在澄清中枢神经系统、胃肠神经系统和胃肠道之间的双向相互作用方面已经取得了巨大进展。

许多研究表明，功能性胃蛋白酶与心理特征及精神疾病状态之间存在关联。这些研究发现，心理社会因素和精神障碍，特别是焦虑和抑郁，在功能性消化不良的发病机制中起着重要的内在作用[54]。

为了阐明大脑 5- 羟色胺神经传递在功能性消化不良（Functional Dyspepsia，FD）的内脏感觉中的作用，Tominaga 等利用正电子发射断层扫描（PET）检查了 9 例患者及 8 名健康对照组成员的中脑、丘脑、尾状核、壳核、杏仁核和海马区 5- 羟色胺转运体（SERT）的表达水平，以及其与临床症状的相关性，并与 MRI 进行匹配。临床症状用胃肠症状评定量表（Gastrointestinal Symptoms Rating Scale，GSRS）、抑郁自评量表（Self-Rating Depression Scale，SDS）和状态 – 特质焦虑量表（State-Trait Anxiety Inventory，STAI）进行评估。结论为，中脑和丘脑 SERT 水平的上调可能是 FD 发病机制的基础，腹部和心理症状通过脑肠系统相互作用[55]。

正如 Bali 和 Jaggi[56] 所报道的，与脑肠系统的复杂相互作用有关的另一种重要激素是胃饥饿素，它主要由胃黏膜中的内分泌细胞合成，具有多种功能，包括刺激食欲，摄入食物，以及调节生长激素和胰岛素分泌、糖脂代谢、胃肠动力、血压、心率和神经发生。此外，下丘脑外周和中枢合成的胃饥饿素调节中枢神经系统的多种功能，包括应激相关的行为功能。当人体暴露在压力下会改变胃饥饿素水平，受影响的胃饥饿素水平会显著影响神经内分泌功能、代谢相关生理、行为和情绪。研究已经确定了胃饥饿素具有抗焦虑和促焦虑的双重作用。也有人认为应激条件下胃饥饿素水平是一种内源性应激应对行为，可能需要提高胃饥饿素水平以防止过度焦虑。在临床前和临床研究中，抑郁症患者的胃饥饿素水平升高与其抗抑郁活性相关。胃饥饿素诱导的应激和相关条件的调控与下丘脑—垂体—肾上腺（HPA）轴和自主神经系统（主要是交感神经系统和 5- 羟色胺能神经传递）的改变有关。据报道，促肾上腺皮质激素释放激素（CRH）和胃饥饿素之间存在相互关系，胃饥饿素促进 CRH、促肾上腺皮质激素和皮质类固醇的释放，而 CRH 降低胃饥饿素的表达。此外，胃饥饿素还会增加血清素的周转，而血清素控制胃饥饿素信号以调节焦虑相关行为。

有证据表明，抑郁症伴随着炎症反应的激活，革兰氏阴性菌释放的炎症细胞因子和细菌脂多糖（Lipopolysaccharide，LPS）可导致抑郁症状[57]。

迷走神经传入也是脑—肠轴的重要神经元组成部分，允许信息自下而上地从内脏传入中枢神经系统。除了在摄食行为中的作用，迷走神经传入信号还被认为是情绪和情感，包括不同形式的焦虑和恐惧的调节剂。对大鼠的研究表明，本源性焦虑和习得性恐惧都受到腹部迷走神经传入纤维的内脏调节，这可能是通过改变边缘区神经递质系统实现的[58]。一系列具有争议的临床前研究表明，肠道微生物群在脑肠系统相互作用中发挥着重要作用。需要指出的是，这些研究大多利用动物实验完成。

在最近关于该话题的综述中，Mayer 等报道了对在无菌环境中饲养的啮齿动物进行研究的数据。结果表明，肠道微生物群可能影响情绪行为，压力和疼痛调节系统，以及大脑神经递质系统的发育。此外，益生菌和抗生素引起的微生物群扰动对成年动物的某些行为产生调节作用。目前的证据表明，包括内分泌和神经分泌途径在内的多种机制可能参与肠道微生物群到大脑的信号传递。反过来，大脑可以通过自主神经系统改变微生物组成和行为。未来的研究需要明确啮齿类动物相关的生理状态及疾病状态如肠易激综合征、自闭症、焦虑、抑郁和帕金森病等能否实现临床转化[59]。所有这些研究结果综合在一起，形成了“脑—肠轴”的概念，可能称之为“微生物—脑—肠轴”更为恰当，因为所有组成部分都相互关联。即使在今天，关于心理和肠道疾病之间关联方向的争论仍未停止，Cannon 是公开承认互益或者“恶性循环”可能性的第一人[52]。

尽管用于评估胃肠道功能的方法和技术较之前已有所进步，但是情绪状态和肠道功能之间的关系无论是在正常还是疾病条件下，都是同期研究中重要的方向。

此外，这种交互式关联构成了生物—心理—社会学概念的基础，这一概念最早由 George Engel 在 20 世纪 70 年代末提出。他认为所有的疾病，尤其是胃肠道疾病，都是生物 / 遗传、心理和社会因素复杂相互作用的结果 [60]。

与此同时，Wilhelmsen 断言："我们无法撇开生物关联，体验到情感或思想。" [61]

如果我们考虑心脏 - 大脑 - 肠道 - 微生物体内所有可能存在的相互作用，所描述的模式会变得更加复杂，特别是关于情绪和情绪障碍。过去 60 年发表的研究清楚地表明，心理社会危险因素（主要是抑郁、焦虑和压力）可以使个体容易患缺血性心脏病，尤其是动脉粥样硬化。此外，它们对心脏疾病生物风险因素具有相同的影响（见第 1、2 章）。

过去几十年的这些研究为我们更好地理解人类这一复杂生物系统开辟了道路。与认为是大脑独有功能的旧范式认知相反，现在我们可以肯定"第二大脑"也参与情感和认知过程。换言之，每一个器官，尤其是心血管系统，都紧密地围绕在这一复杂的交互作用中。

作为平衡设计复杂神经元结构的分化与联系的两个完全相反的过程的结果，人类的心理、生理体系通过"自适应"形成了一个非常复杂的关系，从而允许大脑与身体之间形成和谐的生物交流。

4.5　结　论

综上所述，胃肠道功能，尤其是胃肠神经系统，对人体的健康起着至关重要的作用，胃肠道功能对心脏及心血管功能也有着极其重要的影响。

在这一能改变所有人对现代医学看法的复杂范式下，一旦各方面之前的关系被阐明，就能够创造出迄今为止难以想象的治疗方案。健康因此变得越来越像一首交响乐，所有的乐器都和谐地演奏，而肠道则扮演着维持健康的指挥角色。

（蔡敏　译）

参考文献

[1] Gershon MD. The second brain: a groundbreaking new understanding of nervous disorders of the stomach and intestine. New York: Harper Collins, 1999.

[2] Warden MR, Selimbeyoglu A, Mirzabekov JJ, et al. A prefrontal cortex-brainstem neuronal projection that controls response to behavioural challenge. Nature, 2012, 492 (7429): 428–432.

[3] Carabotti M, Scirocco A, Maselli MA, et al. The gut-brain axis: interactions between enteric microbiota, central and enteric nervous systems. Ann Gastroenterol, 2015, 28 (2): 203–209.

[4] Janssen P, Vanden Berghe P, Verschueren, et al. Review article: the role of gastric motility in the control of food intake. Aliment Pharmacol Ther, 2011, 33(8): 880–894.

[5] Konturek PC, Brzozowski T, Konturek SJ. Stress and gut: pathophysiology, clinical consequences, diagnostic approach and treatment options. J Physiol Pharmacol, 2011, 62(6): 591–599.
[6] Sartor B. Microbial influences in inflammatory bowel disease. Gastroenterology, 2008, 134: 577–594.
[7] Bengmark S. Acute and chronic phase reaction–a mother of disease. Clin Nutr, 2004, 23: 1256–1266.
[8] Yano JM, Yu K, Donaldson GP, et al. Indigenous bacteria from the gut microbiota regulate host serotonin biosynthesis. Cell 161, 2015, (2): 264–276.
[9] O'Mahony SM, Clarke G, Borre YE, et al. Serotonin, tryptophan metabolism and the brain-gut-microbiome axis. Behav Brain Res, 2015, 277: 32–48.
[10] Chauhan A, Petch MC, Schofield PM. Cardio-oesophageal reflex in humans as a mechanism for "linked angina". Eur Heart J, 1996, 3: 407–413.
[11] Rosztóczy A, Vass A, Izbéki F, et al. The evaluation of gastro-oesophageal reflux and oesophagocardiac reflex in patients with angina-like chest pain following cardiologic investigations. Int J Cardiol, 2007, 118(1): 62–68.
[12] Cheng SB, Hayakawa T, Kuchiiwa S, et al. Evidence for the collateral innervation of the esophagus and the heart from neurons in the compact formation of the nucleus ambiguus of the rat. Brain Res, 1999, 832: 171–174.
[13] Loomis CW, Yao D, Bieger D. Characterization of an esophagocardiovascular reflex in the rat. Am J Physiol, 1997, 272: R1783–R1791.
[14] Bajwa A, Hollerbach S, Kamath MV, et al. Neurocardiac response to esophageal electric stimulation in humans: effects of varying stimulation frequencies. Am J Physiol, 1997, 272: R896–R901.
[15] Tougas G, Kamath M, Watteel G, et al. Modulation of neurocardiac function by esophageal stimulation in humans. Clin Sci, 1997, 92: 167–174.
[16] Mellow MH, Simpson AG, Watt L, et al. Esophageal acid perfusion in coronary artery disease. Induction of myocardial ischemia. Gastroenterology, 1983, 85: 306–312.
[17] Swiatkowski M, Budzyński J, Kłopocka M, et al. Suppression of gastric acid production may improve the course of angina pectoris and the results of treadmill stress test in patients with coronary artery disease. Med Sci Monit, 2004, 10(9): CR524–CR529.
[18] Powers D. Gastrointestinal influence on the electrophysiology of the heart: induction of cardiac arrhythmic episodes by myoelectrical uncoupling within the gut. J Smooth Muscle Res, 2009, 45(4): 139–148.
[19] Magge S, Lembo A. Low-FODMAP diet for treatment of irritable bowel syndrome. NY: Gastroenterol Hepatol, 2012, 8(11): 739–745.
[20] Chen CL, Kuo TBJ, Lin HH, et al. Transfer function analysis of heart rate variability in response to water intake: correlation with gastric myoelectrical activity. J Appl Physiol, 2004, 96: 2226–2230.
[21] Grubb BP. Neurocardiogenic syncope and related disorders of Grubb orthostatic intolerance. Circulation, 2005, 111(22): 2997–3006.
[22] Gillinov AM, Rice TW. Prandial atrial fibrillation: off-pump pulmonary vein isolation with hiatal hernia repair. Ann Thorac Surg, 2004, 78(5): 1836–1838.
[23] Gordon J, Saleem SM, Ngaage DL, et al. Swallow syncope associated with paroxysmal atrial fibrillation. Eur J Cardiothorac Surg, 2002, 21(3): 587–590.
[24] Nakamura H, Nakaji G, Shimazu, et al. Case of paroxysmal atrial fibrillation improved after the administration of proton pump inhibitor for associated reflux esophagitis. Fukuoka Igaku Zasshi, 2007, 98(6): 270–276.
[25] Stollberger C, Finsterer J. Treatment of esophagitis/vagitis-induced paroxysmal atrial fibrillation

by proton-pump inhibitors. J Gastroenterol, 2003, 38(11): 1109.
[26] Schilling RJ, Kaye GC. Paroxysmal atrial flutter suppressed by repair of a large paraesophageal hernia. Pacing Clin Electrophysiol, 1998, 21(6): 1303–1305.
[27] Landmark K, Storstein O. Ectopic atrial tachycardia on swallowing. Report on favourable effect of verapamil. Acta Med Scand, 1979, 205(3): 251–254.
[28] Spechler SJ. Epidemiology and natural history of gastro-oesophageal reflux disease. Digestion, 1992, 51(1): 24–29.
[29] Dent J, El-Serag HB, Wallander MA, et al. Epidemiology of gastro-oesophageal reflux disease: a systematic review. Gut, 2005, 54: 710–717.
[30] Chang CS, Poon SK, Lien HC, et al. The incidence of reflux esophagitis among the Chinese. Am J Gastroenterol, 1997, 92: 668–671.
[31] Lee YC, Wang HP, Chiu HM, et al. Comparative analysis between psychological and endoscopic profiles in patients with gastroesophageal reflux disease: a prospective study based on screening endoscopy. J Gastroenterol Hepatol, 2006, 21: 798–804.
[32] Goh KL. Changing epidemiology of gastroesophageal reflux disease in the Asian- Pacific region: an overview. J Gastroenterol Hepatol, 2004, 19: S22–S25.
[33] Fock KM, Talley NJ, Fass R, et al. Asia-Pacific consensus on the management of gastroesophageal reflux disease: update. J Gastroenterol Hepatol, 2008, 23: 8–22.
[34] Ho KY, Cheung TK, Wong BC. Gastroesophageal reflux disease in Asian countries: disorder of nature or nurture. J Gastroenterol Hepatol, 2006, 21: 1362–1365.
[35] Kunz JS, Hemann B, Edwin Atwood J, et al. Is there a link between gastroesophageal reflux disease and atrial fibrillation. Clin Cardiol, 2009, 32: 584–587.
[36] Bunch TJ, Packer DL, Jahangir A, et al. Long-term risk of atrial fibrillation with symptomatic gastroesophageal reflux disease and esophagitis. Am J Cardiol, 2008, 102: 1207–1211.
[37] Huang CC, Chan WL, Luo JC, et al. Gastroesophageal reflux disease and atrial fibrillation: a nationwide population-based study. PLoS One, 2012, 7(10).
[38] Kollarik M, Brozmanova M. Cough and gastroesophageal reflux: insights from animal models. Pulm Pharmacol Ther, 2009, 22: 130–134.
[39] Dodds WJ, Dent J, Hogan WJ, et al. Mechanisms of gastroesophageal reflux in patients with reflux esophagitis. N Engl J Med, 1982, 307: 1547–1552.
[40] Schauerte P, Scherlag BJ, Pitha J, et al. Catheter ablation of cardiac autonomic nerves for prevention of vagal atrial fibrillation. Circulation, 2000, 102: 2774–2780.
[41] Kanoupakis EM, Manios EG, Mavrakis HE, et al. Relation of autonomic modulation to recurrence of atrial fibrillation following cardioversion. Am J Cardiol, 2000, 86: 954–958.
[42] Hou Y, Scherlag BJ, Lin J, et al. Ganglionated plexi modulate extrinsic cardiac autonomic nerve input: effects on sinus rate, atrioventricular conduction, refractoriness, and inducibility of atrial fibrillation. J Am Coll Cardiol, 2007, 50: 61–68.
[43] Frustaci A, Chimenti C, Bellocci F, et al. Histological substrate of atrial biopsies in patients with lone atrial fibrillation. Circulation, 1997, 96: 1180–1184.
[44] Tsao HM, Wu MH, Higa S, et al. Anatomic relationship of the esophagus and left atrium: implication for catheter ablation of atrial fibrillation. Chest, 2005, 128: 2581–2587.
[45] Rieder F, Cheng L, Harnett KM, et al. Gastroesophageal reflux disease-associated esophagitis induces endogenous cytokine production leading to motor abnormalities. Gastro-enterology, 2007, 132: 154–165.
[46] Maixent JM, Paganelli F, Scaglione J, et al. Antibodies against myosin in sera of patients with idiopathic paroxysmal atrial fibrillation. J Cardiovasc Electrophysiol, 1998, 9: 612–617.
[47] Chauhan A, Mullins PA, Taylor G, et al. Cardioesophageal reflex: a mechanism for 'linked angina'

in patients with angiographically proven coronary artery disease. J Am Coll Cardiol, 1996, 27: 1621–1628.
[48] Nishida K, Qi XY, Wakili R, et al. Mechanisms of atrial tachyarrhythmias associated with coronary artery occlusion in a chronic canine model. Circulation, 2011, 123: 137–146.
[49] Punyabati O, Deepak KK, Sharma MP, et al. Autonomic nervous system reactivity in irritable bowel syndrome. Indian J Gastroenterol, 2000, 19(3): 122–125.
[50] Adeyemi EO, Desai KD, Towsey M, et al. Characterization of autonomic dysfunction in patients with irritable bowel syndrome by means of heart rate variability studies. Am J Gastroenterol, 1999, 94(3): 816–823.
[51] Reddy YM, Singh D, Nagarajan D, et al. Atrial fibrillation ablation in patients with gastroesophageal reflux disease or irritable bowel syndrome-the heart to gut connection! Interv Card Electrophysiol, 2013, 37(3): 259–265.
[52] Cannon WB. The influence of emotional states on the functions of the alimentary canal. Am J Med Sci, 1909, 137: 480–486.
[53] Alexander F. Psychosomatic medicine. Its principles and applications. New York: W.W. Norton, 1950: 85–86, 116.
[54] Van Oudenhove L, Aziz Q. The role of psychosocial factors and psychiatric disorders in functional dyspepsia. Nat Rev Gastroenterol Hepatol, 2013, 10(3): 158–167.
[55] Tominaga K, Tsumoto C, Ataka S, et al. Regional brain disorders of serotonin neurotransmission are associated with functional dyspepsia. Life Sci, 2015, 137: 150–157.
[56] Bali A, Jaggi AS. An integrative review on role and mechanisms of ghrelin in stress, anxiety and depression. Curr Drug Targets, 2015.
[57] Maes M, Kubera M, Leunis JC. The gut-brain barrier in major depression: intestinal mucosal dysfunction with an increased translocation of LPS from gram negative enterobacteria (leaky gut) plays a role in the inflammatory pathophysiology of depression. Neuro Endocrinol Lett, 2008, 1: 117–124.
[58] Klarer M, Arnold M, Günther L. Gut vagal afferents differentially modulate innate anxiety and learned fear. J Neurosci, 2014, 34(21): 7067–7076.
[59] Mayer EA, Tillisch K, Gupta A. Gut/brain axis and the microbiota. J Clin Invest, 2015, 125 (3): 926–938.
[60] Engel GL. The need for a new medical model: a challenge for biomedicine. Science, 1977, 196 (4286): 129–136.
[61] Wilhelmsen I. Brain-gut axis as an example of the bio-psycho-social model. Gut, 2000, 47 (Suppl 4): iv5–iv7.

睡眠与梦境在心血管病理生理中的作用

5

Loreta Di Michele

我们都是梦中的人物，
我们这一生，
都在酣睡之中。

——《暴风雨》
William Shakespeare

5.1 引　言

我们为什么需要睡眠？这个问题听起来可能很奇怪，但即使今天，神经科学家仍然无法为这个问题提供完整答案。这可能是因为睡眠医学领域仍处于相对新生期，直到 1953 年 Nathaniel Kleitman 和 Eugene Aserinsky 发现快速眼动（Rapid Eye Movement，REM）睡眠[1]后才得到正式认可。在那之前，睡眠被认为是一种完全被动的状态：如“觉醒的消失”（Lucretius）或“感知能力的暂停”[Hartley（1749）—Macnish（1830）][2]。直到 20 世纪，睡眠理论才开始在可靠的科学研究基础上建立，第一篇发表的研究是 1929 年 Hans Berger 首次利用脑电图（Electroencephalogram，EEG）发现人类 α 波的存在[3]。利用该方法，Loomis 和同事在 1937 年首次观察到人在不同的睡眠周期中转变时脑电波会发生变化[4,5]。

Kleitman 和 Aserinsky 对 REM 睡眠的发现及其与梦之间的联系震惊了当时的

L. Di Michele, MD (✉)
San Camillo-Forlanini Hospital, Via Portuense 332, Rome, Italy
e-mail: lorydm1965@libero.it

A. Roncella, C. Pristipino (eds.), *Psychotherapy for Ischemic Heart Disease*,
DOI 10.1007/978-3-319-33214-7_5

科学界，引起了随后大量研究和发现的浪潮。使用 Rechtschaffen 和 Kales 技术进行的脑电图成为全世界睡眠研究的基本工具[6]。Jouvet 在 20 世纪 60 年代通过横断面研究发现脑桥的位置及其在 REM 睡眠中的作用，首次解释了 REM 睡眠的神经生理机制[7,8]。

尽管有大量证据证明睡眠远非被动状态，但仍有几个问题需要解决，例如，什么导致了瞌睡？调节睡眠 / 觉醒周期的机制是什么？ Kleitman 认为，根据他那个时代的理论，清醒只是通过对大脑的连续感觉传入刺激来维持。这一理论是基于 Bremer 的实验，该实验对猫的中枢神经系统（CNS）进行了不同水平的横断，其中对“颅脑分离”的横断是在大脑和脊髓之间进行的，动物仍保持了休息和活动的昼夜节律模式。相反，对“孤立脑”的横断则是在大脑与脑干之间进行，随后动物进入持续慢波的深度睡眠状态。Bremer 假设，“孤立脑”打断了所有的外部刺激，因此认为大脑皮层的感觉刺激是导致觉醒的原因[9]。

1948 年，Moruzzi 和 Magoun 发现位于脑桥和中脑被盖之间的上行网状激活系统（Reticular Activating System，RAS）的电刺激唤醒了大脑皮层，导致了觉醒，推翻了 Bremer 的理论[10]，Moruzzi 和 Magoun 的这一发现为后续的睡眠研究提供了生理学基础[11]。同期，基于“对丘脑的电刺激诱导并维持睡眠状态”这一发现，Hess 提出了存在“睡眠中心”的假设[12]。几年后，这些区域在大脑皮层同步性中的重要性也被阐明[13]。

事实上，即使需要明确的术语去理解这些机制，睡眠 / 觉醒环路也远非如此简单。最近的几项研究表明，睡眠是一个神经性、主动且有节律的过程，由下丘脑前视交叉上核的昼夜节律起搏器控制，受到光 / 暗周期，内环境，激素，温度，以前的失眠经历，以及各种心理和环境因素的影响。

5.2 正常的睡眠结构

人类睡眠研究方法仍然比较传统，该方法最先由 Rechschaffen 和 Kales 提出，是基于脑电图波的视觉检查、颏下肌电图（Submental Electromyography，EMG）和眼电图（Electrooculogram，EOG）的眼球运动检测[6]。睡眠有两种类型：①非快速眼动（Non-REM，NREM）睡眠，特征是特定频率和振幅波的神经元减速和同步；② REM 睡眠，与生动的梦和强烈的大脑活动相关（表 5.1）。

5.2.1 NREM 睡眠

NREM 睡眠分为 4 个时期。NREM 1 期是从清醒到睡眠的过渡，其脑电图活动

表 5.1 人类正常睡眠

NREM 睡眠 （占总睡眠的 75%）	1 期	从清醒过渡到睡眠
	2 期	轻度睡眠
	3 期和 4 期	慢波睡眠——深度睡眠
REM 睡眠 （占总睡眠的 25%）	爆发性 REM 睡眠	脑电图失同步， 骨骼肌失弛缓
	周期性 REM 睡眠	无序的快速眼动， 不规则呼吸， 心率变化， 血压短暂波动
睡眠周期	NREM 睡眠期 +REM 睡眠期	90~120min
其他特征	受稳态和昼夜节律调节	
	受环境因素的调节	
	受荷尔蒙、之前的失眠经历和心理因素的影响	

NREM 睡眠：非快速眼动睡眠；REM 睡眠：快速眼动睡眠

的特征是扩散的 θ 波（4~6Hz）和颅顶锐波，此外伴有肌电图活动减少，EOG 变慢，转动式眼动。NREM2 期睡眠是轻度睡眠，主要的 θ 活动是睡眠纺锤波（持续至少 0.5s 的 11~16Hz 波形）和 K 型复合波（三相慢波和宽波），尤其是在额叶区域。它们与丘脑控制的主动同步过程有关，肌电图活动减少。NREM3 期和 4 期睡眠则以持续性慢波睡眠（Slow-Wave Sleep，SWS）或者深度睡眠为主。在 NREM 睡眠的最后两期，脑电图的特征是存在 δ 波，同时，EOG 没有记录到眼球运动，肌肉张力相较清醒状态进一步减弱。

5.2.2 REM 睡眠

第一次 REM 睡眠发生在 NREM 睡眠开始后的 90~120min。在快速眼动睡眠中，除了锯齿波之外的脑电图轨迹，尤其是在整个额叶皮层，与 NREM 睡眠第一阶段非常相似。不同于 NREM 睡眠中的状态，REM 睡眠（也被称为“对立睡眠”）时大脑新陈代谢、生理和心理高度活跃。REM 睡眠分为两个阶段：爆发性和周期性。脑电图失同步和骨骼肌失弛缓是爆发性 REM 睡眠的主要特征，而周期性 REM 睡眠的特征是无序的快速眼动、血压短暂波动、心率变化和由于交感神经活动增加引起的不规则呼吸。

5.2.3 睡眠周期

NREM 睡眠期间，从 1 期睡眠到慢波睡眠，从觉醒到睡眠过渡变得更深。大约 90min 后，REM 睡眠开始，通常持续时间很短，接着是另一段 NREM 睡眠。睡眠周期是指从 NREM 睡眠开始，然后是 REM 睡眠的一个周期。每个 NREM 到 REM 睡眠周期需要 90~120min，每晚发生 4~6 次。总的来说，在前 1/3 的晚上，NREM 睡眠占主导地位，而 REM 睡眠在最后 1/3 的晚上占主导地位。睡眠图（图 5.1）描述了交替的睡眠周期，正常的夜间睡眠包括大约 50% 的轻度睡眠、25% 的深度睡眠和 25% 的 REM 睡眠。

5.3 睡眠与心血管病理生理学

在能够科学地监测之前，科学家基于简单的观察描述了"安静"和"激动"的睡眠。二者的区别是基于睡眠时交感神经 – 迷走神经平衡的变化，只有在多通道记录出现后且确认存在 REM 睡眠后，这种区别才能得到更好的解释[14]。

自主神经系统（Autonomic Nervous System，ANS）调节与全身稳态相关的重要功能。中枢神经系统的激活，无论是通过外部刺激还是内部刺激，都会引发一系列的自主神经系统反应，这些反应可以被统称为过滤器。ANS 由一个交感神经成分（本质上是加速作用）和副交感神经成分（减缓作用）协调组成。交感神经和副交感神经活动之间的平衡是维持正常生理平衡的基础，任何不平衡都可能是不健康的。

通过药物抑制交感神经的过度活跃与心血管事件减少显著相关。事实上，交感神经 – 迷走神经平衡显著影响一系列心血管疾病的预后。

总的来说，交感神经活动在白天更明显，而副交感神经活动主要发生在晚上[15]。

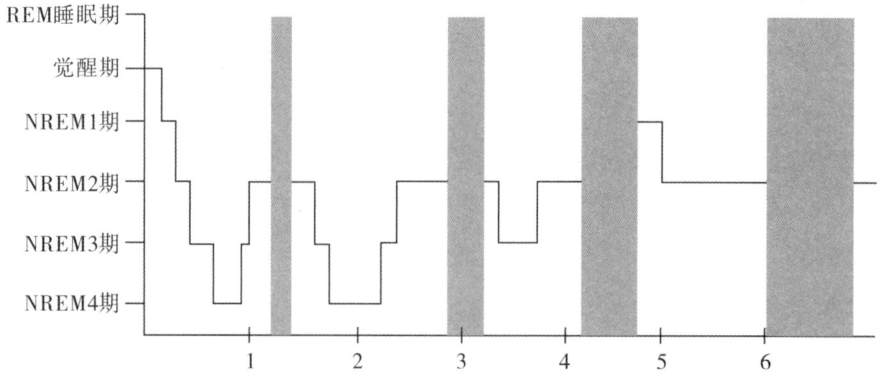

图 5.1 青少年睡眠图（REM 睡眠：快速眼动睡眠；NREM 睡眠：非快速眼动睡眠）

更具体地说，在 NREM 睡眠期间，副交感神经活动增加，交感神经活动减少（表 5.2）。这种趋势在爆发性 REM 睡眠中进一步增强，只有在周期性 REM 睡眠阶段，交感神经系统才会突然激活[16,17]。因此，在 NREM 睡眠中，血压、心率、心排血量和外周血管阻力随着副交感神经活动的增加而逐渐降低，心率会减慢 5%~8%。从 NREM1 期睡眠到慢波睡眠，这种因稳定的副交感神经激活导致的心律下降会越来越明显，但有时会被唤醒刺激（如噪音、呼吸节奏变化、体位变化）所导致的交感神经活动的突然激活所中断。周期性 REM 睡眠的特征是交感神经活动的多变性，导致血压和心率周期性增加。这些事件通常与其他周期性现象如不规则呼吸、外周血管收缩和 REM 相一致。

因此，在周期性 REM 睡眠期间，心率的突然增加和心肌耗氧量增加可能会导致心脏病高危人群出现心脏事件，从夜间心律失常到心肌缺血和心肌梗死都有可能（见第 1 章）。周期性 REM 睡眠被认为有可能引发重大心脏事件，尤其是在已经出现心脏循环功能受损的个体中。这一时期交感神经过度激活会导致心脏功能亢进，增强血小板聚集和血栓形成，激活内皮细胞，促进血管痉挛，引发易损斑块破裂，以及致命性心律失常[18]（见第 1 章）。

此外，情绪高涨的生动梦境也与 REM 睡眠有关，因此也会在易感人群中诱发心脏事件[19]。睡眠中体验到的情感内容、强度和清醒的时候一致甚至更强。并非巧合的是，Jouvet 将 REM 睡眠定义为“对立睡眠”，伴随着明显的几乎达到瘫痪标准的肌张力减退[8]以及强烈的大脑活动。在生动梦境中，梦的内容栩栩如生，就好似睡眠者清醒一般，而肌肉麻痹是阻滞梦游的机制。

睡眠科学家自 20 世纪 60 年代就开始怀疑这种情况，具有这些特征的 REM 睡眠可能是导致睡眠中发生主要心血管事件甚至猝死的危险因素之一。在 20 世纪 60 年代，有许多 REM 睡眠和心脏事件相关联的记录，但是似乎没有以往想象得那么密切[20-23]。

主要心血管事件（心肌梗死和脑卒中）的发生率在早上 6 点到中午达到高峰[24]，对此的解释之一是睡眠期间开始出现一系列血流动力学变化并在早晨达到峰值。

表 5.2　睡眠期间自主神经系统（HNS）的活动

睡眠	副交感神经活动	交感神经活动
NREM 睡眠	增加	减少
爆发性 REM 睡眠 周期性 REM 睡眠	进一步增加	进一步减少，间歇性增加

清醒时血小板聚集增加，与此时发生的一系列其他现象相关，可能导致重大事件（表5.3）[25,26]。

睡眠中存在的交感神经－迷走神经平衡在触发夜间心律失常中起着重要作用。一个典型例子是迷走神经引起的心房颤动，它只在睡眠时出现，在早晨自然消退[27]。NREM睡眠中典型的迷走神经过度激活甚至会导致正常人出现缓慢性心律失常，可以观察到房室（Atrioventricular，AV）传导延长、Wenckebach房室传导阻滞和有临床意义的、能观察到的能够导致窦性心律暂停持续2s以上的窦性心动过缓。有文献还报道了心脏功能正常的年轻人在快速眼动睡眠期间出现长达9s的心搏停止的案例[20]。由于正常睡眠中交感神经－迷走神经平衡的改变引起的生理变化，后天或先天性QT间期延长的人更容易出现夜间心律失常，这些人因交感神经活动突然增加引起的突然死亡并不少见[28]。

就其本身而言，睡眠中的交感神经过度活跃可致心律失常。在缺血的情况下更容易致心律失常，从而引起心肌改变，导致心电不稳定[29]。阻塞性睡眠呼吸暂停（Obstructive Sleep Apnea，OSA）可能是被低估了的心血管事件（脑卒中、心律失常、心肌梗死）的触发因素[30-38]。OSA的特征是睡眠期间继发于上气道阻塞的反复出现的呼吸气流中断，会因睡眠时交感神经过度激活导致临床显著的血流动力学改变[30-39]。此外，OSA可以通过间歇性低氧血症引发和维持全身炎症[40]。有趣的是，OSA患者的猝死发生率与夜间的高心血管事件发生率有关，尤其是在30~49岁的人群中，这似乎与通常观察到的峰值不同[41]。因此，OSA是一种伴有神经症状（如白天过度嗜睡）的睡眠相关呼吸系统疾病，也与心血管疾病导致的死亡率增

表5.3 促发心肌梗死和脑卒中的昼夜节律因素

觉醒时发生的现象
· 身心活动的恢复
· 潜在的情绪压力
· 血小板聚集增加
· 凝血和血液黏度增加
· 血管张力增加
· 血压和心率升高
· 血清皮质醇升高
· 血浆儿茶酚胺增加

加有关[42]。鉴于 OSA 在普通人群，特别是超重人群中相对较高的患病率，临床医生需要对其保持警惕，并及早开始治疗。

5.4　从研究的角度理解睡眠

虽然科学还不能解释睡眠的所有重大秘密，但是现存的大量证据可以帮助我们更好地理解生命的这 1/3 时光。

诚然，我们一生中有近 1/3 的时间在睡梦中度过，然而现代社会的快节奏使我们经常忽视这一古老但重要的生物功能。最常见的睡眠障碍是主动睡眠剥夺。然而，在特定时间段，睡眠是必不可少的。睡眠剥夺实验已经证明了睡眠对于学习[43]、巩固记忆[44]及提高免疫系统功能[45–47]的重要性，而且睡眠也参与控制体重[48]和协调激素分泌[49,50]。从本质上讲，我们可以把它看作协调所有生物和全身功能的重要步骤。睡眠剥夺会增加心血管疾病风险[51,52]，而且极端睡眠剥夺实验包括动物[53]和人类研究证明缺乏睡眠能够导致死亡。致命性家族性失眠（Fatal Familial Insomnia，FFI）是一种罕见的常染色体显性遗传病，通常在神经症状出现后 10~12 个月内因疲劳而死亡[54]。除了睡眠的修复属性，最新的研究证实睡眠在清除清醒时积累的与神经退行性疾病相关的神经毒性蛋白（如 β 淀粉样蛋白、α 突触核蛋白和 τ 蛋白）中的重要作用[55]。

人们对梦的了解比睡眠少，从而使梦的神秘感变得越来越强。众所周知，梦也可能发生在 NREM 睡眠期间，然而生动的、长期的梦通常与 REM 睡眠相关。梦及其情感体验有时候会强烈到使我们从睡眠中醒来，从而达到噩梦的最大负面情绪影响。从充满恐惧的梦中突然醒来总是伴随着血压 / 心率的显著增加、冷汗和呼吸频率的深度变化。因此，梦境中的某些情感内容是心血管事件的诱因并非不合理的假设[56]，这一现象已有文献报道，但还需要进一步研究。明确梦境内容如何影响个体心血管疾病和心血管事件的风险已经成为一个有趣且至关重要的研究领域。

5.5　结　论

睡眠对人们的生活至关重要。睡眠研究者已经发现睡眠的作用远不止修复精神和身体那么简单，但是对梦的作用仍了解甚少。弗洛伊德假设梦是潜意识愿望的达成。因此，自出现精神分析以来，梦一直是心理学和心理治疗研究和应用的一个重要领域。

关于 ANS 中发生的众多生理变化的知识促进了人们对睡眠和梦在健康和疾病

中潜在作用的理解，包括梦的情感内容乃至梦本身都可能对重大心血管事件和心血管疾病风险产生重大影响。因此，还需要进一步的研究去澄清这种未知关系。

（蔡敏　译）

参考文献

[1] Aserinsky E, Kleitmann N.Regularly occurring periods of eye motility and concomitant phenomena during sleep. Science, 1953, 118: 273–274.
[2] Macnish R.The philosophy of sleep. Glasgow: E. M'Phun, 1830.
[3] Berger H.Uber das elektrenkephalogram.Arch Psychiatr Nervenkrank, 1929, 87: 527–570.
[4] Loomis AL, Harvey EN, Hobart G.Potential rhythms of the cerebral cortex during sleep. Science, 1935, 81: 597–598.
[5] Loomis AL, Harvey EN, Hobart G.Cerebral states during sleep as studied by human brain potentials. J Exp Psychol, 1937, 21: 127–144.
[6] Rechtschaffen A, Kales A.A manual of standardized terminology, techniques and scoring systems for sleep stages of human subjects. UCLA Brain Information Service/Brain Research Institute, Los Angeles, 1968.
[7] Jouvet M.Recherches sur les structure nerveuses et les mècanismes responsables des diffèrentes phases du sommeil physiologique. Arch Ital Biol, 1962, 100: 125–206.
[8] Jouvet M.Paradoxical sleep: a study of its nature and mechanism//Akert K, Bally C, Schadè JP. Sleep mechanism. Elsevier: Amsterdam, 1965: 20–57.
[9] Bremer F.Cerveau "isolè" et physiologie du sommeil. CR Soc Biol, 1935, 118: 1235–1241.
[10] Moruzzi G, Magoun HW. Brain stem reticular formation and activation of the EEG. Electroencephalogr Clin Neurophysiol, 1949, 1: 455–473.
[11] Moruzzi G. The sleep-waking cycle. Ergebn Physiol, 1972, 64: 1–163.
[12] Akert K, Koella WP, Hess R Jr.Sleep produced by electrical stimulation of the thalamus. Am J Physiol, 1952, 168(1): 260–267.
[13] Steriade M, Dornich L, Oakson G, et al. The differential reticular thalamic nucleus generates spindle rhythmicity. J Neurophysiol, 1987, 57: 269–273.
[14] Dement W, Kleitman N.Cyclic variation in EEG during sleep and their relation to eye movements, body motility, and dreaming. Electroenceph Clin Neurophysiol, 1957, 9: 673–690.
[15] Cooke-Ariel H.Circadian variations in cardiovascular function and their relation to the occurrence and timing of cardiac events. Am J Health Syst Pharm, 1998, 55(3): S5–S11.
[16] Terplan M.Sympathetic-nerve activity during sleep. N Engl J Med, 1993, 328(25): 180.
[17] Somers VK, Dyken ME, Mark AL, et al.Sympathetic-nerve activity during sleep in normal subjects. N Engl J Med, 1993, 328: 303–307.
[18] Verrier RL, Muller JE, Hobson JA. Sleep, dreams, and sudden death: the case for sleep as an autonomic stress test for the heart. Cardiovasc Res, 1996, 31: 181–211.
[19] Bassetti C, Jung HH, Hess CW.Near cardiac death with onset in REM sleep: a polysomnographic case report. J Sleep Res, 1997, 6(1): 57–58.
[20] Guilleminault C, Pool P, Motta J, et al.Sinus arrest during REM sleep in young adults. N Engl J Med, 1984, 311: 1006–1010.
[21] Nowlin JB, Troyer WG, Collins WS, et al. The association of nocturnal angina pectoris with dreaming. Ann Intern Med, 1965, 63: 1040–1046.
[22] Lavery CE, Mittleman MA, et al. Nonuniform nighttime distribution of acute cardiac events: a

possible effect of sleep states. Circulation, 1997, 5: 3321–3327.
[23] Coccagna G, Capucci A, Pierpaoli S. A case of sinus arrest and vagal overactivity during REM sleep. Clin Auton Res, 1999, 9: 135–138.
[24] Muller JE, Stone PH, Turi ZG. Circadian variation in the frequency of onset of acute myocardial infarction. N Engl J Med, 1985, 313: 1315–1322.
[25] Tofler GH, Brezinski D, Schafer AI. Concurrent morning increase in platelet aggregability and the risk of myocardial infarction and sudden cardiac death. N Engl J Med, 1987, 316: 1514–1518.
[26] Andreotti F, Davies GJ, Hackett DR. Major circadian fluctuations in fibrinolytic factors and possible relevance to time of onset of myocardial infarction, sudden cardiac death and stroke. Am J Cardiol, 1988, 62: 635–637.
[27] Singh J, Mela T, Ruskin J.Images in cardiovascular medicine. Sleep (vagal)-induced atrial fibrillation. Circulation, 2004, 110: 32–33.
[28] Browne KF, Prystowsky E, Heger JJ. Prolongation of the Q-T interval in man during sleep. Am J Cardiol, 1983, 52: 55–59.
[29] Bonsignore MR, Smirne S, Marrone O. Myocardial ischemia during sleep. Sleep Med Rev, 1999, 3: 241–255.
[30] Bradley TD, Floras JS. Sleep apnoea and heart failure. Circulation, 2003, 107: 1671–1678.
[31] Shamsuzzaman AS, Gersh BJ, Somers VK.Obstructive sleep apnea: implication for cardiac and vascular disease. JAMA, 2003, 290: 1906–1914.
[32] Gami AS, Pressman G, Caples SM. Association of atrial fibrillation and obstructive sleep apnea. Circulation, 2004, 110: 364–367.
[33] Harbison J, O'Reilly P, McNicholas WT.Cardiac rhythm disturbances in the obstructive sleep apnea syndrome: effects of nasal continuous positive air way pressure therapy. Chest, 2000, 118: 591–595.
[34] Gami AS, Howard DE, Olson EJ.Day-night pattern of sudden death in obstructive sleep apnea. N Engl J Med, 2005, 352: 1206–1214.
[35] Lavie P, Herer P, Hoffstein V.Obstructive sleep apnea syndrome as a risk factor for hypertension: population study. BMJ, 2000, 320: 479–482.
[36] Mehra R, Benjamin EJ, Shahar E, et al. Association of nocturnal arrhythmias with sleep-disordered breathing: the sleep heart health study. Am J Respir Crit Care Med, 2006, 173: 910–916.
[37] Gami SA, Olson EJ, Shen WK, et al. Obstructive sleep apnea and the risk of sudden cardiac death: a longitudinal study of 10, 701 adults. J Am Coll Cardiol, 2013, 62(7): 10–16.
[38] Nieto FJ, Young TB, Lind BK.Association of sleep-disordered breathing, sleep apnea, and hypertension in a large community-based study. Sleep heart health study. JAMA, 2000, 283: 1829–1836.
[39] Laaban JP, Pascal-Sebaoun S, Bloch E, et al. Left ventricular systolic dysfunction in patients with obstructive sleep apnea syndrome. Chest, 2002, 122: 1133–1138.
[40] Foster GE, Poulin MJ, Hanly AJ.Intermittent hypoxia and vascular function: implication for obstructive sleep apnoea. Exp Physiol, 2006, 92: 51–65.
[41] Lamberts M, Nielsen OW, Lip GY, et al.Cardiovascular risk in patients with sleep apnoea with or without continuous positive airway pressure therapy: follow-up of 4.5 million Danish adults. J Intern Med, 2014, 276(6): 659–666.
[42] Marin JM, Carrizo SJ, Vicente E, et al. Long-term cardiovascular outcomes in men with obstructive sleep apnoea-hypopnea with or without treatment with continuous positive airway pressure: an observational study. Lancet, 2005, 365: 1046–1053.
[43] Huber R. Local sleep and learning. Nature, 2004, 430: 78–81.

[44] Hagewould R, Whitcomb SN, Heeringa AN. A time for learning and a time for sleep: the effect of sleep deprivation on contextual fear conditioning at different times of the day. Sleep, 2010, 33(10): 1315–1322.
[45] Moldofsky H, Lue FA, Davidson JR, et al.Effect of sleep deprivation on human immune functions. FASEB J, 1989, (8): 1972–1977.
[46] Brown R, Pang G, Husband AJ, et al.Suppression of immunity to virus infection in the respiratory tract following sleep disturbance. Reg Immunol, 1989, 2(5): 321–325.
[47] Fondel E, Axelsson J, Franck K, et al.Short natural sleep is associated with higher T cell and lower NK cell activities. Brain Behav Immun, 2011, 25: 1367–1375.
[48] Seegers V, Petit D, Falissard B, et al. Short sleep duration and body mass index: a prospective longitudinal study in preadolescence. Am J Epidemiol, 2011, 173: 621–629.
[49] Balbo M, Leproult R, Van Cauter E. Impact of sleep and its disturbances on hypothalamo-pituitary-adrenal axis activity. Int J Endocrinol, 2010, 2010: 759234.
[50] Spiegel K, Leproult R, Van Cauter E. Impact of sleep debt on metabolic and endocrine function. Lancet, 1999, 354: 1435–1439.
[51] Meisinger C, Heier M, Lowel H, et al. Sleep duration and sleep complaints and risk of myocardial infarction in middle-aged men and women from the general population: the MONICA/KORA Augsburg cohort study. Sleep, 2007, 30: 1121–1127.
[52] Laugsand LE, Vatten LJ, Platou C, et al. Insomnia and the risk factor of acute myocardial infarction: a population study. Circulation, 2011, 124: 2073–2081.
[53] Rechtscaffen A, Gilliand MA, Bergmann MB, et al. Physiological correlates of prolonged sleep deprivation in rats. Science, 1983, 221(4606): 182–184.
[54] Montagna P, Gambetti P, Cortelli P, et al. Familial and sporadic fatal insomnia. Lancet Neurol, 2003, 2(3): 167–176.
[55] Xie L, Kang H, Xu Q, et al. Sleep drives metabolite clearance from the adult brain. Science, 2013, 342(6156): 373–377.
[56] Selvi Y, Aydin A, Gumrukcuoglu HA, et al. Dream anxiety is an emotional trigger for acute myocardial infarction. Psychosomatics, 2011, 52(6): 544–549.

性别在双心相互关系中的角色作用

6

Marina Risi

> 听女人的话没错。经过多年的激素循环变化和长年照顾家人或朋友的经验积累，她们已经被赋予了神话般的直觉。
>
> ——《心血管健康》
>
> Vivian A Kominos

6.1 医学中的性别偏见

生活中我们说话、走路、工作、恋爱、选择甚至思考等都存在“性别差异”。医生自然也不会被排除在生物—心理—社会性别影响之外[1]，即使他们在接受医学培训时都被教导要保持医学科学的中立性。

回顾历史，大多数医学研究都单一地选择男性受试者。事实上许多临床医学研究都已经明确指出，多种疾病的诊断和治疗管理存在性别差异，例如冠心病、肾脏病[2]、艾滋病（AIDS）、银屑病[3]、结肠直肠癌[4]和帕金森病。通常情况下性别偏见会对女性患者不利，但也会影响男性患者的诊断和治疗，典型的疾病如骨质疏松症、情绪障碍和偏头痛[5]。

性和性别这两个术语经常互换使用，但还是有差异的。性主要是指配子的生物学分化和性激素的产生，例如我们知道睾酮和雌激素不仅具有激素功能，还以不同的方式影响着免疫系统、神经系统、对应激反应的程度和对不同疾病的易感性。性

M. Risi, MD (✉)
Italian Society of Psychoneuroendocrinoimmunology (SIPNEI), Piazza Mincio 1, 00198 Rome, Italy
e-mail: paolamari.risi@tiscali.it

A. Roncella, C. Pristipino (eds.), *Psychotherapy for Ischemic Heart Disease*,
DOI 10.1007/978-3-319-33214-7_6

别是指一种文化结构，不仅是区分女性和男性的气质特征，也意味着角色分工、生活经历、职业机会、思维方式、情感、受教育机会、收入以及个人和社会身份的差异。

性和性别这两个因素在塑造一个完整个人的过程中起着主要作用，也是关乎健康的基本决定因素。医生需要注意这样一个陷阱，即在一些固守陈旧观念的影响下，在没有性别差异的地方假定存在性别差异。目前仍然未解决的问题是：我们能避免医学中的性别偏见吗？

6.2 性别问题

冠心病是男性和女性疾病和死亡的主要原因。自 1950 年以来，女性冠心病发病率逐年上升，而男性冠心病发病率则呈下降趋势[6]。1991 年，美国国立卫生研究院（National Institutes of Health，NIH）的第一位女性主任 Bernadine Healy 组织了 2 项临床研究[7]，揭示了冠心病疾病管理中存在性别偏差。第 1 项研究在美国马里兰州和马萨诸塞州进行，被调查的女性患者在因急性冠脉事件入院后，很少被转诊并接受进一步的诊断和治疗[8]。在第 2 项研究中，发现患有严重冠心病的女性与男性一样，有可能接受血管再通治疗，但是却较少接受导管介入手术前的正规调查问诊[9]。

第 2 项研究可以被准确定位为 Yentl 综合征的一个例证“有一次，当一个女人因为患有严重的冠状动脉疾病且表现出与男性相同的症状时，才被当作男性一样对待。”（Yentl 是 Isaac Singer 故事中一位犹太社区的年轻女英雄，为了能够在特姆德接受教育，她不得已装扮成男孩）。

此后涌现出一系列关于心血管疾病病理生理学中性和性别差异的研究，研究结果令人瞩目：女性的左前降支和右冠状动脉直径比男性小；自主神经系统对心血管系统的控制也有性别差异；女性比男性有更多的副交感神经活动，男性则有更多的交感神经活动[10]；脂质成分水平在不同年龄和性别之间有所不同，35~50 岁男性的总胆固醇和低密度脂蛋白胆固醇水平增加；一般来说，女性的高密度脂蛋白胆固醇水平高于男性，但在绝经过渡期会降低。

目前的数据表明，对于二级预防，他汀类药物对男、女性都同样有效。然而，对于一级预防来说，降脂治疗的心血管益处对女性并不明显[11]。另有研究显示，缺血性心脏病的诱发因素如糖尿病、代谢综合征、高血压、肥胖和高甘油三酯血症对女性的影响高于男性[12]。一项荟萃分析提示，女性糖尿病患者患冠心病的风险比男性糖尿病患者高 40%[13]。事实上，患有糖尿病被认为消除了年轻女性对缺血性心脏病的所有相对保护。性别差异的比较通常变得特别困难，是因为男性和女性冠状动脉粥样硬化的终身进展不同。卵巢功能良好且有足够雌激素的女性在绝经前似乎可以防止动脉粥样硬化的进展。因此，这些女性冠状动脉事件增加的时间大约比男性晚 10~15 年。到 70 岁时，女性的冠心病比例与男性一样多，但同时，这些女性又可能面临其他更复杂的身体状况，可能会导致心脏病医生和专家不能很好地采取积极的治疗措施。关于女性是否缺乏诊断和治疗的争论有时过于激烈，如新闻杂志《明镜》（*Der Spiegel*）指责德国心脏病专家“性别歧视”[14]。然而，这场辩论产生了一个积极的社会影响，即提高了大众对冠心病的认识。实际上女性的冠心病发病情况和男性一样普遍，只是出现年龄较晚。

医生认为，对女性心脏风险识别延迟的一个可能的解释是心脏病的临床表现不同。除了其他不同之外，女性的胸痛通常不太典型，表现为疲劳、气短、睡眠障碍、背痛、恶心和乏力[15]。在一项回顾性研究中[16]，44 名内科医生被随机分成 3 组，其中 2 组医生观看录像带，拍摄的是由同一名女演员在医生 – 患者访谈中扮演患者角色的访谈过程，访谈内容是按照剧本编排好的，使用两种截然不同的访谈方法。第 1 组医生被观察到一种“戏剧性”的特征；第 2 组医生被观察到一种“公事公办”的状态；第 3 组医生阅读了采访记录。结果是初步诊断大相径庭，第 2 组和第 3 组中 50% 的医生怀疑患者是心脏病，而观看“表演”的医生中只有 13% 怀疑是心脏病。在随访 20 年后，Yentl 综合征的女性似乎仍然“活得好好的”[17]。

迄今为止，冠心病仍被视为男性专属疾病。因此，女性疾病预防政策旨在保护乳房和预防乳腺癌，忽视了关于女性心脏病易感性的流行病学数据。目前，男性在 60 岁时发生急性心肌梗死的概率高于女性（60.6% *vs*. 33%）。而冠心病导致 35 岁女性死亡的人数也多于乳腺癌[18]。研究证实，雌激素可保护女性心血管系统、增强血管功能及促进心肌细胞存活。绝经后女性患冠心病的风险增加了 10 倍，而同龄男性的风险增加了 4.6 倍。数十年来，雌激素对女性心血管具有保护作用已经得到了广泛认可。于是在 20 世纪的最后 30 年中，心脏病专家、妇科医生和家庭医生倾向于对更年期女性进行激素替代疗法来预防冠心病，而后来的流行病学研究证据则表明，这种疗法实际上比患上冠心病更糟糕[19]。因此，几乎奇迹般地，医生们似乎突然忘记或者忽视了中年女性有显著且快速上升的心脏病风险。显然，一种药物的机械模式很难兼顾女性冠心病进展中可能相关的复杂性，而且这也不是某一种药物就能解决的问题。

女性冠心病预防应该从女性生育期就开始，因为多胎妊娠与心血管风险的增加相关[20]，尤其是发生过先兆子痫、妊娠糖尿病或妊娠高血压的孕妇。多囊卵巢综合征是一种内分泌 / 代谢综合征，显著增加了年轻女性患冠心病的风险[21]。最近的研究表明，接受乳腺癌放射治疗的女性患心脏病的风险增加，并且心血管风险与电离辐射剂量显著相关。因此，减少电离辐射剂量和在放射治疗期间改变患者接受治疗时的受照体位，既能保证放射治疗的效果，又不会增加其心血管疾病致死风险[22]。令人不可思议的是，妇科医生、心脏病专家、内分泌学家和放射科医生之间通常没有基本的临床信息交流沟通，事实上，组建一个多学科的管理团队可能是正确、有效预防和治疗冠心病的基础。

另一个性别差异是，女性心绞痛症状的程度低于其动脉粥样硬化和阻塞性冠心病。虽然她们表现出不太严重的冠心病症状，预后却比男性差。由于女性在临床试验中的代表性明显不足[23]，在临床试验中女性通常只能占受试者的15%~30%，因此对女性患者的医学管理也变得更加复杂。因此，患有冠心病的女性所使用诊断和治疗方案几乎完全基于对男性的研究资料。

在临床试验中，男性和女性在药代动力学和药物动力学上的差异也是必须考虑的因素，如身体的组成（女性通常比同等体重的男性有更多的体脂）、血浆体积、血浆结合蛋白和酶的作用模式，这些都是影响新陈代谢的重要因素，并且在两性个体中始终存在[24]。因此，占地球上人类总数51%的女性仍然是心脏病专家面临的临床挑战。由于这已经不再是一个厌恶女性或者性别歧视的问题，因此基于性别的生物差异的认识应该得到广泛的认可和接受，这样女性群体就可以根据自己“真实”的风险状况得到正确的预防性治疗。必须指出的是，美国心脏协会（American Heart Association，AHA）于2011年就制订了女性心血管疾病预防指南[25]。然而，在对医生培训时，仍然需要做大量的工作来提高他们对于性别差异的意识。

6.3 压力和性别

对社会心理影响的评估也需要考虑性别差异。男性和女性都会经历生活逆境，但紧张性刺激模式、个人心理不适的表现方式和应对压力的策略可能会明显不同。

应激一词，描述的是有机体在外部或内部压力影响下的状态，这种应激有可能打破其机体的动态平衡（见第2、3章）。对压力做出反应的适应性变化既有行为上的，也有生理上的。一旦超过某一阈值，就会发生系统性的全身反应，这种反应涉及大脑中的应激系统及其外围成分、下丘脑—垂体—肾上腺轴（Hypothalamic-Pituitary-Adrenal，HPA）和自主交感神经系统。这个系统的主要组成部分是促肾上腺皮质激素释放激素（CRH）和升压素（AVP），两者都是由下丘脑室旁核的神经元释放的，去甲肾上腺素作为自主（交感）反应的一部分是从脑干蓝斑释放的。

糖皮质激素作用于免疫系统，反过来，细胞因子如TNF-α、IL-1和IL-6刺激下丘脑CRH/AVP的分泌，通过分泌糖皮质激素起到间接抑制炎症反应的作用。

自 Hans Selye[26] 的开创性研究以来，人们已经清楚地认识到，对压力的反应是非特异性的，但生物效应是相同的，与刺激模式无关。

其他几项研究表明，社会心理应激是患有和未患冠心病患者心血管疾病的危险因素[27-29]，这表明，心理社会支持在冠心病的预防和病程发展中都很重要。

尽管前期研究的结果存在争议，但目前对生活逆境、压力感知、社会经济地位、社会支持和心血管风险之间的相关性已得到人们的广泛认可。大量研究文献表明慢性应激会导致不适反应，包括一些病理生理因素，如血压和胆固醇升高，胰岛素抵抗，动脉粥样硬化和血栓形成，内皮和动脉血管舒缩功能障碍，以及氧化应激，换言之，会直接导致炎症反应增强。慢性应激期间的不适反应也可能通过助长“危险”行为间接发挥作用，如吸烟、缺乏锻炼、过度进食和睡眠不足。遗憾的是，这些研究中对象只有男性，或者男性占被调查者的绝大多数。有关性别对压力和胃肠功能相互关系的影响的综述见第 4 章。

在开创性的针对女性的研究中，值得一提的是 Stockholm 女性冠脉风险研究（Stockholm Female Coronary Risk Study）[30]，该研究对目前女性心理社会风险因素的认识和了解做出了许多重要贡献。该项研究对 292 例年龄为 30~65 岁的因急性心肌梗死或不稳定型心绞痛住院患者进行了为期 5 年的随访。研究者强调家庭和夫妻关系紧张的重要作用，以及兼顾工作和照顾家庭的双重负担，所有因素都与心血管风险增加有关。在已婚或与男性伴侣同居的女性中，在调整年龄、雌激素水平、教育水平、吸烟、糖尿病、甘油三酯和低密度脂蛋白胆固醇水平以及左心室功能障碍后，抱怨人际关系紧张的女性心血管事件复发风险增加了 2.9 倍。该结果与以前在男性受试者中得到的结果有所不同。

最近的研究证实女性（大多是老年女性）心血管疾病风险的增加与婚姻质量差有关，但男性并非如此[31]。因伴侣死亡而失去了长期稳定家庭关系是另一个风险因素，但男性的风险高于女性[32]。

仅在过去 20 年中，女性才被作为研究对象大规模纳入涉及多重社会冲突或特质人格[33]和健康相关性的研究中，人们才有机会认识到性别差异的重要性。不仅仅是婚姻状况，竞争、工作相关的压力、孤独、缺乏社会支持以及与来自亲近的人的负面情绪等都会影响身体健康状况。这些因素具有同样的病理生理机制，即通过炎症反应加剧对身体的影响。然而，男性和女性的生理和行为适应性反应可能有所不同，特别需要强调的是下面几点：

- 早前人们从基础研究中已经了解了 HPA 轴压力反应性的性别差异[34]，并且已经报道了对产前压力和调节适应能力的性别差异[35]。

● 许多参与应激反应的大脑区域（下丘脑、杏仁核、海马、前扣带皮层）在形态和功能上都存在两性差异[36]。

● 最近一项包含 33 425 名参与者的调查显示，长期暴露于应激生活事件时，女性比男性更易出现体重增加的情况[37]。

● 在一项临床试验中检测了 28 名男性和 34 名女性健康受试者在发生急性精神应激后，脂多糖诱导促炎性细胞因子产生。结果显示，应激刺激后，男性受试者的细胞因子相比基线水平显著下降，而后在恢复期增加，绝经前女性则仅在恢复期表现出细胞因子增加。有趣的是，绝经后女性从应激刺激开始到恢复期炎症反应是持续增加的，这意味着中年女性对压力相关炎症反应的敏感性更高[38]。

HPA 轴性别差异的潜在机制可能与对类固醇激素的组织器官反应和激活反应有关。Seale 等证实，出生后 24h 内接受睾酮治疗的女性新生儿在成年期具有与男性相似的 HPA 轴表型，包括对慢性应激的皮质酮反应降低和 CRH 水平降低[39]。

心理学家 Shelley Taylor 和 Laura Cousino Klein 在研究不同性别对应激的反应和适应策略方面做出了重要贡献。基于众所周知的“战斗或者逃跑（fight or flight）”机制及其神经内分泌相关因素，他们认为女性已经产生出另一种应对挑战和危险的方式，即所谓的“善待（tend-and-befriend）”反应，这种反应更能保护自己和后代。战斗或逃跑反应最早由 W. Cannon 于 1932 年提出，其特征是交感神经系统被激活，刺激肾上腺髓质，促进儿茶酚胺的产生，特别是肾上腺素和去甲肾上腺素。然而，关于战斗或逃跑反应的研究主要针对的是男性。Taylor 和 Cousino Klein 因此提出了一个值得关注的更新颖的观点：

“女性自身特质导致进化出不危害母亲及其子女健康的特有的压力应对策略，并最大限度地提高她们生存的可能性。抚育，也就是让后代安静下来，照顾他们并让他们融入环境，这样做可能对解决一系列威胁是有效的。交友过程也是建立社交网络，可以在应激条件下为女性及其后代提供支持资源和保护。反言之，女性的战斗反应也可能会使自己和其后代处于危险之中，而女性的逃跑行为可能会因怀孕或者需要照顾未成熟的后代而受到影响。因此，替代行为反应在女性进化过程中可能很早就产生了”。[40]

事实上，女性会选择更间接的方式表现其攻击性行为（战斗反应），并不像男性那样由交感神经兴奋和睾酮的释放来调节[41]。与女性神经内分泌相关的是催产素，其作为一种垂体激素参与多种功能的调节，如分娩、母乳喂养、性高潮以及母亲和社会关系，因此，催产素也被称为“爱情荷尔蒙”，它还可以减少压力和焦虑的心理感受。在应激刺激下，女性会比男性释放更多的催产素，这种反应是性类固醇激素介导的，因为雌激素增加催产素的分泌，而雄激素则抑制催产素的分泌，这也就解释了孤独和社会孤立对女性来说危害更大，也提示，对于女性来说，家务和家庭责任也被视为一种有益的生活经历，而不仅仅是一种负担。

由此，我们可以推理，女性和男性因为文化背景的差异，会以更适合自己特定性别的方式理解和感知压力。例如，疲倦的女性经常说“感到悲伤和沮丧”，而伤心的男性经常声称“感到疲倦和太忙”。

最后，女性（主要是工业化国家的女性）面临越来越多的各种新的压力，而她们在文化上并没有做好准备，因此天生的生理和行为保护机制此时可能就不太奏效了。

6.4　破碎的心 :Takotsubo 心肌病

20世纪90年代，日本学者报道了首例Takotsubo心肌病（Takotsubo Cardiomyopathy，TTC），发生在先后经历了突发而严重的精神应激事件的5名绝经后女性中，表现为可逆性心力衰竭[42]。这种压力相关性疾病的临床特征是发病类似于心肌梗死，患者本身没有动脉粥样硬化性冠心病，发病与特定的可逆的心尖和室壁异常运动相关。Takotsubo这个命名来自日本捕捉章鱼的章鱼瓶，形似心室异常收缩时的形态，也被称为心尖气球样变综合征和心碎病，并已经被AHA和美国心脏病学会（American College of Cardiology，ACC）确认为一种可逆性心肌病[43]。目前人们认识到，这种急性可逆性心肌病可能存在与左心室壁改变相关的其他不同的动力学模式和机制，并且似乎比最初认为的情况更加常见。最近的研究认为，该病可占到所有疑似冠脉综合征病例的2%，其中女性患者比例达10%[44]。目前认为，易患个体对慢性应激产生不适应反应，出现儿茶酚胺的逐渐升高，可能是TTC潜在的致病机制（见第1章）。最近的一项日本研究对患有TTC的284名女性和84名男性进行了性别差异评估[45]，虽然发病前女性的心理压力更明显，但是男性体力上的消耗和压力更常见。研究报道的另一个与性别相关的发现是，尽管女性的发病率较高，但男性患者的预后较差。复合心血管事件——包括严重的心脏泵血功能障碍、严重的室性心律失常和心血管死亡，男性患者明显比女性患者更常见。

6.5　结　论

总之，了解性和性别差异应该能更好、更全面地了解患者的优势和劣势。医学史发展到现阶段，应该考虑到每个患者的生理学、心理学和叙事特征，迫切需要建立一种新的患者管理模式，而性别是决定每个人作为一个整体的特殊性和身份的关键因素。

（司瑞　译）

参考文献

[1] Risberg G, Johansson EE, Hamberg K.A theoretical model for analysing gender bias in medicine. Int J Equity Health, 2009, 8: 28–35.
[2] Jindal RM, Ryan JJ, Sajjad I, et al. Kidney transplantation and gender disparity. Am J Nephrol, 2005, 25: 474–483.
[3] Nyberg F, Osika I, Evengard B. "The Laundry Bag Project"–unequal distribution of dermatological healthcare resources for male and female psoriatic patients in Sweden. Int J Dermatol, 2008, 47: 144–149.
[4] Kotake K, Asano M, Ozawa H, et al. Gender differences in colorectal cancer survival in Japan. Int J Clin Oncol, 2016, 21(1): 194–203.
[5] Kempner J.Gendering the migraine market: do representations of illness matter. Soc Sci Med, 2006, 63: 1986–1987.
[6] Elveback LR, Connolly DC, Melton LJ 3rd.Coronary artery disease in residents of Rochester. Incidence 1950 through 1982. Mayo Clin Proc, 1986, 61(11): 896–900.
[7] Healy B. The Yentl syndrome. N Engl J Med, 1991, 325: 274–275.
[8] Ayanian JZ, Epstein AM.Differences in the use of procedures between women and men hospitalized for coronary heart disease. N Engl J Med, 1991, 325: 221–225.
[9] Steingart RM, Packer M, Hamm P, et al. Sex differences in the management of coronary artery disease. N Engl J Med, 1991, 325: 226–230.
[10] Dart AM, Du XJ, Kingwell BA.Gender, sex hormones and autonomic nervous control of the cardiovascular system. Cardiovasc Res, 2002, 53(3): 678–687.
[11] Mercuro G, Deidda M, Bina A, et al. Gender-specific aspects in primary and secondary prevention of cardiovascular disease. Curr Pharm Des, 2011, 17(11): 1082–1089.
[12] Kanaya AM, Grady D, Barrett-Connor E.Explaining the sex difference in coronary heart disease mortality among patients with type 2 diabetes mellitus: a meta-analysis. Arch Intern Med, 2002, 162(15): 1737–1745.
[13] Peters SA, Huxley RR, Woodward M.Diabetes as risk factor for incident coronary heart disease in women compared with men: a systematic review and meta-analysis of 64 cohorts including 858, 507 individuals and 28, 203 coronary events. Diabetologia, 2014, 57(8): 1542–1551.
[14] Die stille Epidemie. Der Spiegel, 1994: 39.
[15] DeVon HA, Ryan CJ, Ochs AL, et al.Symptoms across the continuum of acute coronary syndromes: differences between women and men. Am J Crit Care, 2008, 17: 14–24.
[16] Birdwell BG, Herbers JE, Kroenke K. Evaluating chest in pain. The patient's presentation style alters the physician's diagnostic approach. Arch Intern Med, 1993, 153(17): 1991–1995.
[17] Merz CN.The Yentl syndrome is alive and well. Eur Heart J, 2011, 32(11): 1313–1315.
[18] Go AS, Mozaffarian D, Roger VL, et al. Heart disease and stroke statistics–2014 update: a report from the American Heart Association. Circulation, 2014, 129: 28–292.
[19] Grady D, Herrington D, Bittner V, et al. Cardiovascular disease outcomes during 6.8 years of hormone therapy: heart and estrogen/progestin replacement study follow-up (HERS Ⅱ). JAMA, 2002, 288(1): 49–57.
[20] Parikh NI, Cnattingius S, Dickmann PV.Parity and risk of later life maternal cardio-vascular disease. Am Heart J, 2010, 159: 215–221.
[21] Moran LJ, Misso ML, Wild RA, et al. Impaired glucose tolerance, type 2 diabetes and metabolic syndrome in polycystic ovary syndrome: a systematic review and meta-analysis. Hum Reprod Update, 2010, 16(4): 347–363.
[22] Brenner DJ, Shuryak I, Jozsef G, et al. Risk and risk reduction of major coronary events associated

with contemporary breast radiotherapy. JAMA Intern Med, 2014, 174(1): 158–160.
[23] Tsang W.The impact of cardiovascular disease prevalence on women's enrollment in landmark randomized cardiovascular trials: a systematic review. J Gen Intern Med, 2012, 27: 93–98.
[24] Rosano GM, Lewis B, Agewall S, et al. Gender differences in the effect of cardiovascu-lar drugs: a position document of the working group on pharmacology and drug therapy of the ESC. Eur Heart J, 2015, 36(40): 2677–2680.
[25] Mosca L, Benjamin EJ, Berra K, et al. Effectiveness-based guidelines for the prevention of cardiovascular disease in women–2011 update: a guideline from the American Heart Association. Circulation, 2011, 123(11): 1243–1262.
[26] Selye H.Syndrome produced by diverse nocuous agents. Nature, 1936, 138: 32.
[27] Ruberman W, Weinblatt E, Goldberg JD, et al. Psychosocial influences on mortality after myocardial infarction. N Engl J Med, 1987, 311: 552–559.
[28] Rosengren A, Tibblin G, Wilhelmsen L. Self-perceived psychological stress and incidence of coronary artery disease in middle-aged men. Am J Cardiol, 1991, 68: 1171–1175.
[29] Steptoe A, Hamer M, Chida Y, et al. The effects of acute psychological stress on circulating inflammatory factors in humans: a review and meta-analysis. Brain Behav Immun, 2007, 21: 901–912.
[30] Orth-Gomér K, Wamala SP, Horsten M, et al.Marital stress worsens prognosis in women with coronary heart disease: the Stockholm female coronary risk study. JAMA, 2000, 284 (23): 3008–3014.
[31] Liu H, Waite L. Bad marriage, broken heart. Age and gender link between marital quality and cardiovascular risks among older adults. J Health Soc Behav, 2014, 55(4): 403–423.
[32] Parkes CM, Benjamin B, Fitzgerald RG.Broken heart: a statistical study of increased mortality among widowers. Br Med J, 1969, 1(5646): 740–743.
[33] Tindle HA, Chang YF, Kuller LH, et al. Optimism, cynical hostility, and incident coronary heart disease and mortality in the women's health initiative. Circulation, 2009, 120 (8): 656–662.
[34] Handa RJ, Burgess LH, Kerr JE, et al. Gonadal steroid hormone receptors and sex differences in the hypothalamo-pituitary-adrenal axis. Horm Behav, 1994, 28: 464–476.
[35] Garía-Cáceres C, Lagunas N, Calmarza-Font I, et al. Gender differences in the long-term effects of chronic prenatal stress on the HPA axis and hypothalamic structure in rats. Psychoneuroendocrinology, 2010, 35: 1525–1535.
[36] McEwen BS. Gonadal steroid influences on brain development and sexual differentiation//Greep R. Reproductive physiology. Baltimore: University Park, 1983, 4: 99–145.
[37] Udo T, Grilo CM, McKee SA, et al. Gender differences in the impact of stressful life events on change in body mass index. Prev Med, 2014, 69: 49–53.
[38] Prather AA, Carroll JE, Fury JM. Gender differences in stimulated cytokine production following acute psychological stress. Brain Behav Immun, 2009, 23(5): 622–628.
[39] Seale JV, Wood SA, Atkinson HC, et al. Postnatal masculinization alters the HPA axis phenotype in adult female rats. J Physiol, 2005, 563: 265–274.
[40] Taylor SE, Klein LC, Lewis BP, et al. Biobehavioral responses to stress in females: tend- and-befriend, not fight-or-flight. Psychol Rev, 2000, 107: 411–429.
[41] Holmstrom R.Female aggression among the great apes: a psychoanalytic perspective//Bjorkqvist K, Niemela P. Of mice and women: aspects of female aggression. San Diego: Academic, 1983: 295–306.
[42] Dote K, Sato H, Tateishi H, et al. Myocardial stunning due to simultaneous multivessel coronary spasms: a review of 5 cases. J Cardiol, 1991, 21: 203–214.
[43] Maron BJ, Towbin JA, Thiene G, et al. Contemporary definitions and classification of the

cardiomyopathies: an American Heart Association Scientific Statement from the Council on Clinical Cardiology, Heart Failure and Transplantation Committee; Quality of Care and Outcomes Research and Functional Genomics and Translational Biology Interdisciplinary Working Groups; and Council on Epidemiology and Prevention. Circulation, 2006, 113 (14): 1807–1816.

[44] Sharkey SW, Maron BJ. Epidemiology and clinical profile of Takotsubo cardiomyopathy. Circ J, 2014, 78(9): 2119–2128.

[45] Murakami T, Yoshikawa T, Maekawa Y, et al. Gender differences in patients with Takotsubo cardiomyopathy: multi-center registry from Tokyo CCU network. PLoS One, 2015, 10(8): e0136655

Part 2

第二部分

心脏病患者的综合治疗和心理干预

7

David Lazzari, Ludovico Lazzari

当思想被禁锢、智慧被无视时，人们就会疾病缠身。

——《黄帝内经》

7.1 引　言

要优化因多种病理状况导致的疾病患者的护理，需要了解疾病潜在病理生理和发病机制。如第 1 章所述，现在人们知道急性冠脉综合征（ACS）是一系列病理生理因素和患者个人素质之间的复杂多变因素相互作用的最终结果[1]。这些参与因素包括冠状动脉血管收缩、凝血和内源性纤维蛋白溶解，以及患者的免疫、神经和炎症系统，所有这些因素在不同个体之间和同一个体的不同时间会有很大差异，其中心理风险因素（Psychological Risk Factor，PRF）也发挥着重要作用，既容易诱发冠状动脉疾病（CAD），也容易引发急性缺血事件[2–4]。由于心理风险因素也可能由冠状动脉疾病导致，因此可能造成一个恶性循环[5]（见 1~3 章）。事实上，心理风险因素与冠状动脉疾病同时出现的概率显著超过了偶然共病的概率，例如在缺血性心脏病人群中，抑郁障碍的患病率为 15%~20%，临床相关的抑郁症状出现率高

D. Lazzari, PsyD (✉)
Servizio di Psicologia Ospedaliera, Azienda Ospedaliera "S. Maria" Terni, Viale Tristano di Joannuccio, 1, 05100 Terni, Italy
e-mail: lazzarid@aospterni.it

L. Lazzari, MD
UO Cardiologia, Università degli Studi di Perugia, Azienda Ospedaliera "S. Maria" Terni, Terni, Italy
e-mail: ludovicolazzari@alice.it

A. Roncella, C. Pristipino (eds.), *Psychotherapy for Ischemic Heart Disease*,
DOI 10.1007/978-3-319-33214-7_7

达 40%[6]，而普通人群患抑郁障碍的比例，女性为 5%~9%，男性为 2%~3%[7]。

在本文引用的大多数文献的作者看来，冠状动脉疾病的风险与特定的心理社会因素有关，例如抑郁、焦虑、社会孤立、愤怒、长期的生活压力和悲观主义人格[3,5,8]。在试图理解心理风险因素和冠状动脉疾病相互作用的过程中，以下几个关键点不容忽视，它们构建了融合心理干预综合疗法的基础：

（1）心理相关风险因素在缺血性心脏病的发展中具有独立的致病作用，应该采用与高血压、血脂异常和吸烟等常见致病因素相同的方式进行识别、诊断和治疗[4,9]。

（2）心理相关风险因素与常见风险因素相伴而生，因此对其进行有效治疗可以减少这些常见风险因素发生的概率[10-12]。

（3）压力轴（主要是长期增加的肾上腺素能交感轴和肾上腺皮质活性）代表了对急性冠脉综合征（生理反应）机体反应的常规途径，并因住院和疾病本身引起的感知压力而增强。在这种情况下，压力管理和确认此类患者超出脏器疾病常规治疗外的心理需求可能会改善住院患者的预后。

（4）急性或慢性疾病的状态可以通过产生或者加重患者的焦虑、抑郁或自我挫败行为导致患者预后变差。

7.2 一级预防

每隔 4~5 年各种心脏病学会就会对冠心病的初级预防提出新的指导方针。目前我们通常使用终身预防和风险评分，这有助于心脏病专家评估相对健康人群的整体心血管疾病风险，可以选择有效的全球预防策略，同时又不会出现治疗不足或过度的情况。具体内容包括：临床医生必须评估每个患者的风险状况，选择合适的治疗方法，并优先考虑降低患者的心血管事件个性化风险。因此，冠心病一级预防的最佳方法应该是多模式的，将当前预防传统心血管危险因素的实践与对原发性心力衰竭的认识和治疗结合起来。从这个角度来看，类似于 INTERHEART 研究的可靠数据[9]应该对专家制订风险表有很大帮助，其中可能还包括精神社会风险因素，因为它们已经被正式列入可增加冠心病风险的共病清单。

初级预防问题应该整个社会联动，包括所有卫生健康专业人员，并宣传相关的卫生和大学教育政策，旨在使人们理解心理风险因素必须和传统风险因素一样得到诊断和治疗。这种医学教育的广泛实施需要时间，可能需要整整一代人的努力，才能在日常临床实践中根深蒂固。与此同时，考虑到长期治疗患者的全科医生和心脏病专家有机会识别心理相关风险因素及传统风险因素，因此他们也应该关注患者个人和所处环境中存在的问题，例如慢性压力。因此，初级预防的主要目的是降低心脏病患者中未诊断和未治疗的心理共病的过高发生率。然而，在当前心血管护理模式没有改变的情况下，抑郁症的常规筛查无助于改善心脏的预后[13]。

为了进一步说明心理相关风险因素和“行为心脏病学”的重要性，人们必须考虑目前正在采用的“时间就是心肌”策略，并继续努力加强急救网络，从而缩短急性心肌梗死（Acute Myocardial Infarction，AMI）从症状到经皮血管再灌注的时间。在急性心肌梗死的院前阶段，心理因素是导致首次医疗介入延误的决定性因素。由患者行为引起延误的原因仍不完全清楚，因此很难制订具体的预防策略。轻视的态度可能会加重具有梗死风险患者的症状，如长期心绞痛，忽视他们的严重程度[14]，而延迟他们获得医疗保健的机会。

确定是否有消极情感的征兆非常重要，特别是焦虑或抑郁情绪，还包括患者是否社会地位低下或社会交往不足。心理相关风险因素的简单初始筛选方法可以使用自评问卷来完成，如患者健康量表（Patient Health Questionnaire，PHQ）[15]有助于识别抑郁、焦虑和躯体形式障碍，或者医院焦虑和抑郁量表（Hospital Anxiety and Depression Scale，HADS）[16]有助于识别抑郁和焦虑，或者通过欧洲心脏病学会（European Society Cardiology，ESC）心血管疾病预防指南建议的一些简单的问题来进行筛选[13]（表 7.1）。

毫无疑问，如果医生与患者不熟悉，可能不容易进行这样的筛查。因此应告知患者他们存在的风险，并充分解释和说明心理 - 躯体的相关性和有效缓解压力的益处，以便使患者能够像与医生沟通血脂异常治疗一样，轻松且相互信任地描述并接受心理治疗。

为了实现多模式行为干预，ESC 预防心脏病指南目前建议充分控制所有风险因素[13]。

7.3　心肌梗死后的心理功能及相应的治疗策略

如前所述，缺血性心脏病的器官和心理后果从身心到各个方面对患者的生活质量均造成了相当大的影响。心理风险因素可能与其他危险因素不同，不仅是缺血性心脏病的重要发病机制之一，也会导致其迅速恶化，例如，第一次出现心肌梗死症状的患者可能会选择性忽视，拒绝承认自己患有这种“麻烦的”慢性病，这些患者对治疗和二级预防的依从性都很差，他们也可能表现出对疾病的无效应对，比如更差的自我管理，出现抑郁、孤立和社交退缩的倾向，日常活动中自我强加的限制和对症状复发的高度恐惧[17]。严重的健康威胁和日常生活方式改变的必然性是许多患者认为急性心脏事件是最严重和最威胁生命的疾病的原因之一。研究表明，感知

表 7.1 临床实践中心理社会危险因素评估的核心问题

社会经济地位低下	你的最高学历是什么？ 你是体力劳动者吗？
工作和家庭压力	你对如何满足工作需求缺乏控制吗？ 你获得的奖励和努力不符吗？ 你和你的配偶有严重的问题吗？
社会孤立	你一个人住吗？ 你缺乏自信吗？
抑郁	你会感到沮丧和绝望吗？ 你对生活失去兴趣和乐趣了吗？
焦虑	你经常感到紧张或焦虑吗？ 你经常无法停止或控制担忧吗？
敌意	你经常为小事生气吗？ 你经常对别人的习惯感到恼火吗？
D 型人格	一般来说，你经常感到焦虑、易怒或抑郁吗？ 你会避免与他人分享你的想法和感受吗？

经允许引自 Perk J, De Backer G, Gohlke H, et al. European Guidelines on cardiovascular disease prevention in clinical practice. Eur Heart J, 2012, 33 (13): 1635–1701.

到的社会支持可以抵消抑郁症的负面影响 [18]。此外，能够利用各种形式社会支持的患者往往在心肌梗死后的第 1 年报告生活质量有所提高，而缺乏支持的患者似乎不良后果加剧 [19]。

主要心理相关风险因素和相关干预策略的概述见下文（图 7.1）。要想更全面地了解这些主题，请参阅第 2、3 和 10 章。

7.3.1 抑 郁

据调查，15%~30% 的心脏病患者患有重度抑郁症，这是普通人群抑郁症患病率的约 3 倍。在这些患者中，约有一半在常规心脏治疗后抑郁症状缓解，而另一半患者如果进行特定的心理治疗或药物干预，症状会持续数月或数年不出现 [20]。心脏病患者抑郁诊断较困难的部分原因是临床症状不典型。因此，患者需要在住院期间及出院后随访早期接受抑郁症状筛查，以确定哪些患者需要进一步的诊断和治疗。值得注意的是，不同的抑郁症状对心肌梗死后结果的影响各不相同。例如，躯体 / 情感维度的相关症状（如疲劳、睡眠问题和食欲缺乏）似乎比认知 / 情感维度的相关症状（如羞耻、内疚和消极的自我形象）与较差的心脏预后相关性更强。

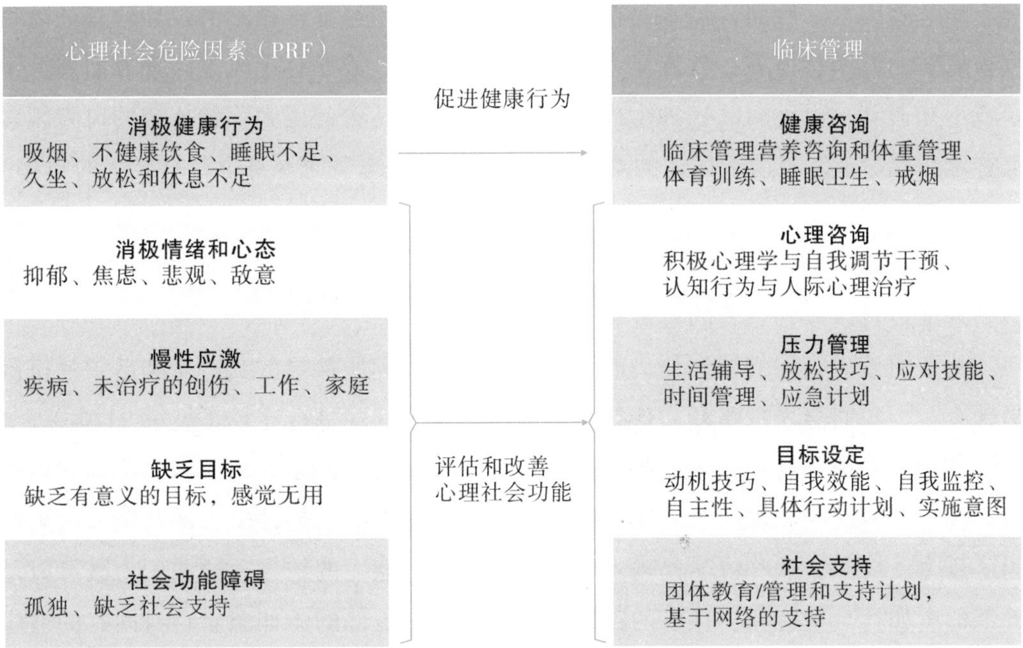

图 7.1　心理社会危险因素和临床管理（经允许引自 Rozanski，2014.）

1 年随访优势比为 1.49，记录了较差的血流动力学数据和更高的死亡率[21]，这可能与不健康的生活方式有关。

7.3.2　焦　虑

焦虑是由个人对威胁的感知引起的一种消极的情感状态，特征是在特定的情况下感觉到无法预测、无法控制或无法得到更好的结果而产生消极情绪。在急性心肌梗死的情况下，焦虑可导致对疾病管理效率降低和生活质量下降。患者对疾病原因的认知可能会影响他们对心理社会干预的接受度，抑郁或焦虑患者更有可能认为负面情绪是他们心脏病的原因之一，这影响了患者应对心肌梗死后果的积极性[22]，例如他们可能会变得非常沮丧，放弃所有向他们提供的预防措施和康复计划[23]，而不是接受心理支持。焦虑和抑郁经常共存，但焦虑和心肌梗死预后不良之间存在的联系似乎比抑郁症与心脏梗死预后不良之间的联系少。心理支持可以大大降低焦虑和抑郁症状的严重程度，这也增加了患者参与康复过程的动力，并提高了其进行体力活动的能力[24]。

7.3.3　压　力

患者经常陈述与他们的健康状况相关或无关的慢性“压力”，这是一种公认的冠心病危险因素。然而，该术语在临床实践中的使用经常含糊不清，导致其危险程度被低估。原因有很多：首先，大多数医生在诊断、治疗心理风险因素方面训练不足或不知道其对冠心病的病理生理和预后的影响；其次，压力不像传统的风险因素那样容易测量，许多用于描述的术语，甚至“压力”这个词本身也没有统一的解释；最后，在现代医学背景下，住院时间往往相对较短，很难将有经验和洞察力或有助于诊断和管理的专业人员纳入医院常规治疗体系中，然而，多次研究结果证明，压力管理项目可以改善患者的主观幸福感和预后[25-27]。

为了澄清“当我们谈论压力时指的是什么，我们所探寻的其产生和后果的机制是什么”，我们会采用解释“什么是平衡模型”的方式进行诠释（见第 21 章）。

苛刻的环境条件被称为“外部压力源”，除此之外，还有内部需求（即“内部压力源”），这些需求受个人对其生活状况感受的影响。这种个人的情境反应被称为“压力反应”，这些可能是需求超过潜抵消压力能力的结果。这些压力既可以是外部的（如社会支持和护理者的帮助），也可以是内部的（如患者自身固有的适应压力的能力）。这种需求和供给之间的平衡会导致体内稳态。而一个人感受到的威胁和挑战的数量与他们应对各种资源的不平衡之间会导致“不适应”反应。这可能与氧和代谢前体的供需不平衡相关，而氧和代谢前体正是组织缺血的基础。由于这种平衡受到外部和内部因素的影响，并不是所有人在需求增加时都同样容易受到压力和有害压力反应的影响。伴随的神经生物学、神经内分泌和自主激活模式塑造了压力反应，从而在试图维持或恢复体内平衡（即供求之间的平衡）时引发广泛的适应性认知、行为和生理变化。

如果加剧或持续，压力反应可能变得不适应，导致认知功能障碍和与缺血性心脏病相关的生物学变化[3,28,29]。

7.3.4 积极的心理社会功能

从正常到严重病理状态，心血管危险因素的范围通常是连续的。心理社会因素与其相似，也可以在从积极到消极连续谱上显现。如前所述，心理相关风险因素通过导致负面的健康行为和直接的病理生理学效应来促进疾病的发生[2,3,8]。与之相比，积极的心理社会因素与更健康的行为相关，并促进有利的生理效应，包括增强免疫功能、内皮功能和自主神经功能[8,30,31]。此外，积极的心理社会因素有助于促进活力、幸福感和为自己的健康设定适当目标，并有意识、一致和适当地追求这些目标[32]。未来的研究者需要检查每种慢性应激源和与该应激源相关意义之间的相互作用。例如，“好的压力源”通常能够帮助我们面对生活中的挑战并克服它们，而“坏的压力源”可能压倒一切、无法控制或毫无帮助。接触不良生活事件通常预示着随后对心理健康和身体的负面影响，因此更多的逆境预示着更糟糕的结果。然而，负面的经历也能够培养个人的适应能力，对其心理健康和身体都有好处。这一概念可能有助于解释最近一项纵向研究中显示的经验压力的大小和临床结果之间存在的有趣的“U”型关系。在这项研究中，一些终生逆境的经历预测了相对较低的整体痛苦、较低的自测功能障碍、较少的创伤后应激症状以及随着时间的推移出现的较高的生活满意度[33]。

基于以上观点，研究者已经在心脏病患者中实施了各种行为和心理社会干预试验。除了对 24 个原始随机试验的评论之外，第 10 章还讨论了关于该主题最重要和最近的研究成果。

简言之，2004—2011 年[25,26,34–36]发表了许多关于一般心脏病患者和更具体的冠心病患者心理干预的荟萃分析。结果表明，一系列心理疗法可以改善患者的心理状态，但心血管研究观察到了相互矛盾的结果。Biondi-Zocai 等在其总括性和最新的荟萃分析中确认了心理治疗干预在降低患者焦虑和抑郁发生率方面的作用，以及在改善缺血性心脏病患者死亡率和发病率方面的作用（见第 10 章）。

虽然这些结果看似不确定且互相矛盾，但必须注意对众多差异的研究，包括异质性方法、时机以及与传统医学或行为治疗的整合。更重要的是，在大多数分析试验中，安慰剂效应是不可低估的，许多研究是在缺血性心脏病现代疗法引入之前进行的。

研究结果中的矛盾也可能源于传统的研究设计，这些设计在方法上不足以研究复杂的非确定性系统（见第 1 章）。事实上，迄今为止只有结合认知 – 行为疗法（压力管理）要素的多模态方法才显示出明显的优越性和健康行为的改变，包括采用定期锻炼方案。

7.4 心理干预的目标和操作策略

对缺血性心脏病患者进行心理社会干预已经有一些成功案例。为了能在心血管疾病人群中进行推广，我们必须制定统一的干预模式。在第 8、11~13 章对可能的干预模式进行了概述。

所提出的模型由几个部分组成，并根据每个患者的需求和决定提出了不同的途径。下面描述的这个模型总结见图 7.1、7.2。它需要对患者进行初步心理筛查，并确定他们相对于疾病适应力的不同途径。这些都是在心理学家、医生、护士、其他保健提供者和个人护理者的合作框架内进行的。

心理干预操作计划：

（1）使用简单的工具[如Kessler心理压力量表（Kessler Psychological Distress Scale）[37]、情绪自评量表DASS 21[38]和Hopkins症状检查表（Hopkins Syndrom Checklist）[39]]进行基本筛查，可对与疾病相关的痛苦水平和适应性平衡进行评估。

（2）除了医生和护士对健康状况的临床评估之外，这种筛查还将关注功能障碍因素和不适感，并引导患者将解决个人需求作为未来的治疗途径（即心血管疾病患者的心理社会分类）。

（3）这种分类将患者分为3个不同的需求层次：①高功能和低苦恼患者；②中度功能和苦恼患者；③低功能和高苦恼患者。

（4）第1类患者通常适应能力良好，医生或护士可以向他们提供一些生活方式方面的咨询，请心理学家对其开展心理教育活动。

（5）最后一类患者适应能力最差，将接受更彻底的心理检查，并指导他们的后续治疗以及护理人员的后续治疗课程（即心理评估和赋能的相关干预）。这些活动将由心理学家和心理治疗师精心策划，但在适当的时候也可能涉及与医生、护士和其他保健专业人员的合作。

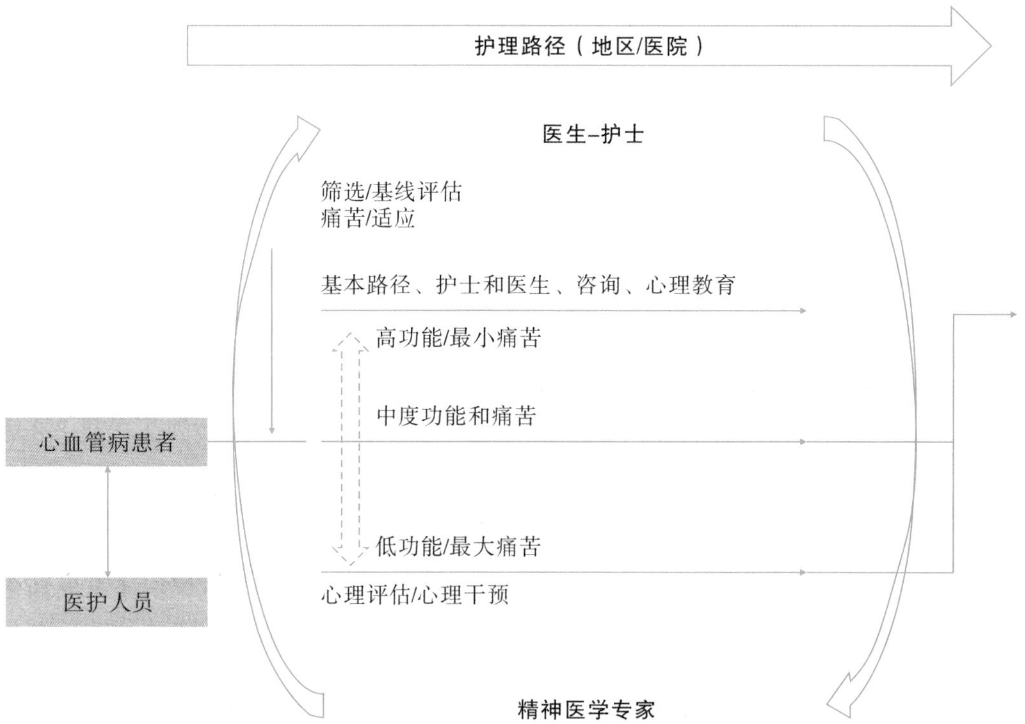

图7.2　整合模型

（6）就适应能力和压力水平而言，第 2 类患者可以以任何必要的方式提供治疗和补充标准的治疗。

（7）上述治疗方法可以通过个人、团体和线上的形式进行。

7.5 结　论

心脏病患者的心理因素（行为、情绪、态度、压力、感觉、关系）会影响其心脏病的发生或病程，以及护理的效果。因此，有必要扩大干预适当性的概念，包括预防和护理，以囊括上述因素。

首先，在治疗心脏病过程中提供专业的心理和精神治疗支持，无论是对治疗效果还是根据现有文献的成本效益而言，都是一项良好的投资。其次，对患者来说，无论是对治疗结果还是患者管理而言，心理干预与医疗干预类似，这一点至关重要。

这就要求医疗和护理人员（尤其是受过该方面培训的专业人员）对缺血性心脏病的心理风险因素和心理后果给予特别关注，并且学会借助心理学家和心理治疗师的力量。需要由心理学家开展的治疗活动，特别是护理活动，必须根据与常规护理和患者实际需求相结合的标准进行。

（李亮　译）

参考文献

[1] Maseri A. From syndromes to specific disease mechanisms. The search for the causes of myocardial infarction. Ital Heart J, 2000, 1: 253–257.

[2] Rozanski A, Blumenthal JA, Kaplan J. Impact of psychological factors on the pathogenesis of cardiovascular disease and implications for therapy. Circulation, 1999, 27: 2192–2217.

[3] Rozanski A, Blumenthal JA, Davidson KW, et al. The epidemiology, pathophysiology, and management of psychosocial risk factors in cardiac practice. J Am Coll Cardiol, 2005, 45: 637–651.

[4] Rosengren A, Hawken S, Ounpuu S, et al. Association of psychosocial risk factors with risk of acute myocardial infarction in 11 119 cases and 13 648 controls from 52 countries (the INTERHEART study): case-control study. Lancet, 2004, 364: 953–962.

[5] Hamer M, Molloy GJ, Stamatakis E. Psychological distress as a risk factor for cardiovascular events: pathophysiological and behavioral mechanisms. J Am Coll Cardiol, 2008, 52(25): 2156–2162.

[6] Tully PJ, Baumeister H. Collaborative care for the treatment of comorbid depression and coronary heart disease: a systematic review and meta-analysis protocol. Syst Rev, 2014, 28(3): 127.

[7] American Psychiatric Association Diagnostic and statistical manual of mental disorders: DSM-IV-TR. 4th. Arlington: American Psychiatric Publishing.

[8] Rozanski A. Behavioral cardiology. current advances and future directions. J Am Coll Cardiol, 2014, 64(1): 100–110.

[9] Yusuf S, Hawken S, Ounpuu S, et al.Effects of potentially modifiable risk factors associated with myocardial infarction in 52 countries (the INTERHEART study): case-control study. Lancet, 2004, 364: 937–952.

[10] Von Känel R, Mausbach BT, Dimsdale JE, et al. Regular physical activity moderates cardiometabolic risk in Alzheimer's caregivers. Med Sci Sports Exerc, 2011, 43(1): 181–189.
[11] Surwit RS, Williams RB, Siegler IC, et al. Hostility, race, and glucose metabolism in nondiabetic individuals. Diabetes Care, 2002, 25(5): 835–839.
[12] Shen BJ, Countryman AJ, Spiro A 3rd,, et al. The prospective contribution of hostility characteristics to high fasting glucose levels: the moderating role of marital status.Diabetes Care, 2008, 31(7): 1293–1298.
[13] Perk J, De Backer G, Gohlke H, et al.The fifth joint task force of the European society of cardiology and other societies oncardiovascular disease prevention in clinical practice (constituted by representatives of ninesocieties and by invited experts). Eur Heart J, 2012, 33(13): 1635–1701.
[14] Ladwig KH, Gärtner C, Walz LM, et al. The inner barrier: how health psychology concepts contribute to the explanation of prehospital delays in acute myocardial infarction: a systematic analysis of the current state of knowledge. Psychother Psychosom Med Psychol, 2009, 59(12): 440–445.
[15] Löwe B, Spitzer RL, Zipfel S, et al. Gesundheitsfragebogen für Patienten (PHQ D).Komplettversion und Kurzform. Testmappe mit Manual, Fragebogen, Schablonen. 2. Karlsruhe: Pfizer.
[16] Zigmond AS, Snaith RP. The hospital anxiety and depression scale. Acta PsychiatrScand, 1983, 67(6): 361–370.
[17] Mierzynska A, Kowalska M, Stepnowska M, et al. Psychological support for patients following myocardial infarction. Cardiol J, 2010, 17(3): 319–324.
[18] Frasure-Smith N, Lesperance F, Gravel G, et al. Social support, depression, mortality during the first year after myocardial infarction. Circulation, 2000, 101: 1919–1924.
[19] Horsten M, Mittleman MA, Wamala SP, et al. Depressive symptoms and lack of social integration in relation to prognosis of CHD in middle-aged women. The Stockholm female coronary risk study. Eur Heart J, 2000, 21: 1072–1080.
[20] Thombs BD, Bass EB, Ford DE, et al. Prevalence of depression in survivors of acute myocardial infarction. J Gen Intern Med, 2006, 21(1): 30–38.
[21] Roest AM, Thombs BD, Grace SL, et al. Somatic/affective symptoms, but not cognitive/affective symptoms, of depression after acute coronary syndrome are associated with12-month all-cause mortality. J Affect Disord, 2011, 131: 158–163.
[22] Day RC, Freedland KE, Carney RM. Effects of anxiety and depression on heart disease attributions. Int J Behav Med, 2005, 12: 24–29.
[23] Yohannes AM, Yalfani A, Doherty P, et al.Predictors of drop-out from an outpatient cardiac rehabilitation program. Clin Rehabil, 2007, 21: 222–229.
[24] Yoshida T, Kohzuki M, Yoshida K, et al. Physical and psychological improvements after phase Ⅱ cardiac rehabilitation in patients with myocardial infarction. Nurs Health Sci, 1999, 1: 163–170.
[25] Linden W, Phillips MJ, Leclerc J. Psychological treatment of cardiac patients: a meta-analysis. Eur Heart J, 2007, 28: 2972–2984.
[26] Rees K, Bennett P, West R, et al. Psychological interventions for coronary heart disease.Cochrane Database Syst Rev, 2004, 2: CD002902.
[27] Gulliksson M, Burell G, Vessby B, et al. Randomized controlled trial of cognitive behavioral therapy vs standard treatment to prevent recurrent cardiovascular events in patients with coronary heart disease: Secondary Prevention in Uppsala Primary Health Care Project(SUPRIM). Arch Intern Med, 2011, 171: 134–140.
[28] Cacioppo JT, Berntson GG, Malarkey WB, et al. Autonomic, neuroendocrine, and immune responses to psychological stress: the reactivity hypothesis. Ann NY Acad Sci, 1998, 840: 664–673.

[29] McEwen BS, Gianaros PJ. Central role of the brain in stress and adaptation: links to socioeconomic status, health, and disease. Ann NY Acad Sci, 2010, 1186: 190–222.
[30] Endrighi R, Hamer M, Steptoe A. Associations of trait optimism with diurnal neuroendocrine activity, cortisol responses to mental stress, and subjective stress measures in healthy men and women. Psychosom Med, 2011, 73: 672–678.
[31] Ikeda A, Schwartz J, Peters JL, et al. Optimism in relation to inflammation and endothelial dysfunction in older men: the VA normative aging study. Psychosom Med, 2011, 73: 664–671.
[32] Kubzansky LD, Sparrow D, Vokonas P, et al. Is the glass half empty or half full. Aprospective study of optimism and coronary heart disease in the normative aging study.Psychosom Med, 2001, 63: 910–916.
[33] Seery MD, Holman EA, Silver RC. Whatever does not kill us: cumulative lifetime adversity, vulnerability, and resilience. J Pers Soc Psychol, 2010, 99: 1025–1041.
[34] Van Dixhoorn J, White A. Relaxation therapy for rehabilitation and prevention in ischaemic heart disease: a systematic review and meta-analysis. Eur J Cardiovasc Prev Rehabil, 2005, 12: 193–202.
[35] Whalley B, Rees K, Davies P, et al. Psychological interventions for coronary heart disease. Cochrane Database Syst Rev, 2011, 8: CD002902.
[36] Baumeister H, Hutter N, Bengel J. Psychological and pharmacological interventions for depression in patients with coronary artery disease. Cochrane Database Syst Rev, 2011, 9: CD008012
[37] Kessler RC, Andrews G, Colpe LJ, et al. Short screening scales to monitor population prevalences and trends in nonspecific psychological distress. Psychol Med, 2002, 32(6): 959–976.
[38] Lovibond SH, Lovibond PF. Manual for the depression anxiety stress scales. Sydney: Psychology Foundation, 1995.
[39] Derogatis LR, Lipman RS, Rickels K, et al. The Hopkins symptom checklist (HSCL): a self-report symptom inventory. Behav Scie, 1974, 19(1): 1–15.

8 心理教育干预与心脏康复

Furio Colivicchi, Stefania Angela Di Fusco, Massimo Santini

只关注局部而忽略整体的疾病治疗是没有灵魂的。因此，当大脑和身体都存在问题时，治疗必须从大脑开始，而现在的医生总是错误地将精神和身体分开治疗。

Plato

8.1 引 言

正如 Eugene Braunwald 在 1980 年出版的第 1 版《心脏病》（*Heart Disease*）教科书序言中所强调的："心血管疾病是工业化国家的最大困扰" [1]。尽管近年来心血管疾病的年龄因素调整后的死亡率有所下降，但迄今为止仍然是发达国家和发展中国家面临的最大难题之一。

随着经济的发展和市场全球化，人们的饮食和生活方式也随之发生了变化，这是心血管疾病发病率上升的重要原因 [2]。迄今为止，心血管疾病越来越多地与不健康的生活方式、不平衡的饮食、缺乏锻炼和心理压力联系在一起。根据世界卫生组织（WHO）的建议，降低心血管疾病患病率的第一个障碍是人们认识不到健康习

F. Colivicchi, MD, FESC, FACC • S.A. Di Fusco, MD (✉)
Cardiology Unit, San Filippo Neri Hospital, Rome, Italy
e-mail: furio.colivicchi@asl-rme.it; doctstefania@hotmail.com

M. Santini, MD, FESC, FACC
Regional Research Centre on Cardiac Arrhythmias, San Filippo Neri Hospital, Rome, Italy
e-mail: m.santini@rmnet.it

A. Roncella, C. Pristipino (eds.), *Psychotherapy for Ischemic Heart Disease*,
DOI 10.1007/978-3-319-33214-7_8

惯的重要作用。目前影响缺血性心脏病（IHD）发病率和疾病进展的主要生活方式和行为因素是锻炼、饮食和吸烟。预防策略应旨在提供关于健康生活方式的信息和教育，并提高对缺血性心脏病危险因素及临床意义的认识。

虽然心理教育一词最初是指精神疾病的治疗方法[3]，但现在越来越多地用于心血管疾病的治疗，是一种通过为患者提供生活方式和心理支持的超越传统医疗护理的疾病管理方法[4,5]。越来越多的证据表明，心理教育是解决各种医学问题的重要方式。为了进行有效的心理教育干预，跨学科小组必须由训练有素和能够胜任的专业人员组成。除心脏病专家外，还需要护士、营养师和心理学家等专业医护人员来支持行为改变（表 8.1）[6]。医护人员应仔细规划并定期审查和修订完整的心理教育干预措施，以适应参与者不断变化的需求。心理教育方案还必须包含干预措施的具体组成部分，包括与疾病相关的及临床表现的信息、医疗管理、营养教育、体育活动 / 锻炼方案和情感 / 心理支持。

表 8.1　欧洲临床心血管疾病预防指南（2012 年）[6] 中的行为改变建议

建议内容	分类	水平	等级
采用既定的认知行为策略（如动机性面谈）来促进生活方式的改变	Ⅰ	A	强烈
医学专业人员（如护士、营养师、心理学家等）应在可能或必要时参与其中	Ⅱa	A	强烈
在心血管疾病风险非常高的个体中，推荐多模式干预，将健康生活方式与医疗教育、锻炼培训、压力管理和心理社会风险因素咨询进行整合	Ⅰ	A	强烈

8.2　心理教育干预中的咨询

因为心理教育干预的主要目的是帮助患者控制健康状况，其有效性的关键因素是患者能够理解提出的干预方案的意义。首先是给出关于该疾病准确和可理解的信息，患者必须了解缺血性心脏病的症状、治疗依从性的意义和针对特定风险因素制订预防策略的关键作用，认识到改变生活方式的必要性和相关性。心理教育方法的目的是向患者灌输关于心脏健康和不健康行为的知识，并帮助他们形成和学习健康生活方式所需的技能。建议医护人员与患者建立一种移情和积极的相互关系，以增加患者对建议的主动配合程度和处方药物的依从性。心理教育干预必须考虑不可避免的影响个人行为的文化背景和社会因素[7]，包含频繁随访的心理治疗方案，这对建立医疗服务提供者和患者之间的信任和加强个人承诺更有效。事实上，随着接触频率的降低，患者行为改变成功的可能性也会降低[8]。基于群体的干预措施可以为患者和家庭带来额外的益处，例如同伴的分享、鼓励及支持，群体内部的承诺以及从群体成员的反馈中学习从而增加成功治疗的期待。团体干预应该因人而异，为患者提供饮食、锻炼、睡眠、放松和压力等多种生活方式的实用信息 [9]。教育干预应被视为包括锻炼和心理支持在内的综合方案的一部分，下文提供了体育活动和心血管健康饮食的建议，这些建议已经在缺血性心脏病群体中得到了证实，此外还总结了旨在戒烟和管理缺血性心脏病患者心理需求的干预措施。

8.3 体育活动和运动训练

根据部分国家和国际指南以及专家对缺血性心脏病预防的共识，强烈建议患者的生活方式改变包括所有体育活动的改变 [6,10-13]。“身体活动”一词是指所有导致能量消耗超过基础水平的身体运动，而锻炼是一种有计划、有组织的身体活动，旨在提高身体素质 [14]。有明确的证据表明，久坐不动的生活方式是心血管疾病的主要危险因素之一 [15]，而体育活动与初级和次级心血管预防的有益效果相关。体育活动咨询和运动训练应该是所有心血管预防方案的核心组成部分。有氧运动能够激活和促进各种生物功能，解释了有氧运动对心血管系统危险因素的有利影响 [16]。总的来说，有规律的体育活动提高了机体利用氧气的能力，也提高了心排血量和外周氧气提取量。有氧运动进一步有益的心血管效应是血小板黏附性降低，这与内皮细胞功能改善、促炎性细胞因子产生抑制和纤溶活性促进有关，从而产生抗血栓形成效应 [17,18]。其他公认的有益影响与自主神经促进平衡调节有关，从而降低心律失常的风险 [19]。科学证据表明，规律的体育活动对心血管疾病的许多既定风险因素有显著的有利影响。定期体育锻炼对血糖控制、血脂水平和血压有积极影响 [20]。在缺血性心脏病患者中，至少 3 个月的持续有氧运动训练计划可使心血管死亡率降低 30%[21]。研究发现，与冠状动脉血管成形术相比，稳定的缺血性心脏病患者进行为期 12 个月的定期日常锻炼可以提高无事件生存率和锻炼能力 [22]。有氧运动不仅包括与运动相关的活动，如跑步、骑自行车和游泳，还包括日常活动，如快走、爬楼梯、做家务和园艺工作。所有锻炼计划制订时都必须评估患者的病史、体格检查、静息心电图、超声心动图和锻炼压力测试结果，根据个人的情况进行。将运动训练与放松疗法相结合对心理压力和血流动力学参数都有积极的影响，这些参数优于单独的运动项目 [23,24]。

8.4 营养教育

科学的饮食和营养策略会影响缺血性心脏病的多个危险因素，包括肥胖、糖尿病、血脂异常和高血压。不健康的饮食是心血管疾病的主要可变风险因素之一。向患者提供关于健康饮食的建议在初级和次级心血管疾病预防中具有重要作用。有明确的证据表明，不健康的饮食会增加心肌梗死的风险，并且约占人口归因风险的 30%[25]。主要影响心血管疾病的营养素是脂肪酸、矿物质和纤维。在心血管疾病的预防中，饮食中的脂肪酸组成比总脂肪含量更重要。心肌梗死患者每天补充 1g n-3 多不饱和脂肪酸被证实与心血管疾病死亡的显著减少有关[26]。建议每天饱和脂肪酸摄入量少于总能量的 10%，饱和脂肪酸多被不饱和脂肪酸摄入量的增加所取代[6]，而不是被单不饱和脂肪酸或碳水化合物所取代[27]。然而，饱和脂肪酸的减少不应该完全不摄入牛奶和乳制品等食物，这些食物含有钙、钾和维生素 D 等其他重要的营养成分。事实上，在避免食用所有牛奶和乳制品的患者中，糖尿病和高血压的发病率明显更高[28]。最近的一项荟萃分析也表明摄入乳制品对心血管疾病具有有益影响[29]。大量令人信服的数据表明，低血糖指数和低血糖负荷的饮食可以降低糖尿病和缺血性心脏病的风险[30]。研究发现，摄入高纤维可以降低富含碳水化合物膳食后的餐后血糖，并降低总胆固醇和低密度脂蛋白胆固醇[31]。大量证据表明，摄入适度的钠并增加膳食中钾的摄入量可预防心血管疾病[32]。水果和蔬菜具有高纤维含量和抗氧化剂，是钾的良好来源，所有这些水果和蔬菜的营养素很可能对缺血性心脏病具有保护作用[33]。流行病学研究和荟萃分析显示，轻度至中度饮酒可预防缺血性心脏病，并改善心血管疾病患者的预后[34,35]。总之，营养教育的目的应该是教会患者基础的健康饮食模式，包括减少饱和脂肪酸、反式脂肪酸、糖和盐的摄入量，同时增加新鲜水果和蔬菜的摄入量（表 8.2）。地中海饮食模式推荐的食物包括水果、蔬菜、全谷物、豆类 / 坚果、鱼、橄榄油中的不饱和脂肪酸和适量饮酒，基本符合之前报道的健康饮食建议。事实上，多项研究表明地中海饮食模式对心血管疾病患者有益[36,37]。

8.5 戒　烟

吸烟是心血管疾病的既定和可改变的危险因素。在缺血性心脏病患者中，戒烟是主要的心理教育干预措施之一。几项观察性研究发现，与持续吸烟的患者相比，缺血性心脏病患者戒烟后死亡率显著降低[38]。戒烟的患者在预期的 2 年内心血管疾病风险会降低，10~15 年后，其风险会与不吸烟者相似[39]。尽管戒烟的益处众所周知，但患者通常很难戒烟。有助于他们实现这一目标的方法包括咨询、教育和

表 8.2 欧洲临床心血管疾病预防指南（2012 年）[6] 中健康饮食的主要特征

· 饱和脂肪酸：应少于总摄入能量的 10%
· 反式不饱和脂肪酸 : 越少越好
· 盐：<5g/d
· 全麦食品、水果和蔬菜纤维：30~45g/d
· 水果：每天 200g，2~3 份
· 蔬菜：每天 200g，2~3 份
· 每周至少吃 2 次鱼，其中一次应该是富含油脂的鱼
· 酒精饮料的摄入男性应限于每天 2 杯，女性应限于每天 1 杯

表 8.3 戒烟管理

· 询问吸烟史
· 警告吸烟的心血管风险，提供清晰的信息
· 强烈鼓励患者戒烟
· 使用行为 / 药物干预支持戒烟
· 在随访过程中
—在已经停止吸烟的情况下，强调目前的成功
—如果复吸烟，考虑进一步的支持干预

药物支持（如尼古丁替代品、安非他酮、伐尼克兰）。应该仔细询问患者的吸烟史、评估当前吸烟习惯、每天吸烟量、先前戒烟努力、戒烟动机和被动吸烟暴露的情况。不愿戒烟的患者可能不知道吸烟的危险影响和戒烟的实质性好处，或者可能因为先前的失败而沮丧[40]，阐明吸烟可增加心血管疾病风险的简明信息是干预患者戒烟重要的第一步。研究证明，简明的心理教育可以影响戒烟过程中的渴求模式[41]。表 8.3 报告了戒烟咨询过程中需要解决的关键问题，要点之一是行为干预，旨在增强戒烟动机和自我监管能力。戒烟过程包括一系列激励阶段（图 8.1）[42]。对每个阶段的行为策略附加价值的临床研究评估产生了相互矛盾的结果[43]，因此目前还不清楚基于周期性的干预是否是实现永久禁欲更有效的策略。同伴的支持已被证明是减少心血管疾病危险因素，特别是促进戒烟成功的有效策略。

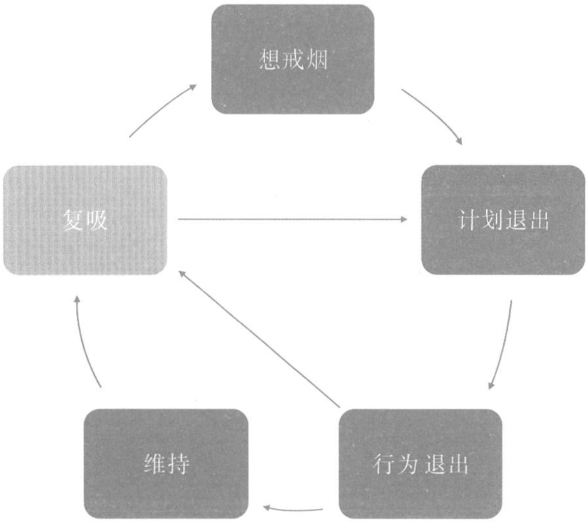

图 8.1 戒烟阶段（经允许引自 Prochaska 等[42]）

8.6 缺血性心脏病的心理支持

预防缺血性心脏病的心理教育干预措施，不仅必须解决行为风险因素，还必须解决心理需求。在急性心肌梗死的短期心理治疗（Short-Term Psychotherapy in Acute Myocardial Infarction，STEP-IN-AMI）试验中，除了急性心肌梗死后的治疗标准最佳外，心理治疗还能降低全因再住院率，提高随访 1 年的生活质量[44]。研究结果证实，在 STEP-IN-AMI 试验中[45]，采用个体心理学方法进行的短期心理治疗是有益的，与患者的基线抑郁状态无关。最初进行的心理治疗干预包括针对每个患者具体需求的个人咨询，重点是解释身体语言和分析梦境。在 3~11 次单独访谈后，小组提供了教育治疗、音乐引导呼吸和肌肉放松等干预措施[46]。事实上，研究表明，在急性心脏事件后有监督地放松练习具有一些有益效果，包括降低静息心率以及焦虑和心绞痛的发生率[24]。这些研究的结果体现了放松疗法在缺血性心脏病二级预防中的益处。

流行病学研究表明，当出现临床疾病时，情绪障碍和心理社会压力与发展为缺血性心脏病的更高风险和更差的预后相关[47]。在急性心脏事件发生后的 5 年内，具有心理社会压力的患者似乎有更高的自杀风险[48]，最高风险出现在出院后的最初几个月内。AHA/ACCF 二级预防指南建议对最近接受冠状动脉旁路移植（Coronary Artery Bypass Graft，CABG）手术或心肌梗死的患者进行抑郁筛查[10]。抑郁症似乎降低了个人改变影响心血管风险的不健康生活习惯的能力[49]。形式较温和的心理困扰（如轻度抑郁、工作压力和放松困难）可以通过实际的行为干预得到适当的处理[50]。

管理心理困扰的有效心理教育干预措施包括健康相关的信息、营养咨询、锻炼和放松训练。越来越多的证据表明，缺血性心脏病和抑郁症患者受益于体育活动和支持体育活动的行为干预。在一项随机对照试验中，通过 12 个月的随访鼓励患者在血管成形术后参与体力活动的干预措施使体力活动增加和抑郁症状减少[51]。对同一试验数据的二次分析表明，抑郁症状患者能量消耗的增加与心血管疾病发病率和死亡率的降低有关[52]。其他研究证实，在冠状动脉事件后出现抑郁症状的患者参加锻炼的死亡率低于不参加锻炼者[53,54]。总的来说，就降低死亡率而言，与没有心理社会压力的患者相比，缺血性心脏病和高心理社会压力的受试者似乎从运动训练中获益更多。公布的数据是制订实际锻炼计划的重要激励因素，不仅是在急性事件后，也是缺血性心脏病危险因素患者的主要预防措施。为了改善缺血性心脏病和抑郁症患者的整体预后，锻炼计划应与其他干预策略结合使用（图 8.2）[56,57]。认知 – 行为疗法（Cognitive Behavioural Therapy，CBT）能有效改善抑郁症状，似乎也能减少心血管事件[58]。缺血性心脏病抑郁症患者的其他治疗策略还包括药物治疗，有重度抑郁症病史的患者从抗抑郁药物治疗中获益最大[56]，在接受抗抑郁药物治疗的患者中观察到的抑郁症状的减少与运动相关的症状减少相当。总的来说，运动训练的有益效果不仅仅是有记录的身体数据的改变。有必要进行进一步的研究以规范心理干预并确认所有先前有心脏事件的患者的临床结果受益于心理治疗。

8.7　心脏康复的综合方法

第一个心脏康复方案（Cardiac Rehabilitation，CR）可以追溯到 50 多年前[59]，当时急性事件后的主要目标是早期动员和通过医生监督的运动训练促进身体康复。

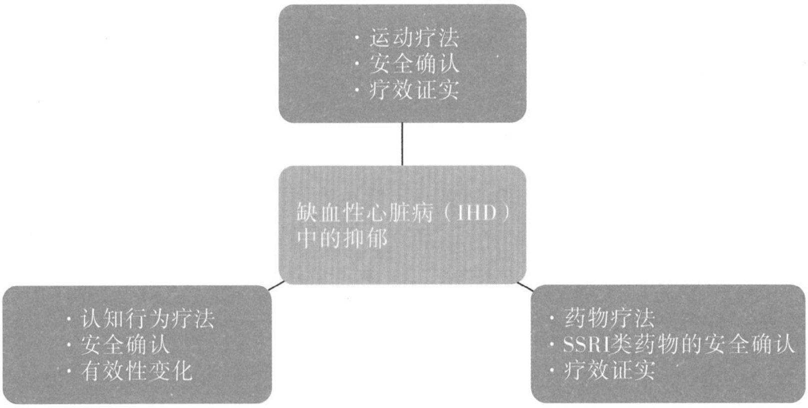

图 8.2　干预策略对缺血性心脏病患者抑郁的影响（引自 Hare 等[56]）。IHD：缺血性心脏病；SSRI：选择性 5-HT 再摄取抑制剂

尽管体育活动仍然是康复中心的核心组成部分，但康复中心方案的目标已经从简单的身体康复转向更全面的干预措施[60]。现代社区康复是二级预防方案，重点是关于患者教育、个体化定制的运动训练、风险因素修正和患者的整体健康。大多数现行国际指南强烈建议心脏事件后进行心脏康复，以改善患者的预后和生活质量（表 8.4）[6,10,11]。研究发现采用多因素干预的心脏康复可以降低死亡率、心血管事件、心血管危险因素和心理社会压力，改善患者的心理健康和生活质量[55,61,62]。事实上，自第一个心脏病患者康复计划以来，就一直建议解决患者的心理问题。越来越多的证据表明，认知康复的益处可能受到身心相互依赖的影响。在认知康复期间[63]，人们一致认为有必要评估和管理心理社会风险因素。上文我们讨论了缺血性心脏病的心理支持，提供了一些心理治疗和放松疗法在缺血性心脏病二级预防中的益处的科学证据。由于抑郁症可能会妨碍患者参与康复计划，因此鼓励和动员患者家人帮助改善其依从性，识别该情绪障碍并帮助抑郁症患者克服障碍非常重要[64]。为每个患者规划最佳康复计划的第一步是评估个人的临床状态和需求。该计划必须包括基于患者临床特征的监督下的有氧运动训练计划。除了正式的运动训练，还应向所有患者提供体育活动咨询。结构化康复方案的其他主要组成部分包括营养咨询和戒烟干预，这两个方面在本章前面几节中已经进行了论述。总体而言，认知康复因其在降低心血管疾病负担和改善生活方式方面的有效性，而被认为是现代医疗保健系统中最好的护理模式之一[65]。不幸的是，尽管有许多已被证实的临床护理益处，但其在全球范围内仍未得到广泛应用[62]。主要原因包括转诊问题，缺乏对认知康复有益效果的认识，对犹豫不决患者的支持不足，以及当地资源有限。为增加住院治疗率并扩大受益于这些方案的患者数，正在制订可实施住院治疗的替代方案。基

表 8.4　国际指南中的心脏康复建议

建议内容	分类	水平	等级	参考文献
· 所有急性缺血事件后需要住院治疗或侵入性干预的患者都应参加心脏康复计划，通过改变生活习惯改善预后 · 增加治疗依从性	Ⅱa	B	强烈	[6]
· 所有符合条件的急性冠脉综合征患者或冠状动脉旁路手术后或经皮冠状动脉介入治疗（PCI）后的患者，应在出院前或首次住院期间接受全面的门诊心血管康复计划 · 后续诊室咨询访问	Ⅰ	A	无	[10]
· 心脏事件后参加心血管疾病二级预防和心脏康复会降低发病率和死亡率 · 提高生活质量	Ⅰ	A	无	[11]

于智能手机的家庭护理认知模式在改善生理和心理健康结果，以及增加心肌梗死后认知功能与传统认知功能方面一样有效 [66]。总体而言，移动网络技术可以克服患者参与社区康复的一些障碍，并可用于促进体育活动、自我管理和更多地参与社区康复方案 [67]。

8.8 结 论

心理教育是疾病管理方法的一种，它为患者提供了控制健康和医疗保健所需的方法。对缺血性心脏病患者的全面心理教育干预应包括营养和戒烟咨询的健康教育、体育活动方案和情感 / 心理支持。心脏康复是二级预防干预，重点关注心脏事件后患者的整体健康状况。认知康复的核心组成部分之一是心理支持，旨在评估和管理心理社会风险因素，这些因素也是心血管风险因素。

声明：本章内容无利益和资金方面的冲突。

（司瑞　译）

参考文献

[1] Braunwald E. Heart disease: a textbook of cardiovascular medicine. Philadelphia: Saunders, 1980.
[2] World Health Organization. Joint WHO/FAO expert consultation on diet, nutrition and the prevention of chronic diseases. Report, 2002: 916.
[3] Goldman CR. Toward a definition of psychoeducation. Hosp Community Psychiatry, 1988, 39: 666–668.
[4] McGillion M, Arthur H, Victor JC, et al. Effectiveness of psychoeducational interventions for improving symptoms, health-related quality of life, and psychological well being in patients with stable angina. Curr Cardiol Rev, 2008, 4: 1–11.
[5] Child A, Sanders J, Sigel P, et al. Meeting the psychological needs of cardiac patients: anintegrated stepped-care approach within a cardiac rehabilitation setting. Br J Cardiol, 2010, 17: 175–179.
[6] Perk J, De Backer G, Gohlke H, et al. European guidelines on cardiovascular disease prevention in clinical practice (version 2012). The fifth joint task force of the European society of cardiology and other societies on cardiovascular disease prevention in clinical practice(constituted by representatives of nine societies and by invited experts). Eur Heart J, 2012, 33: 1635–1701.
[7] Artinian NT, Fletcher GF, Mozaffarian D, et al. Interventions to promote physical activity and dietary lifestyle changes for cardiovascular risk factor reduction in adults: a scientific statement from the American Heart Association. Circulation, 2010, 122: 406–441.
[8] Wadden TA, Vogt RA, Foster GD, et al. Exercise and the maintenance of weight loss: 1-year follow-up of a controlled clinical trial. J Consult Clin Psychol, 1998, 66: 429–433.
[9] Rozanski A Behavioral cardiology. Current advances and future directions. J Am CollCardiol, 2014, 64: 100–110.
[10] Smith SC Jr, Benjamin EJ, Bonow RO, et al. AHA/ACCF secondary prevention and risk reduction therapy for patients with coronary and other atherosclerotic vascular disease: 2011update: a

guideline from the American Heart Association and American College of Cardiology Foundation. Circulation, 2011, 124: 2458–2473.

[11] Woodruffe S, Neubeck L, Clark RA, et al. Australian cardiovascular health and rehabilitation association (ACRA) core components of cardiovascular disease secondary prevention and cardiac rehabilitation 2014. Heart Lung Circ, 2015.

[12] Colivicchi F, Di Roma A, Uguccioni M, et al. Secondary cardiovascular prevention after acute coronary syndrome in clinical practice. G Ital Cardiol, 2010, 11: 3S–29S.

[13] Pavy B, Iliou MC, Vergès-Patois B, et al. French society of cardiology guidelines for cardiac rehabilitation in adults. Arch Cardiovasc Dis, 2012, 105: 309–328.

[14] Giannuzzi P, Mezzani A, Saner H, et al. European society of cardiology. physical activity for primary and secondary prevention. Position paper of the working group on cardiac rehabilitation and exercise physiology of the European society of cardiology. Eur J Cardiovasc Prev Rehabil, 2003, 10: 319–327.

[15] Warren TY, Barry V, Hooker SP, et al. Sedentary behaviors increase risk of cardiovascular disease mortality in men. Med Sci Sports Exerc, 2010, 42: 879–885.

[16] Fletcher GF, Balady GJ, Amsterdam EA, et al. Exercise standards for testing and training: a statement for healthcare professionals from the American Heart Association.Circulation, 2001, 104: 1694–1740.

[17] Lippi G, Maffulli N. Biological influence of physical exercise on hemostasis. Semin Thromb Hemost, 2009, 35: 269–276.

[18] Chen YW, Apostolakis S, Lip GY. Exercise-induced changes in inflammatory processes: implications for thrombogenesis in cardiovascular disease. Ann Med, 2014, 46: 439–455.

[19] Billman GE. Cardiac autonomic neural remodeling and susceptibility to sudden cardiac death: effect of endurance exercise training. Am J Physiol Heart Circ Physiol, 2009, 297: H1171–H1193.

[20] Vanhees L, Geladas N, Hansen D, et al. Importance of characteristics and modalities of physical activity and exercise in the management of cardiovascular health in individuals with cardiovascular risk factors: recommendations from the EACPR. Part Ⅱ . Eur J Prev Cardiol, 2012, 19: 1005–1033.

[21] Heran BS, Chen JM, Ebrahim S, et al. Exercise-based cardiac rehabilitation for coronary heart disease. Cochrane Database Syst Rev, 2011, 7: CD001800.

[22] Hambrecht R, Walther C, Mobius-Winkler S, et al. Percutaneous coronary angioplasty compared with exercise training in patients with stable coronary artery disease: a randomized trial. Circulation, 2004, 109: 1371–1378.

[23] Neves A, Alves AJ, Ribeiro F, et al. The effect of cardiac rehabilitation with relaxation therapy on psychological, hemodynamic, and hospital admission outcome variables.J Cardiopulm Rehabil Prev, 200, 29: 304–309.

[24] Van Dixhoorn J, White AA, Ernst E. Relaxation therapy for rehabilitation and prevention in ischaemic heart disease: a systematic review and meta-analysis. Eur J Cardiovasc PrevRehabil, 2005, 12: 193–202.

[25] Iqbal R, Anand S, Ounpuu S, et al. Dietary patterns and the risk of acute myocardial infarction in 52 countries: results of the INTERHEART study. Circulation, 2008, 118: 1929–1937.

[26] Dietary supplementation with n-3 polyunsaturated fatty acids and vitamin E after myocardial infarction: results of the GISSI Prevenzione trial. Gruppo Italiano per lo Studiodella Sopravvivenza nell'Infarto miocardico. Lancet, 1999, 354: 447–455.

[27] Jakobsen MU, O'Reilly EJ, Heitmann BL, et al. Major types of dietary fat and risk of coronary heart disease: a pooled analysis of 11 cohort studies. Am J Clin Nutr, 2009, 89: 1425–1432.

[28] Nicklas TA, Qu H, Hughes SO, et al. Self-perceived lactose intolerance results in lower intakes of

calcium and dairy foods and is associated with hypertension and diabetes in adults.Am J Clin Nutr, 2011, 94: 191–198.
[29] Qin LQ, Xu JY, Han SF, et al. Dairy consumption and risk of cardiovascular disease: an updated meta-analysis of prospective cohort studies. Asia Pac J Clin Nutr, 2015, 24: 90–100.
[30] Augustin LS, Kendall CW, Jenkins DJ, et al. Glycemic index, glycemic load and glycemic response: an international scientific consensus summit from the international carbohydrate quality consortium (ICQC). Nutr Metab Cardiovasc Dis, 2015, 25: 795–815.
[31] Weickert MO, Pfeiffer AF. Metabolic effects of dietary fiber consumption and prevention of diabetes. J Nutr, 2008, 138: 439–442.
[32] Aaron KJ, Sanders PW. Role of dietary salt and potassium intake in cardiovascular health and disease: a review of the evidence. Mayo Clin Proc, 2013, 88: 987–995.
[33] Dauchet L, Amouyel P, Hercberg S, et al. Fruit and vegetable consumption and risk of coronary heart disease: a meta-analysis of cohort studies. J Nutr, 2006, 136: 2588–2593.
[34] Mukamal KJ, Maclure M, Muller JE, et al. Prior alcohol consumption and mortality following acute myocardial infarction. JAMA, 2001, 285: 1965–1970.
[35] Di Castelnuovo A, Costanzo S, Bagnardi V, et al. Alcohol dosing and total mortality in men and women: an updated meta-analysis of 34 prospective studies. Arch Intern Med, 2006, 166: 2437–2445.
[36] Sofi F, Abbate R, Gensini GF, et al. Accruing evidence on benefits of adherence to the Mediterranean diet on health: an updated systematic review and meta-analysis. Am J ClinNutr, 2010, 92: 1189–1196.
[37] Widmer RJ, Flammer AJ, Lerman LO, et al. The Mediterranean diet, its components, and cardiovascular disease. Am J Med, 2015, 128: 229–238.
[38] Critchley JA, Capewell S. Mortality risk reduction associated with smoking cessation inpatients with coronary heart disease: a systematic review. JAMA, 2003, 290: 86–97.
[39] Hiroyasu Iso H, Chigusa Date C, Akio Yamamoto A, et al. Smoking cessation and mortality from cardiovascular disease among Japanese men and women. The JACC study.Am J Epidemiol, 2005, 161(2): 170–179.
[40] 2008 PHS Guideline Update Panel, Liaisons, and Staff.Treating tobacco use and dependence: 2008 update U.S. public health service clinical practice guideline executive summary. Respir Care, 2008, 53(9): 1217–1222.
[41] Nosen E, Woody SR. Brief psycho-education affects circadian variability in nicotine craving during cessation. Drug Alcohol Depend, 2013, 132(1-2): 283–289.
[42] Prochaska JO, DiClemente CC. Transtheoretical therapy: toward a more integrative model of change. Psychother Theory Res Pract, 1982, 19: 276–288.
[43] Cahill K, Lancaster T, Green N. Stage-based interventions for smoking cessation.Cochrane Database Syst Rev, 2010, 11: CD004492.
[44] Roncella A, Pristipino C, Cianfrocca C, et al. One-year results of the randomized, controlled, short-term psychotherapy in acute myocardial infarction (STEP-IN-AMI) trial.Int J Cardiol, 2013, 170(2): 132–139.
[45] Meneghetti A. Ontopsychology handbook. Rome: Ontopsicologia Editrice, 2004.
[46] Roncella A, Giornetti A, Cianfrocca C, et al. Rationale and trial design of a randomized, controlled study on short-term psychotherapy after acute myocardial infarction: the STEP-INAMI trial (Short Term Psychotherapy in Acute Myocardial Infarction). J Cardiovasc Med, 2009, 10(12): 947–952.
[47] Williams RB. Myocardial infarction and risk of suicide: another reason to develop and test ways to reduce distress in post myocardial-infarction patients. Circulation, 2010, 122: 2356–2358.
[48] Larsen KK, Agerbo E, Christensen B, et al. Myocardial infarction and risk of suicide: a population-

based case- control study. Circulation, 2010, 122: 2388–2393.
[49] Bauer LK, Caro MA, Beach SR, et al. Effects of depression and anxiety improvement on adherence to medication and health behaviors in recently hospitalized cardiac patients. Am J Cardiol, 2012, 109: 1266–1271.
[50] Rozanski A, Blumenthal JA, Davidson KW, et al. The epidemiology, pathophysiology, and management of psychosocial risk factors in cardiac practice: the emerging field of behavioral cardiology. J Am Coll Cardiol, 2005, 45(5): 637–651.
[51] Peterson JC, Charlson ME, Hoffman Z, et al. A randomized controlled trial of positive-affect induction to promote physical activity after percutaneous coronary intervention.Arch Intern Med, 2012, 172(4): 329–336.
[52] Peterson JC, Charlson ME, Wells MT, et al. Depression, coronary artery disease, and physical activity: how much exercise is enough. Clin Ther, 2014, 36(11): 1518–1530.
[53] Milani RV, Lavie CJ. Impact of cardiac rehabilitation on depression and its associated mortality. Am J Med, 2007, 120: 799–806.
[54] Blumenthal JA, Babyak MA, Carney RM, et al. Exercise, depression, and mortality after myocardial infarction in the ENRICHD trial. Med Sci Sports Exerc, 2004, 36: 746–755.
[55] Milani RV, Lavie CJ. Reducing psychosocial stress: a novel mechanism of improving survival from exercise training. Am J Med, 2009, 122: 931–938.
[56] Hare DL, Toukhsati SR, Johansson P, et al. Depression and cardiovascular disease: a clinical review. Eur Heart J, 2014, 35(21): 1365–1372.
[57] Judith H, Lichtman LH, Bigger JT Jr, et al. Recommendations for screening, referral, and treatment: a science advisory from the American Heart Association Prevention Committee of the Council on cardiovascular nursing, council on clinical cardiology, council on epidemiology and prevention, and interdisciplinary council on quality of care and outcomes research: endorsed by the American Psychiatric Association. Circulation, 2008, 118: 1768–1775.
[58] Gulliksson M, Burell G, Vessby B, et al. Randomized controlled trial of cognitive behavioral therapy vs. standard treatment to prevent recurrent cardiovascular events in patients with coronary heart disease: Secondary Prevention in Uppsala Primary Health Care Project(SUPRIM). Arch Intern Med, 2011, 171: 134–140.
[59] Hellerstein HK, Ford AB. Rehabilitation of the cardiac patient. JAMA, 1957, 164: 225–231.
[60] Balady GJ, Williams MA, Ades PA, et al. Core components of cardiac rehabilitation/secondary prevention programs: 2007 update: a scientific statement from the American Heart Association Exercise, Cardiac Rehabilitation, and Prevention Committee, the Council on Clinical Cardiology; the Councils on Cardiovascular Nursing, Epidemiology and Prevention, and Nutrition, Physical Activity, and Metabolism; and the American Association of Cardiovascular and Pulmonary Rehabilitation. Circulation, 2007, 115: 2675–682.
[61] Dalal HM, Doherty P, Taylor RS. Cardiac rehabilitation. BMJ, 2015, 351: h5000.
[62] De Vries H, Kemps HMC, Van Engen-Verheul MM, et al. Cardiac rehabilitation and survival in a large representative community cohort of Dutch patients. Eur Heart J, 2015, 6: 1519–1528.
[63] Pogosova N, Saner H, Pedersen SS, et al. Psychosocial aspects in cardiac rehabilitation: from theory to practice. A position paper from the cardiac rehabilitation section of the European Association of Cardiovascular Prevention and Rehabilitation of the European Society of Cardiology. Eur J Prev Cardiol, 2015, 22(10): 1290–1306.
[64] Lichtman JH, Bigger JT Jr, Blumenthal JA, et al. Depression and coronary heart disease: recommendations for screening, referral, and treatment: a science advisory from the American Heart Association Prevention Committee of the Council on Cardiovascular Nursing, Councilon Clinical Cardiology, Council on Epidemiology and Prevention, and Interdisciplinary Council

on Quality of Care and Outcomes Research: endorsed by the American Psychiatric Association. Circulation, 2008, 118(17): 1768–1775.

[65] Arena R, Lavie CJ, Cahalin LP. Transforming cardiac rehabilitation into broad-based healthy lifestyle programs to combat noncommunicable disease. Expert Rev Cardiovasc Ther, 2015, 29: 1–14.

[66] Varnfield M, Karunanithi M, Lee CK, et al. Smartphone-based home care model improved use of cardiac rehabilitation in postmyocardial infarction patients: results from a randomised controlled trial. Heart, 2014, 100(22): 1770–1779.

[67] Beatty AL, Fukuoka Y, Whooley MA. Using mobile technology for cardiac rehabilitation: a review and framework for development and evaluation. J Am Heart Assoc, 2013, 2(6): e000568.

冠心病患者的精神药物治疗

9

Roberto Latini, Silvio Garattini

关于未来，最美好的是，它是一天一天地向我们走来。

Abraham Lincoln

9.1 引　言

在过去的 40 年中已经收集了大量关于抗抑郁药物和抗精神病药物对心血管系统不同程度影响的证据[1-4]，特别是聚焦在心脏性猝死和心肌梗死（MI）的风险上。虽然几种精神类药物通过诱发 QT 间期延长和潜在致死性室性心律失常（如尖端扭转型室性心动过速和 Brugada 综合征），已经几乎阐明了猝死之间的因果关系，但与心肌梗死的关联尚不清楚，主要是因为大多数证据是观察性病例对照研究或者回顾性研究，而不是随机对照试验。仅仅通过观察研究很难明确回答以下问题：

- 抗抑郁药物和抗精神病药物能简单地识别精神障碍患者吗？
- 精神疾病和精神类药物在心血管疾病风险及预后方面有哪些相互作用？
- 有效的精神治疗不仅能改善精神症状，还能减少心血管事件吗？

我们必须了解并且明确的一点是，心肌梗死后有超过 45% 的住院患者患有抑郁症，图 9.1 简单描述了该难题的复杂性。

基于对发生 QT 间期延长和危及生命的心律失常的担忧，许多抗精神病药物已暂时或永久退出市场或限制使用，并促成了严格的药物致心律失常可能性的检测制度的建立。

R. Latini (✉) • S. Garattini
IRCCS Istituto di Ricerche Farmacologiche Mario Negri, Via Giuseppe La Masa 19, Milan, Italy
e-mail: roberto.latini@marionegri.it; silvio.garattini@marionegri.it

A. Roncella, C. Pristipino (eds.), *Psychotherapy for Ischemic Heart Disease*,
DOI 10.1007/978-3-319-33214-7_9

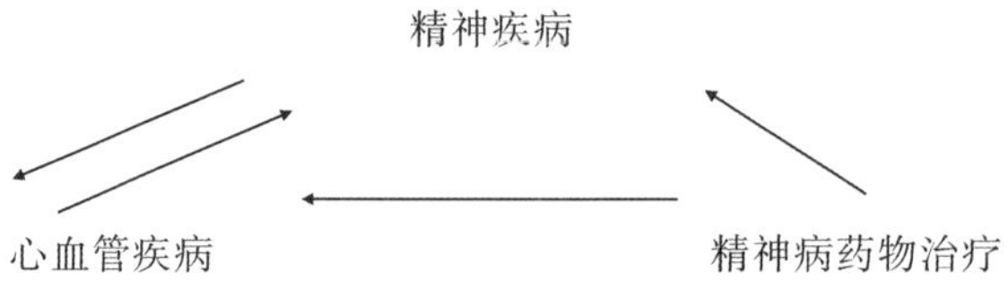

图 9.1 精神治疗的难题

多项研究结果表明，精神病患者的心血管事件风险增加。基于社区的研究发现，精神病患者患缺血性心脏病的风险比普通人群高 2~5 倍，死于心血管疾病的风险比普通人群高 2~3 倍 [4,5]，多项研究结果（不仅是抑郁症和精神疾病，还包括癫痫）已经证实了该结果，尽管证据还并不确凿 [6]。

虽然在认识和意识上已经达成共识，却导致了一个真正意义上的治疗问题。当需要抗精神病药物或抗抑郁药物治疗的精神病患者发生心血管疾病（特别是冠状动脉疾病）时，由于相关的心源性猝死高风险使其治疗变得更加复杂。

两种主要的精神心理障碍性疾病是抑郁症和精神病，将在本章分别讨论。

9.2 抗抑郁药

心脏疾病在抑郁症患者中更为普遍，抑郁症患者的心脏疾病预后多不良，其理想的治疗方法是减轻抑郁症症状的同时降低心血管事件的风险。一般来说，抗抑郁药物（特别是三环类药物）不推荐用于心血管疾病患者，因为有报道三环类药物对心脏有不良影响。新的选择性 5-HT 再摄取抑制剂（SSRIs）可能会降低心血管事件的风险，从而降低抑郁相关风险的增加。

这种说法部分基于两类抗抑郁药的不同心血管效应：

- 三环类抗抑郁药可增加心率，诱导直立性低血压，减缓心室传导，抑制室性早搏（心律失常）。

- SSRIs 可降低心率，但仅是轻微的；它们通常不会减缓心室传导，不会影响血压，也不会引起直立性低血压。

总之，欧洲心血管疾病预防指南建议应尽力筛查抑郁症患者，对明确患有抑郁症的患者开始针对性的治疗 [7]。然而，目前没有明确的证据表明有效治疗抑郁症能有效降低心血管事件相关的风险。

应该考虑的是，虽然某些抗抑郁药物和心肌梗死风险之间没有直接关系，但是它们与致命性室性心律失常和猝死之间的关系似乎相当密切，这也是避免给缺血性心脏病患者使用这些药物的主要原因。

9.2.1　具体研究

一项前瞻性队列研究评估了重度抑郁发作是否会增加心肌梗死事件风险，以及精神类药物在其相互关系中的作用[8]，该研究评估了 1981 年的抑郁症和精神类药物使用史以及 1994 年的心肌梗死病史。在这项 Baltimore-based 研究中，1981 年 1 551 名没有心脏病的受访者中报告了 64 例心肌梗死。与无焦虑病史的人相比，有焦虑病史者的心肌梗死比值比（OR）为 2.07 [95%CI（1.16~3.71）]，而有重度抑郁发作史和无重度抑郁发作史的相关比值比为 4.54 [95%CI（1.65~12.44）]，并且与冠状动脉的危险因素无关。将药物治疗纳入多变量风险模型后，使用精神类药物与心肌梗死之间的关联不再显著，表明心肌梗死风险的增加可能归因于抑郁症与缺血性心脏病之间的相关性。

81 例抑郁症同时合并缺血性心脏病的门诊患者被随机分配到帕罗西汀（20~30mg/d）或去甲替林（治疗血浆浓度为 50~150ng/mL）组，治疗过程持续 6 周[9]。结果显示 41 例患者中有 25 例（61%）在帕罗西汀治疗期间病情有所改善，而 40 例患者中有 22 例（55%）在去甲替林治疗期间病情有所改善，这两种药物都不会显著影响血压或传导间期。帕罗西汀对心率 / 心律及心率变异性指标无持续影响。相反，去甲替林组患者的心率持续增加 11%，从平均 75/min 增加到 83/min（$P<0.001$），心率变异性降低。通过 24h 内所有正常心率 – 心率间期的标准差（Standard Deviation，SD）来衡量，从 112 次减少到 96 次（$P<0.01$）。帕罗西汀治疗组的 41 例患者中有 1 例（2%）发生心脏不良事件，去甲替林治疗组的 40 例患者中有 7 例（18%）发生心脏不良事件（$P<0.03$）。帕罗西汀和去甲替林都被证明对患有缺血性心脏病的抑郁症患者有效。然而，与帕罗西汀相比，去甲替林治疗与严重心脏不良事件的发生率显著升高相关。

在另一项病例对照研究中，将 933 例缺血性心脏病患者按年龄和性别与 5 516 名对照组成员匹配[10]。缺血性心脏病的 OR 在曾接受三环类抗抑郁药治疗的患者中显著升高，即使在调整了糖尿病、高血压、吸烟、体重指数和使用 β 受体激动剂后也是如此 [OR=1.56，95%CI（1.18~2.05）]。在调整混杂因素和使用其他抗抑郁药物后，曾服用多舒利平的患者缺血性心脏病的优势比明显更高 [OR=1.67，95%CI（1.17~2.36）]。在多变量分析中，阿米替林、洛非普胺或 SSRIs 的 OR 值没有显著增加。

已有研究评估 SSRI 类抗抑郁药相对于三环类药物的安全性，SSRIs 似乎缺乏三环类抗抑郁药的抗心律失常副作用，并且认为能抑制血小板聚集[11]。在一项来自丹麦的病例对照注册研究中，入组 1994—2002 年首次因心肌梗死住院的 8 887

例患者，按年龄和性别与88 862名对照组成员进行匹配。在有心血管病史的患者中，观察到心肌梗死的风险并不显著降低，抗抑郁药的种类差异仍不确定。这些联系在没有心血管疾病史的人群中不明显。于是作者得出结论，在有心血管疾病史的人群中，抗抑郁药的使用可能与心肌梗死住院风险的降低有关。然而，抗抑郁药的种类是否有差异仍不确定。

与之相反，前瞻性对照临床试验的结果提示，SSRIs对缺血性心脏病患者有益。一项小型安慰剂对照研究证实，在急性冠脉综合征抑郁症患者中，舍曲林可减少血小板/内皮细胞活化[12]。这些发现表明，SSRIs的辅助作用可能是对抑郁症和冠心病患者的额外益处。

同样地，在另一项针对127例稳定型冠心病患者的安慰剂对照研究中，SSRIs类药物艾司西酞普兰减少了精神应激诱导的心肌缺血的发生，而运动诱导的心肌缺血则未发现差异[13]。这些结果支持并扩展了先前关于调节中枢和外周5-HT功能对缺血性心脏病症状有益作用的证据。这些发现也可能有助于阐明抑郁/负面情绪和心血管预后之间的联系。

9.3 抗精神病药

自20世纪90年代初以来，已经明确了一些抗精神病药物与心电图QT间期延长、非典型多形性尖端扭转型室性心动过速（Torsades de Pointes，TdP）以及心源性猝死之间的相关性，但是并非所有的抗精神病药物都表现出相同的风险，当患者长期使用新的非典型抗精神病药物奥氮平、利培酮和喹硫平时，其风险比之前的抗精神病药物要低得多，尤其是吩噻嗪。

另一个问题是静脉注射氟哌啶醇对危重和焦虑患者的急性镇静作用。2007年9月，美国食品和药品监督管理局（Food and Drug Administration，FDA）建议对患者静脉注射氟哌啶醇时进行持续心电图监护，以检测QT间期延长和TdP的发生。已经证实氟哌啶醇可以通过阻断复极钾IKr电流来延长QT间期。阻断IKr通道的药物会导致健康个体出现心律失常，但是患有心脏病或电解质紊乱（即低钾血症和低镁血症）、长期服用可导致心律失常的药物和机械通气患者的风险会更高。

美国FDA共发现70例氟哌啶醇相关的QT间期延长和TdP[14]。有54份关于TdP的报告，其中42例发生在QT延长之前。分析事件后的QTc（按心率校正的QT间期）数据时发现，96%的病例的QTc延长了450ms以上，3例患者经历了心脏骤停。68例患者（97%）有额外的TdP/长QT周期风险因素，最常见的是同时服用一些促心律失常药物。经历TdP的患者接受了5~645mg的累积剂量，而仅QT

间期延长的患者接受了 2~1 540mg 的累积剂量。虽然静脉注射氟哌啶醇可能与 QT 间期延长 /TdP 相关，但这种并发症最常发生在伴随危险因素的情况下。值得注意的是，现有数据表明静脉注射氟哌啶醇的总累积剂量 <2mg 是相对安全的，对不伴随危险因素的患者无须进行持续心电监测。

尽管监管机构不建议采用静脉注射给予氟哌啶醇，回顾分析 WHO 全球个案安全报告数据库（VigiBase）的数据，未能证实静脉注射途径更有可能与心脏不良事件相关。利用 VigiBase 提供的数据，分析静脉注射氟哌啶醇对照其他给药途径以及抗精神病药奥氮平和喹硫平引起的 QT 间期延长、TdP 和心脏骤停的情况[15]，结果显示，氟哌啶醇、奥氮平和喹硫平分别有 365 例、489 例和 520 例 QT 间期延长、TdP 和心脏骤停的个体安全性报告；氟哌啶醇的报告率在过去 20 年没有增加，氟哌啶醇病例口服途径用药 32%，肌内注射 16.4%，静脉注射 22.7%；氟哌啶醇和喹硫平的报告 OR 值差异无统计学意义，奥氮平的 OR 值稍低。尽管考虑到药物警戒研究的局限性（很少包括分母），但是针对静脉注射氟哌啶醇的建议值得进一步研究。

9.3.1　具体研究

心肌炎和心肌病一直以来都与氯氮平有关[16]。使用 WHO 数据库进行的药物警戒数据挖掘研究得出结论，心肌炎和心肌病与氯氮平的关联度明显高于其他抗精神病药物（氯氮平报告 231 例，而所有其他抗精神病药物的合并报告为 89 例）。心肌炎的临床特征是非特异性的，虽然发热、心动过速、胸痛、呼吸困难、流感样症状、嗜酸性粒细胞增多、心肌酶水平升高和心电图改变都可能存在，但是并没有任何一个是具有诊断意义的特征性病理表现。据估计，服用氯氮平的患者患心肌病的风险是普通人群的 5 倍。非致死性亚临床氯氮平诱导的心肌炎有可能发展为扩张型心肌病。

在 2002 年底之前，所有有病例记录的脑卒中患者和至少使用 1 种抗精神病药物的患者都登记在 WHO 数据库中。最终有 6 790 名符合条件的患者被纳入最终的分析研究[17]，分析比较使用抗精神病药物的时间段和未使用时间段的脑卒中比例。使用任何抗精神病药物与脑卒中的风险比（risk ratio，RR）为 1.73[95%CI（1.60~1.87）]，包括典型抗精神病药物的风险比为 1.69[95%CI（1.55~1.84）]，非典型抗精神病药物的 RR 为 2.32[95%CI（1.73~3.10）]。在接受任何抗精神病药物的患者中，痴呆患者的 RR 为 3.50[95%CI（2.97~4.12）]，无痴呆患者的 RR 为 1.41[95%（1.29~1.55）]。因此，所有抗精神病药物似乎都与脑卒中风险增加有关，而接受非典型抗精神病药物的患者比接受典型抗精神病药物的患者风险更大。患有痴呆症似乎比没有患痴呆症的患者脑卒中风险更高，因此在可能的情况下，应该避免在这类患者中使用抗精神病药物。

9.4 年龄和性别

非典型抗精神病药物制剂与脑血管不良事件相关，尤其是老年痴呆症患者。然而，关于个别非典型药物对脑血管影响的差异的比较研究（特别是在社区环境中）仍十分有限。

在一个队列研究中共纳入 2 458 例脑血管事件患者，其中有 1 081 例利培酮使用者（21.38%），816 例奥氮平使用者（18.75%），561 例喹硫平使用者（21.05%）。在调整倾向得分和其他协变量后，Cox 比例风险模型揭示使用喹硫平 [风险比（HR）= 0.88, 95%CI(0.78~0.99)] 而非利培酮 [HR=1.05, 相对于奥氮平 95%CI(0.95~1.16)] 与脑血管不良事件的风险降低相关，因此表明喹硫平在降低老年患者脑血管事件风险方面可能比奥氮平更安全[18]。

QT 间期延长是一种常见且严重的副作用，与室性心律失常、晕厥和猝死风险增加相关，女性比男性有更大的 QT 间期延长风险。药物诱导的 QT 间期延长的发生大概取决于性激素对离子通道表达的特异性调节。另一方面，男性似乎对药物相关的心源性猝死更敏感。

9.5 临床指南和建议

精神分裂症和双相障碍患者的心血管疾病患病率较高，同时获得适当心血管药物治疗或介入治疗如经皮冠状动脉成形术、支架植入术或冠状动脉旁路移植术的概率较低。这种低质量的医疗管理很可能导致心血管疾病发病率和死亡率的增加，特别是老年人。因此，建议开始服用抗精神病药物的每个患者都应仔细地测量血压和心电图 QTc。一般来说，QTc >500ms 或 QTc ≥ 60ms 与 TdP、心室颤动和心脏性猝死的风险显著增加有关。考虑到抗精神病药物的不良代谢效应（如脂质和葡萄糖代谢异常）会增加患者的心血管风险，所以应该格外关注[19]。

2005 年，国际上发表了评估 QT 间期延长和抗心律失常药物作用的指南。少数药物例外，所有新药都必须经过“彻底的”QT（TQT）研究。然而，大多数目前使用的药物是在强制要求 TQT 研究之前开发和投入使用的。此外，即使是一项结果令人满意的 TQT 研究也不能排除在临床情况下大规模使用该药物时对心律失常的影响。实际临床情况是心脏病患者甚至通常会接受多种药物治疗或者存在药物滥用的情况。最重要的是，已知的市场上的几种抗精神病药物和抗抑郁药物可以诱导 QT 间期延长。所以在此基础上，精神病学家和其他医生要具备评估和处理药物诱导的 QT 间期延长的能力。在 TQT 研究中，药物诱导的 QT 间期延长被用作替代风险标记，常规的阈值是比基线增加约 5ms，而在实际临床过程中使用的阈值是 QT 持续时间超过 500ms，或比基线增加≥ 60ms。TQT 研究中用于评估的确切标准取决于受试药物的适应证。几种常见的心血管疾病（包括缺血性心脏病、动脉高压、心力衰竭和缓慢性心律失常），但也有许多不常见的疾病（如心肌疾病和原发性心律失常等），此类患者容易出现药物诱发的心律失常。药物相互作用包括排钾和镁的利尿剂、CYP3A4 抑制剂和其他延长 QT 间期的药物（如抗生素和抗真菌药物）也会增加严重心律失常的可能性。

为了提高患者的安全性，有必要整合这些潜在相互作用因素发布临床指南，精神病学家和心脏病学家之间也需要密切合作。此类指南必须利于临床操作，另外已经充分证实，给精神疾病患者用药可降低药物诱发心律失常的风险。

尽管几种抗抑郁药和抗精神病药物对心血管系统有负面影响，但许多研究表明心血管疾病患者的抑郁患病率高于普通人群，为 17%~47%。例如在急性心肌梗死后存活的患者中，抑郁症使患者的死亡率增加 2 倍以上 [20]。由于抑郁症已被证明会增加心血管疾病的发病率和死亡率并使生活质量进一步下降，因此不能忽略这些患者的药物和心理治疗管理。基于以上原因，冠心病或心力衰竭患者必须接受抑郁评估和治疗。随机试验表明心脏病患者对大多数新型抗抑郁药物具有良好的耐受性，安全性也很好，可以提高患者的生活质量。然而，迄今为止报道的试验规模并不能让我们得出抗抑郁治疗能提高心脏病患者的生存率和减少发病率的结论 [21,22]。

9.6　结　论

已知许多抗精神病药物和抗抑郁药物会增加室性心律失常和心源性猝死的风险，药物副作用表现为 QT 间期延长或诱发 TdP 心律失常。涉及的药物包括：①典型的抗精神病药物，如氯丙嗪、匹莫齐特、硫利达嗪、奋乃静、三氟拉嗪、氟哌啶醇和羟哌利多。②非典型抗精神病药物，如氯氮平、喹硫平、利培酮、舒托普利、齐拉西酮和洛沙平。③三环类抗抑郁药，如阿米替林、阿莫沙平、氯米帕明、地西普仑、西酞普兰、多塞平、丙咪嗪、去甲替林和曲米帕明。④其他抗抑郁药，如氟西汀、司他林和文拉法辛 [23]。

抗精神病药物即使在低剂量下也会增加心脏风险，而抗抑郁药物通常仅在高剂量或多个药物联用的情况下才会增加心脏风险，在已有心血管疾病的患者中表现尤为明显。尽管如此，并不是所有的抗精神病药物都表现出相同的风险水平，争论仍在继续[23]。

这些观察研究需要患者详尽的临床病史，包括给药前后的心电图，特别是心血管事件风险增加的精神病患者，以及易患 QT 间期延长的患者。在已知的患有先天性长 QT 综合征（Long QT Syndrome，LQTS）或 Brugada 综合征（BS）的患者中以及在患有急性系统性疾病（包括急性心肌梗死患者和肾功能障碍患者）的情况下，应避免使用高风险抗精神病药物和抗抑郁药物。

9.7 未来展望

大多数关于精神类药物对冠心病患者不良反应的证据来自病例对照研究或数据库登记资料，大部分数据都是回顾性的。鉴于研究组织者在此类研究中的控制力有限，有必要进行前瞻性、长期、规模适当的安慰剂对照或其他比较研究。这类研究顺利完成的先决条件是精神病学家和心脏病学家之间的密切合作。

目前仍然需要大规模的多中心试验来评估抗抑郁药物或抗精神病药物能否降低精神病患者的心血管疾病风险，从而改善缺血性心脏病或心力衰竭患者的临床结果。因此，目前心脏病专家或精神病学家都无法制定出基于证据的治疗指南。

（司瑞　译）

参考文献

[1] Krantz DS, Whittaker KS, Francis JL, et al. Psychotropic medication use and risk of adverse cardiovascular events in women with suspected coronary artery disease: outcomes from the women's ischemia syndrome evaluation (WISE) study. Heart, 2009, 95(23): 1901–1906.
[2] Honkola J, Hookana E, Malinen S, et al. Psychotropic medications and the risk of sudden cardiac death during an acute coronary event. Eur Heart J, 2012, 33(6): 745–751.
[3] Fanoe S, Kristensen D, Fink-Jensen A, et al. Risk of arrhythmia induced by psychotropic medications: a proposal for clinical management. Eur Heart J, 2014, 35(20): 1306–1315.
[4] Hennekens CH, Hennekens AR, Hollar D, et al.Schizophrenia and increased risks of cardiovascular disease. Am Heart J, 2005, 150(6): 1115–1121.
[5] Lin ST, Chen CC, Tsang HY, et al.Association between antipsychotic use and risk of acute myocardial infarction: a nationwide case-crossover study. Circulation, 2014, 130(3): 235–243.
[6] Olesen JB, Abildstrim SZ, Erdal J, et al. Effects of epilepsy and selected antiepileptic drugson risk of myocardial infarction, stroke, and death in patients with or without previous stroke: a nationwide cohort study. Pharmacoepidemiol Drug Saf, 2011, 20: 964–971.
[7] Perk J, De Backer G, Gohlke H, et al. The fifth joint task force of the European society of cardiology and other societies on cardiovascular disease prevention in clinical practice (constituted by representatives of nine societies and by invited experts). Eur Heart J, 2012, 33(13): 1635–1701.
[8] Pratt LA, Ford DE, Crum RM, et al. Depression, psychotropic medication, and risk of myocardial

infarction. Prospective data from the Baltimore ECA follow-up. Circulation, 1996, 94(12): 3123–3129.

[9] Roose SP, Laghrissi-Thode F, et al. Comparison of paroxetine and nortriptyline in depressed patients with ischemic heart disease. JAMA, 1998, 279(4): 287–291.

[10] Hippisley-Cox J, Pringle M, Hammersley V, et al. Antidepressants as risk factor for ischaemic heart disease: case-control study in primary care. BMJ, 2001, 323(7314): 666–669.

[11] Monster TB, Johnsen SP, Olsen ML, et al. Antidepressants and risk of first-time hospitalization for myocardial infarction: a population-based case-control study. Am J Med, 2004, 117(10): 732–737.

[12] Serebruany VL, Glassman AH, Malinin AI, et al. Platelet/endothelial biomarkers in depressed patients treated with the selective serotonin reuptake inhibitor sertraline after acute coronary events: the sertraline antidepressant heart attack randomized trial (SADHART) platelet substudy. Circulation, 2003, 108(8): 939–944.

[13] Jiang W, Velazquez EJ, Kuchibhatla M, et al. Effect of escitalopram on mental stress induced myocardial ischemia: results of the REMIT trial. JAMA, 2013, 309(20): 2139–2149.

[14] Meyer-Massetti C, Cheng CM, Sharpe BA, et al. The FDA extended warning for intravenous haloperidol and torsades de pointes: how should institutions respond. J Hosp Med, 2010, 5(4): E8–E16.

[15] Meyer-Massetti C, Vaerini S, Rätz Bravo AE, et al. Comparative safety of antipsychoticsin the WHO pharmacovigilance database: the haloperidol case. Int J Clin Pharm, 2011, 33(5): 806–814.

[16] Fitzsimons J, Berk M, Lambert T, et al. A review of clozapine safety. Expert Opin Drug Saf, 2005, 4(4): 731–744.

[17] Douglas IJ, Smeeth L. Exposure to antipsychotics and risk of stroke: self controlled case series study. BMJ, 2008, 337: a1227.

[18] Chatterjee S, Chen H, Johnson ML, et al. Comparative risk of cerebrovascular adverse events in community-dwelling older adults using risperidone, olanzapine and quetiapine: a multiple propensity score-adjusted retrospective cohort study. Drugs Aging, 2012, 29(10): 807–817.

[19] De Hert M, Detraux J, Van Winkel R, et al. Metabolic and cardiovascular adverse effects associated with antipsychotic drugs. Nat Rev Endocrinol, 2011, 8(2): 114-126.

[20] Celano CM, Huffamn JC. Depression and cardiac disease. A review. Cardiol Rev, 2011, 19(3): 130–142.

[21] Kim JM, Bae KY, Stewart R, et al. Escitalopram treatment for depressive disorder following acute coronary syndrome: a 24-week double-blind, placebo-controlled trial. J Clin Psychiatry, 2015, 76(1): 62–68.

[22] Blumenthal JA, Sherwood A, Babyak MA, et al. Exercise and pharmacological treatment of depressive symptoms in patients with coronary heart disease: results from the UPBEAT (Understanding the prognostic benefits of exercise and antidepressant therapy)study. J Am Coll Cardiol, 2012, 60(12): 1053–1063.

[23] Leucht S, Cipriani A, Spineli L, et al. Comparative efficacy and tolerability of 15 antipsychotic drugs in schizophrenia: a multiple-treatments meta-analysis. Lancet, 2013, 382: 951–962.

10 缺血性心脏病的循证心理治疗：伞形综述和荟萃分析

Giuseppe Biondi-Zoccai, Marianna Mazza, Leonardo Roever, Jan van Dixhoorn, Giacomo Frati, Antonio Abbate

灵活的大脑＋健康的心脏才是强大的组合。

Nelson Mandela

10.1 引 言

在过去的几十年中，缺血性心脏病的疾病管理有了重大进步[1]。然而，快速增长的老年人口和复杂管理策略的改进，常常将主要的死亡率负担转化为同样有影响

G. Biondi-Zoccai, MD, MStat (✉) • G. Frati, MD, MSc
Department of Medico-Surgical Sciences and Biotechnologies, Sapienza University of Rome, Corso della Repubblica 79, 04100 Latina, Italy

Department of AngioCardioNeurology, IRCCS Neuromed, Pozzilli, Italy
e-mail: giuseppe.biondizoccai@uniroma1.it; giacomo.frati@uniroma1.it

M. Mazza, MD, PhD
Institute of Psychiatry, Catholic University, Rome, Italy
e-mail: mariannamazza@hotmail.com

L. Roever, MHS
Department of Clinical Research, Federal University of Uberlândia, Uberlândia, Brazil
e-mail: leonardoroever@hotmail.com

J. van Dixhoorn, MD, PhD
Centre for Breathing Therapy, Amersfoort, The Netherlands
e-mail: j.dixhoorn@versatel.nl

A. Abbate, MD, PhD
Division of Cardiology, VCU Pauley Heart Center, Virginia Commonwealth University, Richmond, VA, USA
e-mail: antonio.abbate@vcuhealth.org

A. Roncella, C. Pristipino (eds.), *Psychotherapy for Ischemic Heart Disease*,
DOI 10.1007/978-3-319-33214-7_10

力的发病率负担，其中主要是心力衰竭[2]。例如，一个前壁心肌梗死患者能够存活并出院的概率得到了显著改善。然而，这种成功却使那些近期或者之前患有心肌梗死并有心力衰竭或有心力衰竭重大风险的患者数量成倍增加。

除了生活方式的改变、药物治疗、外科手术以及可植入或非可植入医疗器械的使用之外，常规的心理干预，特别是针对性的心理治疗，有望为缺血性心脏病患者，或有缺血性心脏病风险的患者提供互补甚至协同的益处[3-6]。事实上，心理疗法在目前的工作中主要用来确定进行何种类型的心理干预，而不是产生直接心血管效应。一般来说，心理治疗可能对动脉粥样硬化血栓形成和心肌缺血的神经源性和精神源性因素，特别是心血管功能产生直接的有益作用[3-5,7]（见第 1、3 章）虽然心理治疗仅仅提高了患者对循证治疗的依从性及减少了心血管疾病对患者和亲属的不良心理影响，但仍非常有益。关于这个课题迫切需要澄清的是这种类型的干预措施存在安慰剂效应和小规模研究效应，明显存在标准化不理想或混杂的风险[8]。事实上，虽然可以合理地预期心理治疗可能对焦虑和抑郁产生有益的影响并随之带来生活质量相关的临床症状改善，但是是否也能改善心血管疾病结果（如死亡和心肌梗死等）尚不清楚。

系统综述可以总结针对特定临床主题的证据，同时能够明确地选择、提取和评估单一证据来源。当与成对或网状荟萃分析相结合时，这些综述可以提供更精确和准确的效果评估，同时评估一致性和所选择的调节变量的影响[9]。伞形综述是循证领域的一个最新进展[10]，它是系统综述的综述，可以提供一个综合的证据平台来评估临床干预的风险 – 收益情况，同时能够通过成对和网状荟萃分析进行仔细的定量和综合分析。具有荟萃分析的系统综述和伞形综述可以以有实际意义的方式结合起来，以便及时、准确地总结特定临床主题的证据基础[11]。因此，我们对缺血性心脏病患者心理治疗的影响进行了伞形综述和更新的荟萃分析。

10.2　伞形综述和更新的荟萃分析方法

10.2.1　设　计

这项工作是事先设计好的，并根据既定的方法进行[12]。具体而言，我们旨在对系统综述和荟萃分析进行详细的伞形综述，并结合随机临床试验的更新的荟萃分析，重点关注缺血性心脏病心理治疗的风险 – 收益平衡。

10.2.2 搜　索

我们根据以下检索路径：（coronary AND（artery OR revascularization））OR（ischemic OR ischaemic） AND （heart） AND （psychodynamic OR interpersonal OR psychoanal* OR psycho−anal* OR （brief AND dynamic） OR cognitive OR behavioral OR behavioural） AND （psychotherapy）） AND systematic[sb] 搜索了 2015 年 4 月 18 日以前 Pubmed 中发布的关于心理疗法在预防缺血性心脏病主要心血管不良事件中的作用的系统综述。值得注意的是，“system atic[sb]”一词自动调用了 Shojania 等的广泛搜索字符串。

然后我们搜索了随机临床试验，重点是心理疗法在预防缺血性心脏病主要心血管不良事件中的作用，并且是在上述搜索确定的最新系统综述的时间框架后发表的。具体来说，PubMed 检索时间是在 2015 年 4 月 18 日，根据以下检索路径 [14]：（coro-nary AND（artery OR revascularization）OR（ischemic OR ischaemic）AND（heart）AND（psychodynamic OR interpersonal OR psychoanal* OR psycho-anal* OR（brief AND dynamic）OR cognitive OR behavioral OR behavioural）AND（psychotherapy）AND（randomized controlled trial[pt] OR controlled clinical trial[pt] OR randomized controlled trials[mh] OR random allocation[mh] OR double-blind method[mh] OR single-blind method[mh] OR clinical trial[pt] OR clinical trials[mh] OR（clinical trial[tw] OR（（singl*[tw] OR doubl*[tw] OR trebl* [tw] OR tripl*[tw]）AND（mask*[tw] OR blind[tw]））OR（latin square[tw]）OR placebos[mh] OR placebo*[tw] OR random*[tw] OR research design[mh:noexp] OR follow-up studies[mh] OR prospective studies[mh] OR cross-over studies [mh] OR control*[tw] OR prospectiv*[tw] OR volunteer*[tw]）NOT（animal [mh] NOT human[mh]）NOT（comment [pt] OR editorial[pt] OR meta-analysis [pt] OR practice-guideline[pt] OR review[pt]）。由两名经验丰富的专业人员进行检索，如果他们存在分歧，将在达成统一方案后再进行检索。

10.2.3 提　取

我们从检索到的试验中提取了研究、患者、治疗和结果的关键细节，特别是我们将主要心血管不良事件定义为死亡、心肌梗死和血管重建，主要心血管不良事件的单个要素也被提取。数据提取由两名经验丰富的评阅人员进行，如果他们存在分歧，将在达成统一方案后再进行提取。

10.2.4 评　价

通过评估系统综述的测量工具（A Measurement Tool to Assess Systematic Review,

AMSTAR）评估系统综述的有效性，重点是前期设计方案，研究选择和数据提取的可重复性，文献搜索的全面性，发表情况，研究文献清单（纳入和排除），被纳入研究的特征，被纳入研究的科学质量，报告和恰当使用的科学质量，合并研究结果的恰当方法，出版偏倚的可能性评估，以及利益冲突[15]。

通过 Cochrane 偏倚风险工具评估随机试验的有效性，该工具明确区分以下领域：随机序列生成的适当性；分配方案隐藏的适当性；参与者、实施者和结果评估人员的双盲法是否适当（对每个主要结果或结果类别进行评估）；不完整结果数据的适当性（对每个主要结果或结果类别进行评估）；结果报告的适当性；其他偏倚来源的风险[16]。

数据评估同样由两名经验丰富的审查人员进行，如果他们存在分歧，将在达成统一方案后再进行评价。

10.2.5　分　析

连续变量报告为平均值，分类变量报告为计数。用随机效应方法计算二分变量的风险估计以获得具有 95% 置信区间的优势比（OR）和相应的 P 值。通过计算 I^2 和进行 Breslow-Day 检验来评估统计异质性。采用漏斗图和 Egger 检验对小规模研究效应进行可视化评估。研究效应的显著性水平设置为双侧 0.05，异质性和小规模研究效应的显著性水平设置为双侧 0.10。使用统计软件 Stata 13（StataCorp, College Station, TX, USA）进行计算。

10.3　结　果

10.3.1　系统综述的伞形综述

我们的检索总共收集了 11 个系统综述，其中有 3 个被纳入研究，第 4 个综述通过滚雪球方式获取（表 10.1、10.2）[3-6]。具体而言，Linden 和同事报道了 23 项随机临床试验，共包含 1 259 名接受了认知 / 行为疗法、咨询、教育、心理疗法、放松疗法、压力管理训练和 A 型行为矫正等心理疗法的患者，关注的结果是焦虑、血脂、血压、抑郁、心率、主要心脏不良事件和心理应激。主要发现是心理治疗与心率、血脂、主要心脏不良事件和心理应激的显著改善相关。然而，安慰剂效应和选择性报告偏倚的风险并没有得到详细评估，也未能在这项综述研究中被排除。此外，纳入缺血性心脏病现代治疗之前进行的研究限制了这项综述目前的外部效度。

Dusseldorp 等的综述[4]报道了 37 项研究（随机和非随机），共包含 8 998 例患者。

关注的干预措施包括咨询、教育、运动训练、放松疗法和压力管理训练。他们报告的结果包括：心绞痛、焦虑、血脂、血压、饮食、抑郁、运动、主要不良心脏事件、心理应激、吸烟和体重。值得注意的是，他们发现干预组患者在心绞痛、血脂、血压、抑郁、主要不良心脏事件、吸烟和体重方面有显著改善。然而，选择偏倚、安慰剂效应和选择性报告偏倚的风险并未得到评估，也未能被排除。纳入缺血性心脏病现代治疗之前进行的研究再次限制了这项综述目前的外部效度。

Van Dixhoorn 和同事共纳入了 27 项研究（随机临床试验和观察性研究），共包含 2 269 例患者[5]。关注的干预措施包括认知 / 行为疗法、放松疗法和压力管理训练。关注的结局是心绞痛、焦虑、心律失常、血脂、血压、运动耐量、心率、心率变异性、缺血、主要不良心脏事件和重返工作岗位。在这项荟萃分析中，心理治疗与心绞痛、焦虑、心律失常、抑郁、运动耐量、心率、缺血、血脂、主要心脏不良事件和重返工作岗位的显著改善相关。然而，安慰剂效应和选择性报告偏倚的风险并未得到详细评估，也未能被排除。此外，与之前的分析一样，纳入缺血性心脏病现代治疗之前进行的研究限制了这项综述目前的外部效度。

最后，Whalley 等总结了 24 项随机临床试验，共包含 9 087 例患者，关注认知 / 行为治疗、咨询、教育、心理疗法、放松疗法、压力管理训练和 A 型行为矫正[6]。他们关注以下结果：焦虑、抑郁、主要不良心脏事件、生活质量、压力和 A 型行为。荟萃分析结果表明心理治疗与焦虑和抑郁的显著改善有关。尽管如此，安慰剂效应的风险并未得到详细评估，也未能被排除；对于选定的结果（如死亡），小规模研究效应的证据显而易见，纳入缺血性心脏病现代治疗之前进行的研究同样限制了这项综述目前的外部效度。

10.3.2 随机临床试验的系统综述和荟萃分析

研究人员对相关的随机临床试验进行了检索，确定了 82 篇潜在文献，其中有 5 项随机试验（851 例患者）没有纳入 Whalley 等最近的全面系统综述中（表 10.3）[17–21]。因此，最终共纳入了 24 项随机试验，包含 9 275 名受试者，提供了主要不良心脏事件的数据[17–39]。患者诊断包括稳定性缺血性心脏病、近期冠状动脉血运重建和急性冠脉综合征。关注的干预措施包括集体或个人认知行为治疗、疾病调整、教育、放松、压力管理治疗和 A 型行为矫正。除了 Burell 等[23]、Claesson 等[25]、Koertge 等[31]和 Orth-Gomer 等的研究[20]之外，大多数研究招募了以男性患者为主的群体。试验的质量水平差异很大（尤其是在早期的试验中），这些试验也是在缺乏缺血性心脏病现代治疗方法（如药物洗脱冠状动脉支架、血小板 P2Y12 受体拮抗剂和他汀类药物）的时代进行的（表 10.4）。

荟萃分析显示心理治疗与随访过程中死亡风险的显著降低相关 [OR=0.743，95%CI（0.588~0.940）]，效应量的 *P* 值为 0.013，异质性的 *P* 值为 0.253，I^2=16.8%]（表 10.5，图 10.1、10.2）。然而，这一分析在很大程度上被小规模研究效应的统计显著性所削弱（*P*=0.007）（图 10.3）。相反，在心肌梗死 [OR=0.804（0.630~1.027），效应量的 *P* 值为 0.080，异质性的 *P* 值为 0.173，I^2=26.2%，小规模研究效应的 *P* 值为 0.245]（图 10.4~10.6）或血运重建 [OR=0.877（0.693~1.109），效应量的 *P* 值为 0.274，异质性的 P 值为 0.200，I^2 为 23.5%，小规模研究效应的 *P* 值为 0.448]（图 10.7~10.9）方面，没有发现心理治疗的显著效果。心理治疗与主要心脏不良事件的显著益处相关 [OR=0.715（0.540~0.946），*P*=0.019]（图 10.10、10.11）。然而，这一分析也受到显著异质性（异质性 *P*=0.014，I^2=54.9%）和小规模研究效应的限制（*P*=0.094）（图 10.12）。

10.4 讨 论

目前全面的伞形综述和更新的荟萃分析提供了缺血性心脏病患者心理治疗和辅助心理干预的风险 - 收益平衡的准确、精确和更新的评估手段。具体而言，我们发现了 4 篇已发表的关于该主题的系统综述，尤其是一篇高质量的 Cochrane 综述 [3-6]。这些分析结果强调了心理疗法在改善焦虑和抑郁方面的巨大潜力，而这种治疗方式对其他临床结果包括主要心脏不良事件的影响并不明确。此外，我们对随机临床试验的更新的荟萃分析（包括 9 000 多例患者，仅包括提供严重心血管事件细节的研究）结果表明心理治疗可能与缺血性心脏病患者的死亡率和发病率的降低有关。

然而，死亡风险和主要心脏不良事件中明显存在的小规模研究效应和异质性影响了这些结果的真正有效性。此外，目前还不清楚心理治疗的所谓有益效果在现代心血管照护时代是否仍然成立，因为其中一些研究是在很久以前进行的。当时双重抗血小板治疗、β 受体阻滞剂、血管紧张素转换酶抑制剂和他汀类药物的使用还未普及或完全没有。因此，尽管可以想象心理疗法对缺血性心脏病的益处是巨大的，但还需要进一步的大型多中心试验来明确阐明这种潜在益处是否超过相应的风险和成本。

对缺血性心脏病心理治疗的潜在益处不应感到惊讶。事实上，缺血性心脏病确实存在很强的心理因素 [40-42]（见第 1 章）。心理治疗的目的是最小化心理压力，促进正常的心理过程 [39,43,44]。此外，在这种情况下随访的持续时间显得特别重要，

表 10.1　以前发表的关于缺血性心脏病心理治疗的系统综述特征

综述	患者数量（例）	研究数量（项）	随访（年）	时间范围（年）	纳入研究类型	干预类型	关注的结果	主要发现	其他细节
Linden（1996）	1 259	23	2	1968—1996	仅 RCT	· 认知 / 行为疗法 · 咨询 · 教育 · 心理疗法 · 放松疗法 /SMT · A 型行为矫正	· 焦虑 · 血压 · 抑郁 · 心率 · 血脂 · MACE · 心理应激	心理治疗改善以下指标： · 心率 · 血脂 · MACE · 心理应激	· 安慰剂效应和选择性报告的风险没有详细评估，也无法评估纳入缺血性心脏病现代治疗之前进行的研究对目前的外部效度的限制
Dusseldorp（1999）	8 998	37	5	1974—1997	非 RCT 和 RCT	· 咨询 · 教育 · 运动训练 · 放松疗法 /SMT	· 心绞痛 · 焦虑 · 血压 · 饮食 · 抑郁 · 血脂 · 运动 · MACE · 心理应激 · 吸烟 · 体重	心理治疗改善以下指标： · 心绞痛 · 血压 · 抑郁 · 血脂 · MACE · 吸烟 · 体重	· 选择性偏倚、安慰剂效应和选择性报告的风险未评估，也未能被排除 · 纳入缺血性心脏病现代治疗之前进行的研究限制了这项综述目前的外部效度

RCT：随机对照试验；SMT：压力管理训练；MACE：主要心血管不良事件

（续）表 10.1

综述	患者数量（例）	研究数量（项）	随访（年）	时间范围（年）	纳入研究类型	干预类型	关注的结果	主要发现	其他细节
Van Dixhoorn（2005）	2 269	27	2	1970—2005	非 RCT 和 RCT	认知 / 行为疗法 放松疗法 /SMT	· 心绞痛 · 焦虑 · 心律不齐 · 血压 · 抑郁 · 运动耐量 · 心率 · 缺血 · 血脂 · MACE · 重返工作岗位	心理疗法改善以下指标： · 心绞痛 · 焦虑 · 心律不齐 · 运动耐量 · 心率变异性 · 缺血 · 血脂 · MACE · 重返工作岗位	· 选择偏倚、安慰剂效应和选择性报告的风险没有得到详细评估，也未能排除 · 纳入缺血性心脏病现代治疗之前进行的研究，限制了这项综述目前的外部效度
Whalley（2011）	9 087	24	2	1987—2008	仅 RCT	· 认知 / 行为疗法 · 咨询 · 教育 · 心理疗法 · 放松疗法 /SMT · A 型行为矫正	· 焦虑 · 抑郁 · MACE · 生活质量 · 应激 · A 型行为	心理疗法改善以下指标： · 焦虑 · 抑郁	· 安慰剂效应的风险没有得到详细评估，也未能排除 · 对于选定的结果（如死亡），小规模研究效应的证据显而易见 · 纳入缺血性心脏病现代治疗之前进行的研究限制了这项综述目前的外部效度

表 10.2 从系统评价的方法学质量方面评估已发表的缺血性心脏病心理治疗系统评价的有效性（AMSTAR 工具）

综述	是否提供了“前期”设计方案?	研究选择和数据提取是否有可重复性?	是否进行了全面的文献检索?	发表情况是否被用作纳入标准?	是否提供了研究文献清单?	是否提供了被纳入研究的特征?	被纳入研究的科学质量是否得到评估和记录?	被纳入研究的科学质量是否被恰当地用于形成结论?	用于合并研究结果的方法合适吗?	是否评估了发表偏倚的可能性?	是否陈述了利益冲突?	总分（分）
Linden（1996）	否	否	否	是	是	是	否	否	是	否	否	3/11
Dusseldorp（1999）	否	否	否	是	是	是	是	是	是	否	否	5/11
Van Dixhoorn（2005）	否	是	是	否	是	是	是	是	是	是	否	9/11
Whalley（2011）	是	是	是	是	是	是	是	是	是	是	是	11/11

表 10.3　缺血性心脏病心理治疗近期随机试验的主要特点

研究	设计	研究场景	患者数量（例）	随访时间（年）	诊断	干预	年龄（岁）	女性比例	糖尿病患者
Albus（2009）	RCT	多中心	77	7	稳定型 CAD	12 个月集体认知 – 行为疗法	54	12%	NA
Appels（EX-IT, 2005）	RCT	多中心	727	1.5	PCI	28h 集体认知 – 行为疗法、教育、放松和 A 型行为矫正	53	23%	NA
Berkman（ENRICHD, 2000）	RCT	多中心	2 481	NA	AMI	18h 集体和个人认知 – 行为疗法、教育、放松和 A 型行为矫正	61	34%	NA
Burell（1996）	RCT	多中心	261	3	CABG	75h 集体认知 – 行为疗法、教育、放松和 A 型行为矫正	58	86%	NA
Burgess（1987）	RCT	单中心	180	0.25	AMI	3 个月个人认知 – 行为疗法、教育、放松和 A 型行为矫正	51	15%	NA
Claesson（2005）	RCT	单中心	198	1	稳定或不稳定 CAD	40h 集体认知 – 行为疗法、教育、放松和 A 型行为矫正	61	100%	NA
Cowan（2001）	RCT	单中心	133	NA	院外心脏骤停	16.5h 个人认知 – 行为疗法、教育、放松和 A 型行为矫正	NA	27%	NA
Friedman（RCCP 1982）	RCT	单中心	862	NA	AMI	57h 认知 – 行为疗法、放松和 A 型行为矫正	53	8%	NA

RCT：随机对照试验；CAD：冠状动脉疾病；PCI：经皮冠状动脉介入治疗；AMI：急性心肌梗死；CABG：冠状动脉旁路移植术；ACS：急性冠脉综合征；NA：不适用

（续）表 10.3

研究	设计	研究场景	患者数量(例)	随访时间(年)	诊断	干预	年龄(岁)	女性比例	糖尿病患者
Gulliksson（SUPRIM，2011）	RCT	单中心	362	7.8	稳定或不稳定的 CAD	1 年内持续 40h 认知 - 行为疗法	62	23%	15%
Hofman Bang（1999）	RCT	单中心	93	NA	PCI	1 个月集体和个人认知 - 行为疗法、教育、放松和 A 型行为矫正	53	16%	NA
Ibrahim（1974）	RCT	单中心	118	NA	AMI	74h 集体认知 - 行为疗法、教育、放松和 A 型行为矫正	52	10%	NA
Jones（1996）	RCT	多中心	2 328	NA	AMI	14h 群体认知 - 行为疗法、教育和放松	NA	27%	NA
Koertge（2009）	RCT	单中心	247	NA	AMI, PCI 或 CABG	40h 集体认知行为疗法、教育、放松和 A 型行为矫正	62	100%	NA
Mayou（2002）	RCT	单中心	114	NA	AMI	2.4h 行为改变、疾病调整和教育治疗	58	22%	NA
McLaughlin（2005）	RCT	单中心	100	NA	ACS	3h 认知行为治疗、咨询、放松训练	60	33%	NA
Michalsen（2005）	RCT	单中心	105	NA	稳定或不稳定 CAD	96h 认知 - 行为疗法、放松和 A 型行为矫正	59	23%	NA
Neves（2009）	RCT	单中心	81	2	稳定或不稳定 CAD	3 个月集体放松治疗	60	15%	NA

（续）表 10.3

研究	设计	研究场景	患者数量（例）	随访时间（年）	诊断	干预	年龄（岁）	女性比例	糖尿病患者
Oldenburg（1995）	RCT	单中心	46	1	AMI	12 个月咨询、放松训练和教育	56	11%	NA
Orth-Gomér（SWITCHD，2009）	RCT	多中心	237	7	AMI、PCI 或 CABG	12 个月集体认知－行为疗法	62	100%	12%
Rahe（1979）	RCT	单中心	44	NA	AMI	集体认知－行为疗法	53	11%	NA
Sebregts（2005）	RCT	单中心	204	NA	AMI 或 CABG	20h 团体认知－行为疗法、教育、放松和 A 型行为矫正	35	14%	NA
STEP-IN-AMI（2013）	RCT	单中心	101	1	AMI（完全血运重建后 1 周）	持续 6 个月的集体和个人心理治疗	55	11%	16%
Stern（1983）	RCT	单中心	64	NA	AMI	14h 教育、放松治疗和 A 型行为矫正	53	15%	NA
Van Dixhoorn（1999）	RCT	单中心	156	NA	AMI	6h 放松治疗	56	6%	NA

表 10.4 根据 Cochrane 偏倚风险工具评估近期缺血性心脏病心理治疗随机试验的有效性

研究	随机序列生成	分配隐藏方案	参与者、实施者和结果评估人员盲法	不完整的结果数据	选择性结果报告	偏倚的其他来源
Albus（2009）	计算机生成	独立研究护士	未报告	显然所有的患者都分析过了	否	否
Appels（EXIT, 2005）	计算机生成	独立研究护士	结果评估者盲法	根据意向性分析	是	否
Berkman（ENRICHD,2000）	不清楚	不清楚	不清楚	不清楚	不清楚	否
Burell（1996）	不清楚	集中式电话服务	不清楚	不清楚	否	否
Burgess（1987）	不清楚	密封信封	不清楚	根据意向性分析	否	否
Claesson（2005）	不清楚	不清楚	不清楚	不清楚	否	否
Cowan（2001）	不清楚	集中式电话服务	结果评估者盲法	根据意向性分析	否	否
Friedman（RCCP, 1982）	随机数	不清楚	不清楚	不清楚	否	否
Gulliksson（SUPRIM, 2011）	计算机生成	密封信封	国家民事登记记录链接	显然所有的患者都分析过了	否	否
Hofman Bang（1999）	不清楚	不清楚	不清楚	不清楚	否	否
Ibrahim（1974）	交替分配	不清楚	不清楚	不清楚	否	否
Jones（1996）	不清楚	集中式电话服务	结果评估者盲法	不清楚	否	否
Koertge（2009）	随机数	密封信封	结果评估者盲法	根据意向分析	否	否
Mayou（2002）	随机数	密封信封	不清楚	根据意向分析	不清楚	否
McLaughlin（2005）	投硬币	不清楚的	交互式电话服务	根据意向分析	否	否
Michalsen（2005）	计算机生成	不清楚的	不清楚	根据研究方案进行分析	否	否
Neves（2009）	不清楚	不清楚的	未报告	显然所有的患者都分析过了	否	否

（续）表 10.4

研究	随机序列生成	分配隐藏方案	参与者、实施者和结果评估人员盲法	不完整的结果数据	选择性结果报告	偏倚的其他来源
Oldenburg（1995）	交替分配	高风险	不清楚	不清楚	否	否
Orth-Gomer（SWITCHD,2009）	随机数	独立研究员	未报告	显然所有的患者都分析过了	否	否
Rahe（1979）	不清楚	不清楚的	不清楚	高风险	否	否
Sebregts（2005）	不清楚	密封信封	结果评估者盲法	7 例患者随机分组，但被排除在研究之外	否	否
STEP-IN-AMI（2013）	不清楚	密封信封	结果评估者盲法	根据意向分析	否	否
Stern（1983）	不清楚	不清楚的	未报告	显然所有的患者都分析过了	否	否
Van Dixhoorn（1999）	不清楚	不清楚的	未报告	显然所有的患者都分析过了	否	否

表 10.5　缺血性心脏病心理治疗荟萃分析

结果	OR 值			异质性 P 值	异质性（I^2）（%）	小规模研究效应 P 值
	点估计	95%CI	效应量 P 值			
死亡	0.743	0.588~0.940	0.013	0.253	16.8%	0.007
心肌梗死	0.804	0.630~1.027	0.08	0.173	26.2%	0.245
血管的再形成	0.877	0.693~1.109	0.274	0.2	23.5%	0.448
死亡、心肌梗死或血管重建	0.715	0.540~0.946	0.019	0.014	54.9%	0.094

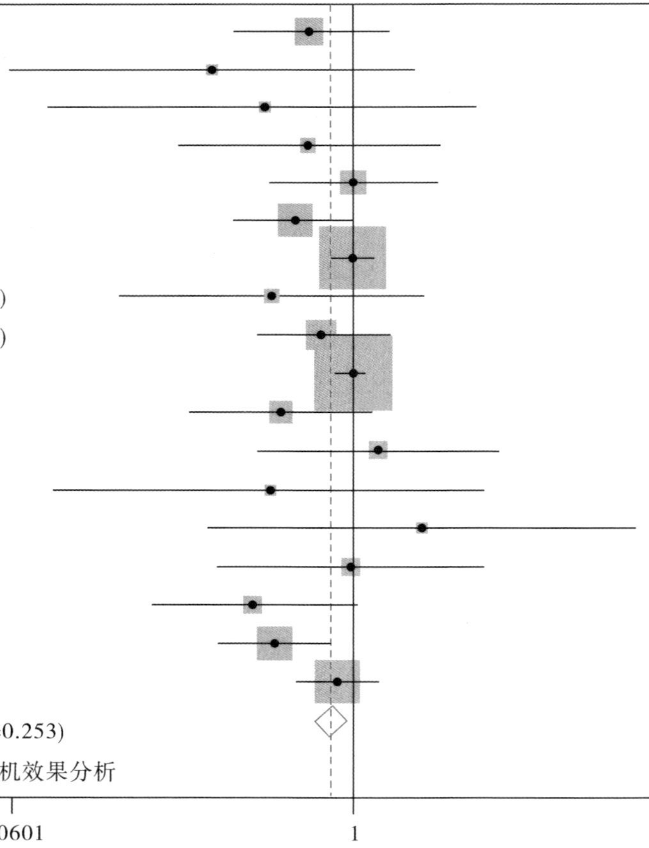

研究 ID	OR(95% CI)	事件 治疗	事件 控制	体重(%)
Ibrahim (1974)	0.53(0.17,1.70)	5/58	9/60	3.73
Rahe (1979)	0.12(0.01,2.55)	0/22	3/22	0.59
Stern (1986)	0.27(0.01,6.82)	0/35	1/29	0.52
Oldenburg (1995)	0.52(0.07,3.70)	2/16	3/14	1.39
Burgess (1987)	1.02(0.29,3.67)	5/59	5/91	3.13
Buref (1996)	0.42(0.17,1.07)	7/128	16/133	5.58
Jones (1996)	1.01(0.72,1.40)	76/1168	75/1160	22.91
Hofman Bang (1999)	0.30(0.03,2.97)	1/48	3/45	1.01
Van Dixboom (1999)	0.64(0.23,1.74)	7/76	11/80	4.82
ENRICHD (2000)	0.98(0.78,12.4)	169/1238	172/1243	29.99
Cowan (2001)	0.34(0.09,1.34)	3/67	8/66	2.72
Mayou (2002)	1.47(0.24,9.16)	3/58	2/56	1.58
McLaughlin (2005)	0.29(0.01,7.28)	0/53	1/47	0.52
Sebregls (2005)	2.80(0.11,69.57)	1/106	0/98	0.53
Albus (2009)	0.97(0.13,7.28)	2/39	2/38	1.31
Koorige (2009)	0.23(0.05,1.07)	2/119	9/128	2.16
SWITCHD (2009)	0.31(0.13,0.71)	8/112	25/125	6.54
SUPRIM (2011)	0.78(0.43,1.44)	23/193	25/170	10.97
总计 (t=16.8%，P=0.253)	0.74(0.59,0.94)	314/3625	370/3605	100.00

注意：体重来自随机效果分析

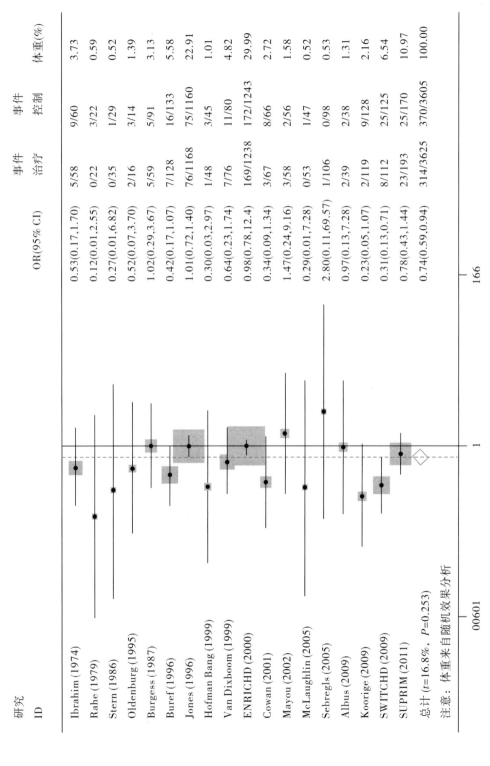

图 10.1　死亡风险的森林图（CI：置信区间；OR：比值比；治疗：心理疗法）

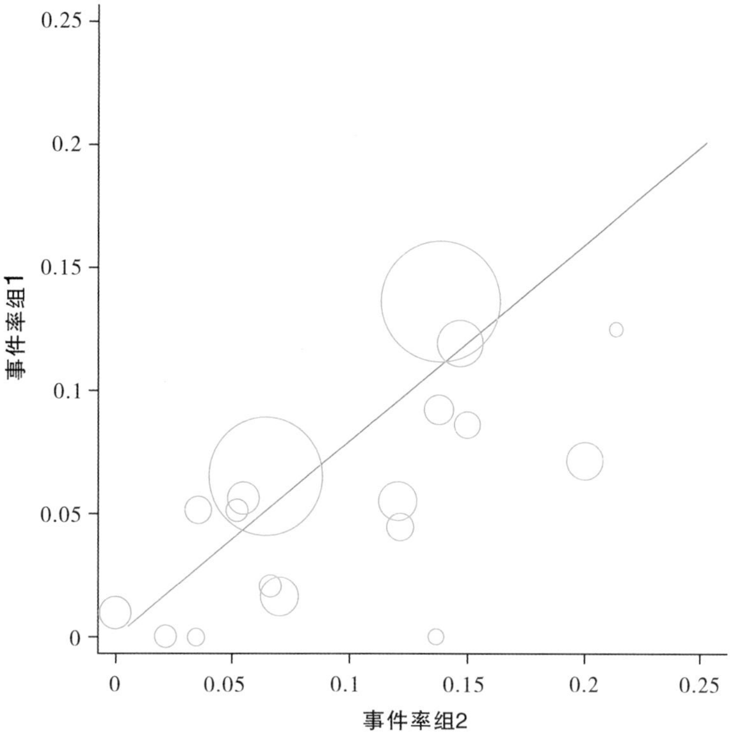

图 10.2　死亡风险的拉贝图（第 1 组：心理治疗组；第 2 组，对照组；线：合并比值比）

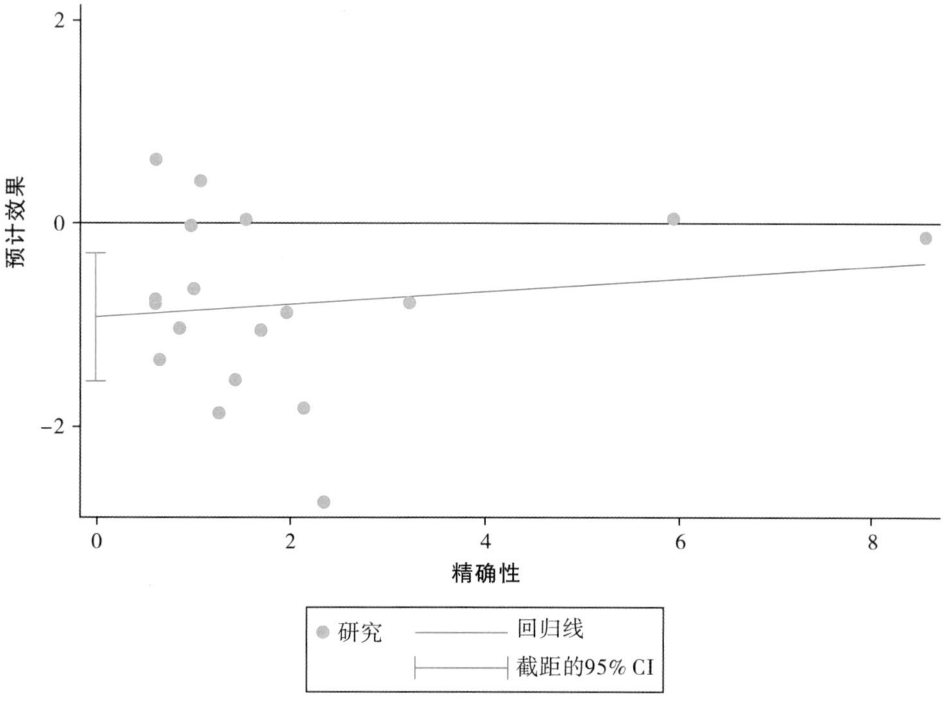

图 10.3　死亡风险的漏斗图（SND：标准正态离差）

研究 ID	OR(95% CI)	事件 治疗	事件 控制	体重(%)
Rahe (1979)	0.09(0.00,1.61)	0/22	4/22	0.05
RCCP (1982)	0.53(0.33,0.87)	41/592	33/270	14.82
Stern (1983)	2.63(0.26,26.69)	3/35	1/29	1.07
Buref (1996)	0.25(0.05,1.19)	2/128	6/133	2.26
Jones (1996)	0.69(0.56,1.35)	43/1166	48/1160	17.27
Hofman Bang (1999)	0.31(0.01,7.70)	0/48	1/45	0.56
Van Dixboom (1999)	0.66(0.35,2.12)	10/76	12/80	6.02
ENRICHD (2000)	0.99(0.79,1.25)	168/1238	170/1243	26.95
Cowan (2001)	0.46(0.04,5.46)	1/67	2/66	0.95
Ctaesoon (2005)	1.94(0.17,21.74)	2/101	1/97	0.99
EXIT (2005)	1.53(0.52,2.86)	27/366	17/344	10.63
Albus (2000)	0.47(0.04,5.45)	1/39	2/38	0.97
SUPRIM (2011)	0.60(0.37,0.96)	41/192	53/170	15.15
STEP-AMI (2013)	0.60(0.09,3.74)	2/49	3/45	1.68
总计 (I^2=26.2%，P=0.173)	0.80(0.63,1.03)	341/4121	355/3742	100.00

注意：体重来自随机效果分析

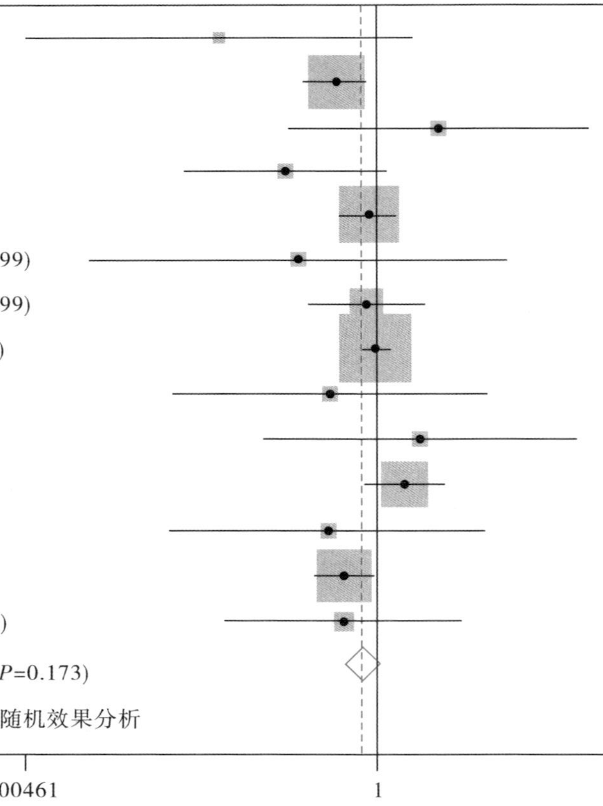

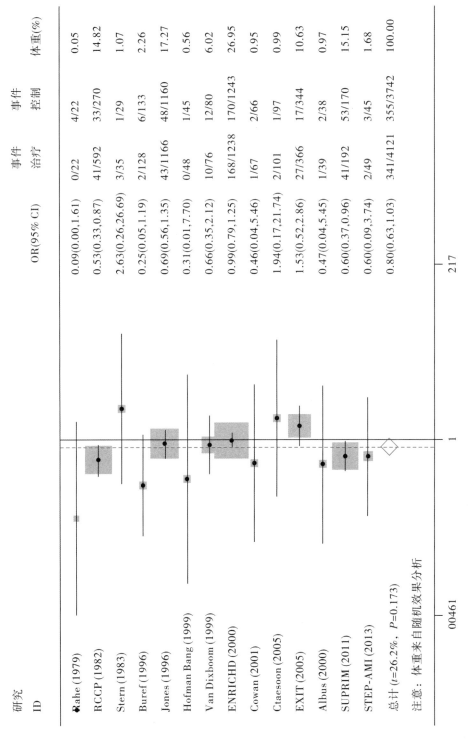

图 10.4　心肌梗死风险的森林图（CI：置信区间；OR：比值比；治疗：心理疗法）

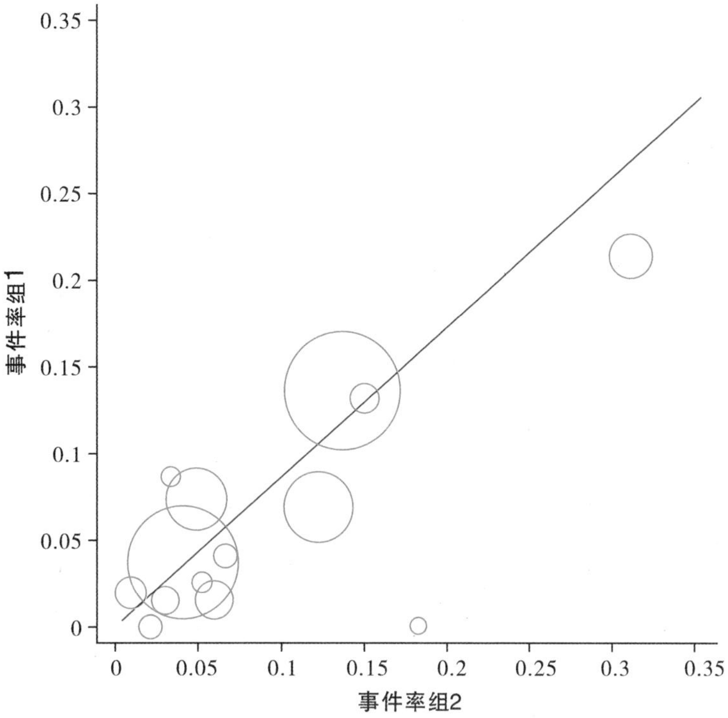

图 10.5　心肌梗死风险的拉贝图（第 1 组：心理治疗组；第 2 组：对照组；线：合并比值比）

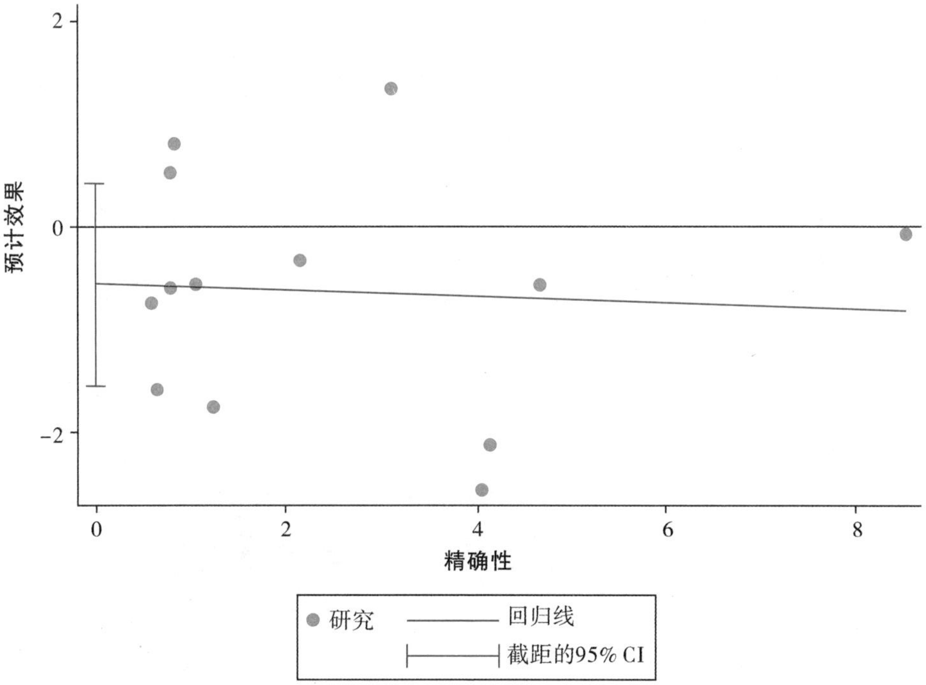

图 10.6　心肌梗死风险的漏斗图（SND：标准正态离差）

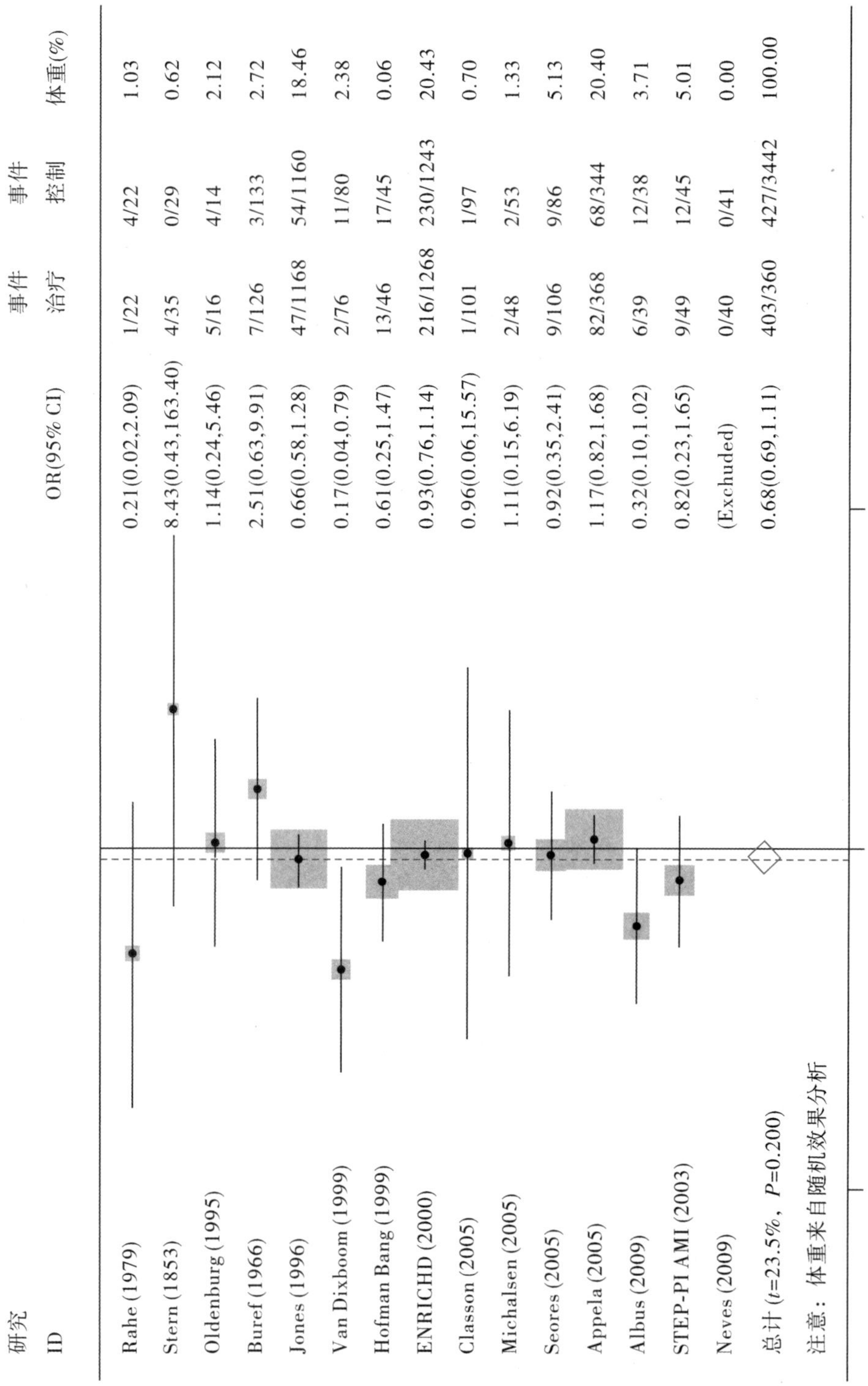
研究 ID | OR(95% CI) | 事件 治疗 | 事件 控制 | 体重(%)
Rahe (1979) | 0.21(0.02,2.09) | 1/22 | 4/22 | 1.03
Stern (1853) | 8.43(0.43,163.40) | 4/35 | 0/29 | 0.62
Oldenburg (1995) | 1.14(0.24,5.46) | 5/16 | 4/14 | 2.12
Buref (1966) | 2.51(0.63,9.91) | 7/126 | 3/133 | 2.72
Jones (1996) | 0.66(0.58,1.28) | 47/1168 | 54/1160 | 18.46
Van Dixboom (1999) | 0.17(0.04,0.79) | 2/76 | 11/80 | 2.38
Hofman Bang (1999) | 0.61(0.25,1.47) | 13/46 | 17/45 | 0.06
ENRICHD (2000) | 0.93(0.76,1.14) | 216/1268 | 230/1243 | 20.43
Classon (2005) | 0.96(0.06,15.57) | 1/101 | 1/97 | 0.70
Michalsen (2005) | 1.11(0.15,6.19) | 2/48 | 2/53 | 1.33
Seores (2005) | 0.92(0.35,2.41) | 9/106 | 9/86 | 5.13
Appela (2005) | 1.17(0.82,1.68) | 82/368 | 68/344 | 20.40
Albus (2009) | 0.32(0.10,1.02) | 6/39 | 12/38 | 3.71
STEP-PI AMI (2003) | 0.82(0.23,1.65) | 9/49 | 12/45 | 5.01
Neves (2009) | (Exchuded) | 0/40 | 0/41 | 0.00
总计 (I=23.5%，P=0.200) | 0.68(0.69,1.11) | 403/360 | 427/3442 | 100.00
注意：体重来自随机效果分析
00612
1
153

图 10.7 冠状动脉血运重建风险的森林图（CI：置信区间；OR：比值比；治疗：心理疗法）

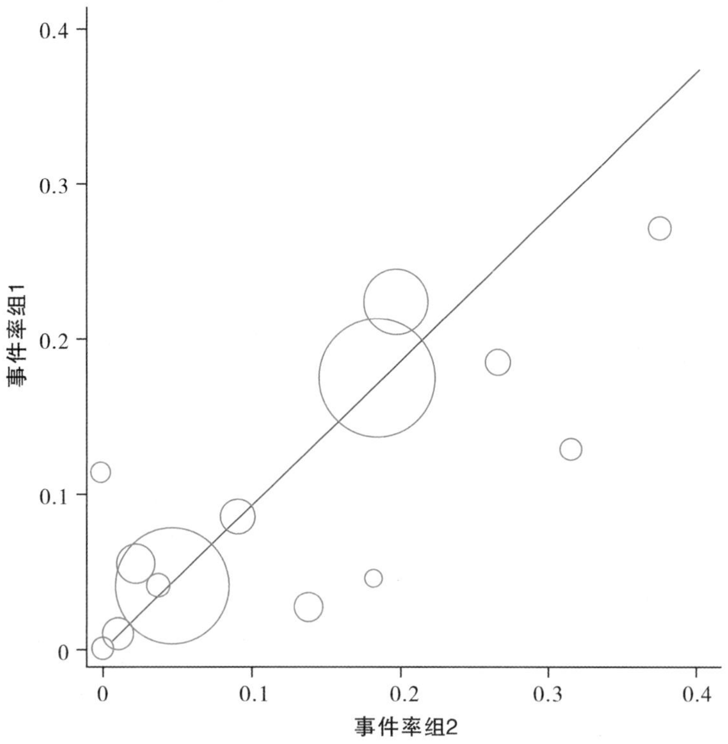

图 10.8　冠状动脉血运重建风险的拉贝图（第 1 组：心理治疗；第 2 组：对照组；线：合并比值比）

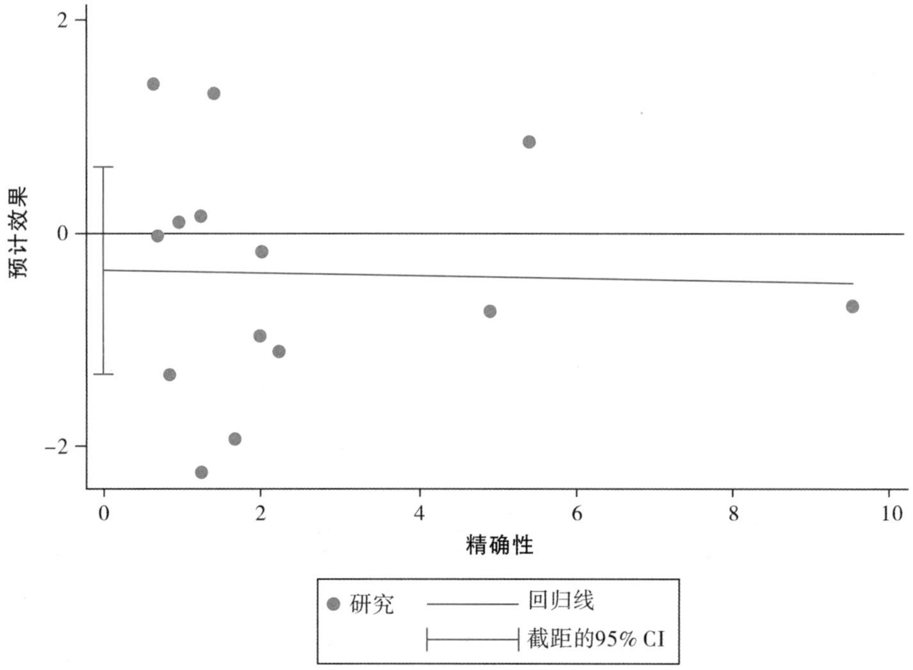

图 10.9　冠状动脉血运重建风险的漏斗图（SND：标准正态离差）

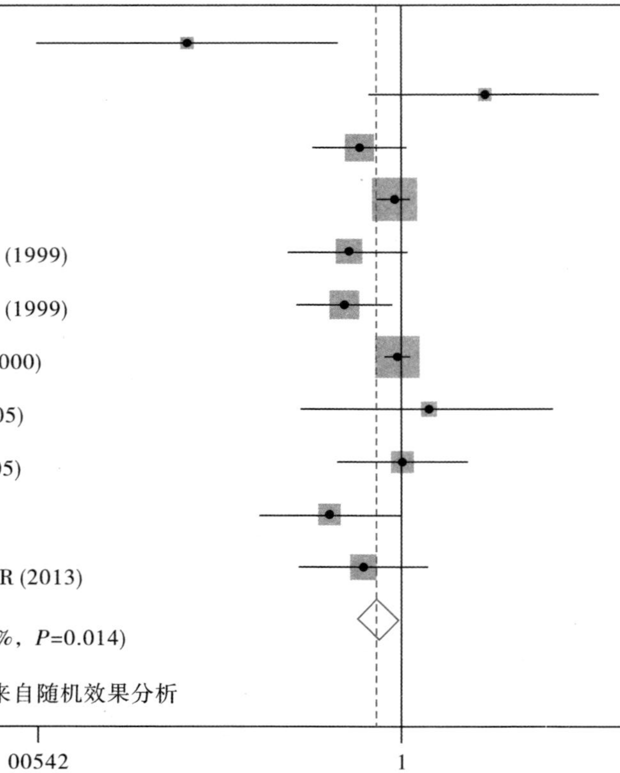

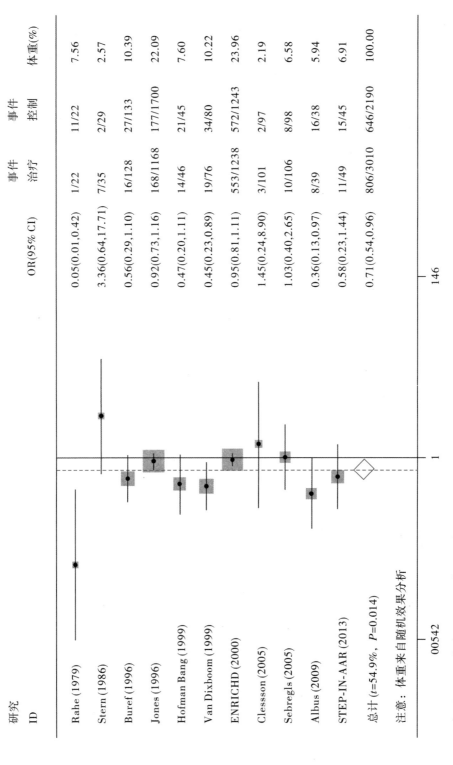

研究 ID	OR(95% CI)	事件 治疗	事件 控制	体重(%)
Rahe (1979)	0.05(0.01,0.42)	1/22	11/22	7.56
Stern (1986)	3.36(0.64,17.71)	7/35	2/29	2.57
Buref (1996)	0.56(0.29,1.10)	16/128	27/133	10.39
Jones (1996)	0.92(0.73,1.16)	168/1168	177/1700	22.09
Hofman Bang (1999)	0.47(0.20,1.11)	14/46	21/45	7.60
Van Dixboom (1999)	0.45(0.23,0.89)	19/76	34/80	10.22
ENRICHD (2000)	0.95(0.81,1.11)	553/1238	572/1243	23.96
Clessson (2005)	1.45(0.24,8.90)	3/101	2/97	2.19
Sebregls (2005)	1.03(0.40,2.65)	10/106	8/98	6.58
Albus (2009)	0.36(0.13,0.97)	8/39	16/38	5.94
STEP-IN-AAR (2013)	0.58(0.23,1.44)	11/49	15/45	6.91
总计 (t=54.9%，P=0.014)	0.71(0.54,0.96)	806/3010	646/2190	100.00

注意：体重来自随机效果分析

图 10.10　主要心脏不良事件风险的森林图（CI：置信区间；OR：比值比；治疗：心理疗法）

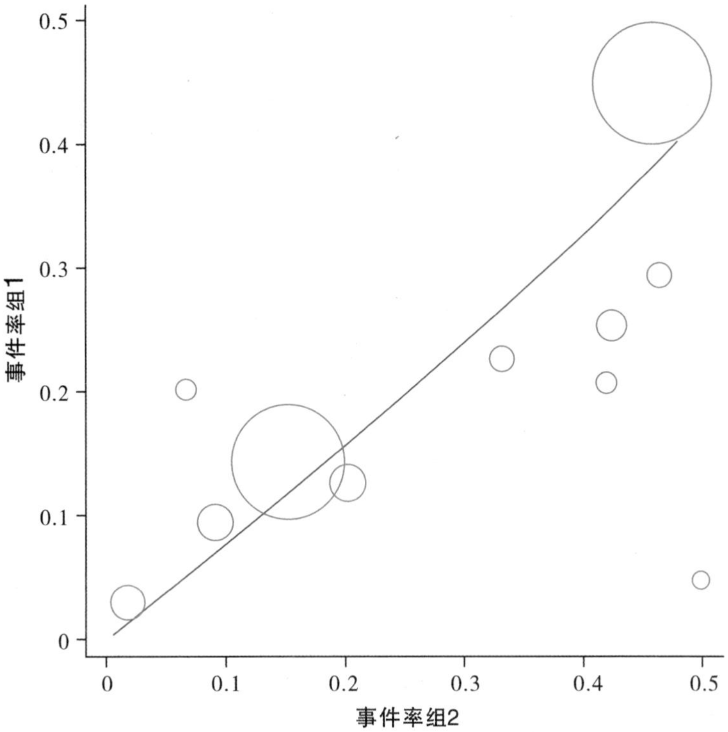

图 10.11　主要心脏不良事件风险的拉贝图（第 1 组：心理治疗组；第 2 组：对照组；线：合并比值比）

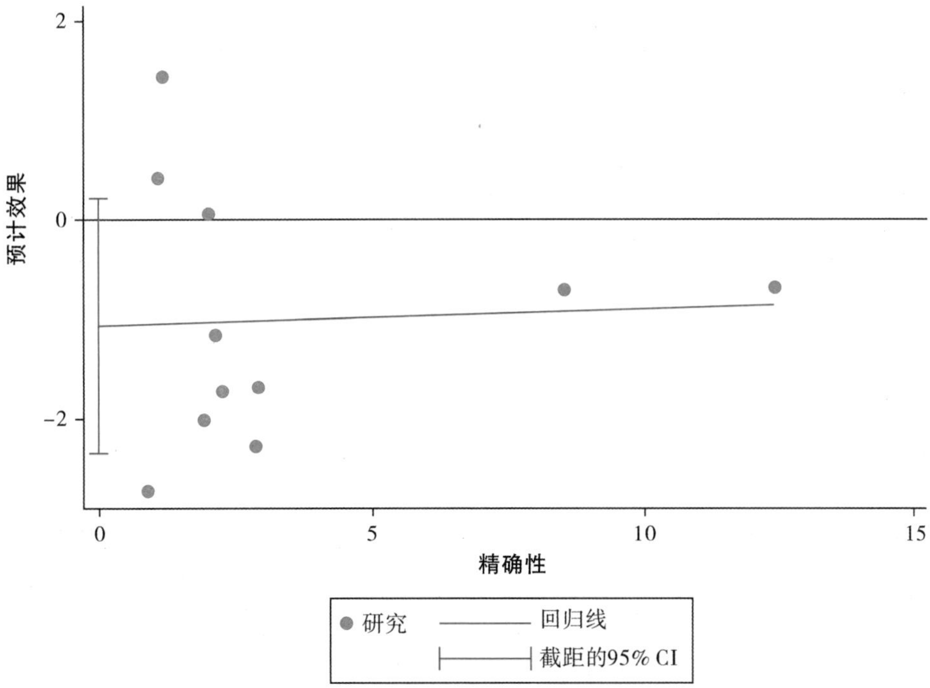

图 10.12　主要心脏不良事件风险的漏斗图（SND：标准正态离差）

因为心理治疗可以在中期导致有益的生活方式改变，这可以转化为对临床硬终点（hard clinical endpoint）的重大、长期益处。目前，大量的心理干预措施（团体治疗、个体认知行为治疗、短期动态心理治疗、心理教育、咨询）被用于治疗心脏病患者，反映了负面情绪影响心脏结果的确切机制的不确定性[6]。许多试验规模相对较小且随访期较短[45]，但同时开展侧重于心理治疗的大型实用试验方面存在很大困难。此外，干预措施和技术细节往往报道得很少。所以，关于心理治疗和辅助心理干预如何改善缺血性心脏病患者的预后目前仍然没有明确的答案。

然而，现代技术有可能与心理疗法协同作用。因此，我们可以预见未来会出现全面的院后护理计划，除了药物、物理或手术治疗外还包括心肺康复和正规的心理干预。在现代心血管照护成功治疗急性冠脉综合征的时代，这可能会产生更大的影响。急性冠脉综合征常会转变为慢性缺血性心脏病和心力衰竭。值得注意的是，为这些患者提供心理治疗照护仍然是最重要的。事实上，由非专职人员提供心理支持甚至可能产生有害的影响，或者最多证明毫无效果[27]。因此，在线或远程医疗提供心理治疗的效果是不可预测的，因为医生和患者之间的直接和持续接触有助于确保非语言交流心理治疗的成功（见第 17 章）。

10.5 结 论

尽管我们雄心勃勃，但目前的工作依然存在疏漏，包括系统综述和伞形综述的典型特征[46-50]。此外，由于所有荟萃分析或综述都清楚地反映了所评估的原始研究的质量和广度，因此这种伞形综述和更新的荟萃分析不能纠正被纳入的原始试验的局限性，其中一些试验存在显著偏倚的风险（如根据交替分配方案来分配患者）。

尽管心理治疗和辅助心理干预可能改善缺血性心脏病患者的预后，但仍有问题尚未解决，特别是心理治疗和心理干预在现代多方面心血管照护时代的真正影响力。因此，仍需进一步、大规模的试验来明确评估缺血性心脏病患者采用心理干预的风险 – 收益。

声明：本章内容无利益和资金方面的冲突。

（张玉海 译）

参考文献

[1] Wilson JF.Stable ischemic heart disease. Ann Intern Med, 2014, 160: ITC1-1-16.
[2] Gerber Y, Weston SA, Redfield MM, et al. A contemporary appraisal of the heart failure epidemic

in Olmsted County. JAMA Intern Med, 2015, 175: 996–1004.
[3] Linden W, Stossel C, Maurice J. Psychosocial interventions for patients with coronary artery disease: a meta-analysis. Arch Intern Med, 1996, 156: 745–752.
[4] Dusseldorp E, Van Elderen T, Maes S, et al. A meta-analysis of psychoeducational programs for coronary heart disease patients. Health Psychol, 1999, 18: 506–519.
[5] Van Dixhoorn J, White A. Relaxation therapy for rehabilitation and prevention in ischaemic heart disease: a systematic review and meta-analysis. Eur J Cardiovasc Prev Rehabil, 2005, 12: 193–202.
[6] Whalley B, Rees K, Davies P, et al. Psychological interventions for coronary heart disease. Cochrane Database Syst Rev, 2011, 8: CD002902.
[7] Pereira VH, Cerqueira JJ, Palha JA, et al.Stressed brain, diseased heart: a review on the pathophysiologic mechanisms of neurocardiology. Int J Cardiol, 2013, 166: 30–37.
[8] Pinto VL, Brunini TM, Ferraz MR, et al.Depression and cardiovascular disease: role of nitric oxide. Cardiovasc Hematol Agents Med Chem, 2008, 6: 142–149.
[9] Biondi-Zoccai G, Peruzzi M, Giordano A, et al. Commentary: transcatheter renal sympathetic denervation for resistant arterial hypertension: when sham brings shame. J Endovasc Ther, 2014, 21: 197–201.
[10] Biondi-Zoccai G. Network meta-analysis: evidence synthesis with mixed treatment comparison. NY: Nova, 2014.
[11] Whittemore R, Chao A, Jang M, et al.Methods for knowledge synthesis: an overview. Heart Lung, 2014, 43: 453–461.
[12] Griebeler ML, Morey-Vargas OL, Brito JP, et al. Pharmacologic interventions for painful diabetic neuropathy: an umbrella systematic review and comparative effectiveness network meta-analysis. Ann Intern Med, 2014, 161: 639–649.
[13] Moher D, Liberati A, Tetzlaff J, et al. Preferred reporting items for systematic reviews and meta-analyses: the PRISMA statement. BMJ, 2009, 339: b2535.
[14] Shojania KG, Bero LA. Taking advantage of the explosion of systematic reviews: an efficient MEDLINE search strategy. Eff Clin Pract, 2001, 4: 157–162.
[15] Biondi-Zoccai GG, Agostoni P, Abbate A, et al. A simple hint to improve Robinson and Dickersin's highly sensitive PubMed search strategy for controlled clinical trials. Int J Epidemiol, 2005, 34: 224–225.
[16] Shea BJ, Grimshaw JM, Wells GA, et al. Development of AMSTAR: a measurement tool to assess the methodological quality of systematic reviews. BMC Med Res Methodol, 2007, 7: 10.
[17] Albus C, Theissen P, Hellmich M, et al. Long-term effects of a multimodal behavioral intervention on myocardial perfusion–a randomized controlled trial. Int J Behav Med, 2009, 16: 219–226.
[18] Gulliksson M, Burell G, Vessby B, et al. Randomized controlled trial of cognitive behavioral therapy vs. standard treatment to prevent recurrent cardiovascular events in patients with coronary heart disease: Secondary Prevention in Uppsala Primary Health Care project (SUPRIM). Arch Intern Med, 2011, 171: 134–140.
[19] Neves A, Alves AJ, Ribeiro F, et al. The effect of cardiac rehabilitation with relaxation therapy on psychological, hemodynamic, and hospital admission outcome variables. J Cardiopulm Rehabil Prev, 2009, 29: 304–309.
[20] Orth-Gomér K, Schneiderman N, Wang HX, et al. Stress reduction prolongs life in women with coronary disease: the Stockholm Women's Intervention Trial for Coronary Heart Disease (SWITCHD). Circ Cardiovasc Qual Outcomes, 2009, 2: 25–32.
[21] Roncella A, Pristipino C, Cianfrocca C, et al. One-year results of the randomized, controlled, short-term psychotherapy in acute myocardial infarction (STEP-IN-AMI) trial. Int J Cardiol, 2013,

170: 132–139.

[22] Appels A, Bär F, van der Pol G, et al. Effects of treating exhaustion in angioplasty patients on new coronary events: results of the randomized Exhaustion Intervention Trial (EXIT). Psychosom Med, 2005, 67: 217–223.

[23] Burell G. Behaviour modification after coronary artery bypass graft surgery: effects on cardiac morbidity and mortality. J Rehabil Sci, 1995, 8: 39–40.

[24] Burgess AW, Lerner DJ, D'Agostino RB, et al. A randomized control trial of cardiac rehabilitation. Soc Sci Med, 1987, 24: 359–370.

[25] Claesson M, Birgander LS, Lindahl B, et al. Women's hearts–stress management for women with ischemic heart disease: explanatory analyses of a randomized controlled trial. J Cardiopulm Rehabil, 2005, 25: 93–102.

[26] Cowan MJ, Pike KC, Kogan BH. Psychosocial nursing therapy following sudden cardiac arrest: impact on two-year survival. Nurse Res, 2001, 50: 68–76.

[27] Berkman LF, Blumenthal J, Burg M, et al. Effects of treating depression and low perceived social support on clinical events after myocardial infarction: the enhancing recovery in coronary heart disease patients (ENRICHD) randomized trial. JAMA, 2003, 289: 3106–3116.

[28] Hofman-Bang C, Lisspers J, Nordlander R, et al. Two-year results of a controlled study of residential rehabilitation for patients treated with percutaneous transluminal coronary angioplasty–a randomized study of a multifactorial programme. Eur Heart J, 1999, 20: 1465–1474.

[29] Ibrahim MA, Feldman JG, Sultz HA, et al. Management after myocardial infarction: a controlled trial of the effect of group psychotherapy. Int J Psychiatry Med, 1974, 5: 253–268.

[30] Jones DA, West RR. Psychological rehabilitation after myocardial infarction: multicentre randomised controlled trial. BMJ, 1996, 313: 1517–1521.

[31] Koertge J, Janszky I, Sundin O, et al. Effects of a stress management program on vital exhaustion and depression in women with coronary heart disease: a randomized controlled intervention study. J Intern Med, 2008, 263: 281–293.

[32] Mayou RA, Thompson DR, Clements A, et al. Guideline-based early rehabilitation after myocardial infarction. A pragmatic randomised controlled trial. J Psychosom Res, 2002, 52: 89–95.

[33] McLaughlin TJ, Aupont O, Bambauer KZ, et al. Improving psychologic adjustment to chronic illness in cardiac patients. The role of depression and anxiety. J Gen Intern Med, 2005, 20: 1084–1090.

[34] Michalsen A, Grossman P, Lehmann N, et al. Psychological and quality-of-life outcomes from a comprehensive stress reduction and lifestyle program in patients with coronary artery disease: results of a randomized trial. Psychother Psychosom, 2005, 74: 344–352.

[35] Oldenburg B, Perkins RJ, Andrews G. Controlled trial of psychological intervention in myocardial infarction. J Consult Clin Psychol, 1985, 53: 852–859.

[36] Rahe RH, Ward HW, Hayes V. Brief group therapy in myocardial infarction rehabilitation: three- to four-year follow-up of a controlled trial. Psychosom Med, 1979, 41: 229–242.

[37] Sebregts EH, Falger PR, Appels A, et al. Psychological effects of a short behavior modification program in patients with acute myocardial infarction or coronary artery bypass grafting. A randomized controlled trial. J Psychosom Res, 2005, 58: 417–424.

[38] Stern MJ, Gorman PA, Kaslow L. The group counseling v exercise therapy study. A controlled intervention with subjects following myocardial infarction. Arch Intern Med, 1983, 143: 1719–1725.

[39] Van Dixhoorn JJ, Duivenvoorden HJ. Effect of relaxation therapy on cardiac events after myocardial infarction: a 5-year follow-up study. J Cardiopulm Rehabil, 1999, 19: 178–185.

[40] Rosengren A, Hawken S, Ounpuu S, et al. Association of psychosocial risk factors with risk

of acute myocardial infarction in 11 119 cases and 13 648 controls from 52 countries (the INTERHEART study): case-control study. Lancet, 2004, 364: 953–962.
[41] Gidron Y, Gilutz H, Berger R, et al. Molecular and cellular interface between behavior and acute coronary syndromes. Cardiovasc Res, 2002, 56: 15–21.
[42] Pignalberi C, Patti G, Chimenti C, et al. Role of different determinants of psychological distress in acute coronary syndromes. J Am Coll Cardiol, 1998, 32: 613–619.
[43] Lehrer PM, Woolfolk RL. Principles and practice of stress management. Guilford Press, 1993.
[44] Cozolino L. The neuroscience of psychotherapy: healing the social brain. W.W. Norton, 2010.
[45] Kisely SR, Campbell LA, Yelland MJ, et al. Psychological interventions for symptomatic management of non-specific chest pain in patients with normal coronary anatomy. Cochrane Database Syst Rev, 2012, 6: CD004101.
[46] Biondi-Zoccai G, Lotrionte M, Landoni G, et al. The rough guide to systematic reviews and meta-analyses. HSR Proc Intensive Care Cardiovasc Anesth, 2011, 3: 161–173.
[47] Biondi-Zoccai GG, Lotrionte M, Abbate A, et al. Compliance with QUOROM and quality of reporting of overlapping meta-analyses on the role of acetylcysteine in the prevention of contrast associated nephropathy: case study. BMJ, 2006, 332: 202–209.
[48] Biondi-Zoccai G, Abbate A, Peruzzi M, et al. Commentary: observations, trials, and meta-analyses: the life cycle of evidence-based endovascular therapy. J Endovasc Ther, 2014, 21: 693–696.
[49] Biondi-Zoccai G, Landoni G, Modena MG. A journey into clinical evidence: from case reports to mixed treatment comparisons. HSR Proc Intensive Care Cardiovasc Anesth, 2011, 3: 93–96.
[50] Armijo-Olivo S, Ospina M, Da Costa BR, et al. Poor reliability between Cochrane reviewers and blinded external reviewers when applying the Cochrane risk of bias tool in physical therapy trials. PLoS One, 2014, 9: e96920.

11 冠心病的认知－行为心理治疗

Marinella Sommaruga

> 当艺术和科学相结合，当身体和精神被一同探索时，才能完成最好的治愈。
>
> ——《失落的治疗艺术》
>
> Bernard Lown

11.1 引 言

冠心病是最常见的心脏疾病，冠心病患者器质性病变的治疗和社会心理影响的管理都很重要。患者通常不得不应对健康状况的急剧变化，因此可能会经历各种负面情绪反应（如愤怒、焦虑、恐惧和抑郁）。即使许多人体力上可以应对，也无法回归以前的工作、休闲或正常的性生活状态。此外，在过去的30年中研究已经证实，社会心理风险因素如负面情绪、压力和负面心理心态（包括抑郁症状、焦虑、悲观、愤怒和敌意）以及缺乏足够的社会心理和生活条件支持（如社会经济地位低下和社会孤立）都与冠心病的发生有关[1,2]。

因此，许多里程碑式的研究[1-3]和心理指南[4]强调有效管理这些社会心理风险因素的必要性，包括筛选这些因素和实施不同的心理干预计划（如咨询、动机访谈、健康心理教育和心理治疗）。

大量“多学科”研究[5,6]试图确定社会心理干预对冠心病一级和二级预防的有

M. Sommaruga, PsyD (✉)
Clinical Psychology and Social Support Unit, Salvatore Maugeri Foundation, Care and Research Institute of Milan, Via Camaldoli 64, 20138 Milan, Italy
e-mail: marinella.sommaruga@fsm.it

A. Roncella, C. Pristipino (eds.), *Psychotherapy for Ischemic Heart Disease*,
DOI 10.1007/978-3-319-33214-7_11

效性，但总体上还不能得出不同的社会心理因素的确切影响。一些研究明确了社会心理因素对生活质量、健康行为和身体风险状况的积极影响，而另一些研究证实了其对心血管发病率和死亡率的保护作用。一些研究表明，男性的抑郁和焦虑症状有轻微到中度的改善时，其心脏死亡风险有轻微的降低，全因死亡率风险也有所降低。男性似乎比女性从社会心理因素干预中获益更多，尽管如此，我们也不得不承认，对女性的研究比男性少很多。

Linden 等发现心脏事件至少 2 个月后启动的心理干预程序对患者未来心血管事件发生率的影响大于即刻开始的干预[6]。与此同时，Welton 等[7]进行了系统的文献回顾以更新之前 Cochrane 发表的综述内容。他们将干预的措施分为 6 类，即常规护理、宣教、行为、认知、放松和支持。大多数干预措施是这些部分的组合。有证据表明心理干预能有效降低总胆固醇和标准化平均焦虑评分，行为干预能有效降低全因死亡率和非致死性心肌梗死的概率，认知 – 行为干预能降低标准化平均抑郁评分。

为促进健康行为和提高社会心理健康的管理策略而开发的许多循证技术都源自认知 – 行为疗法（CBT），包括健康咨询、戒烟、体重管理、自我监控、压力管理等干预措施。意大利心血管预防、康复和流行病协会（GICR-IACPR）提出了一种心理治疗和医疗实践的综合模式，此模式展示了对冠心病患者进行心理干预的阶段步骤，主要在意大利心脏康复机构中实施（见第 22 章）。

11.2　认知 – 行为心理疗法

CBT 包括一系列源自疾病认知 – 行为模型的疗法，通过这些疗法患者可以与治疗师合作共同制订方案来实现特定的治疗目标。这些目标包括从认识到行为 / 思维模式对感觉状态的影响，并调整和改变认知 / 行为应对技能来降低特定症状和问题的严重程度。

Beck[8] 和 Ellis[9] 首创的这种治疗方法的核心前提是非适应性认知会导致持续的情绪困扰和行为问题。

认知疗法的基础是认知重建，包括模式和自动思维的识别以及将这些思维重组为更现实和适应性更强的认知[10]。

除了认知重建之外还包括行为激活，每周活动的分配和安排，帮助患者恢复已经停止的活动并从事新的活动。

解决问题的技巧也被用来帮助患者在面对困难的情况下或者面临日常决策时做出选择。

积极的自我描述有助于提升患者的自尊。

当患者难以集中注意力或情绪超载时，可以使用分散注意力和重新集中注意力的方法。

● 放松疗法[11]是一种公认的心理疗法，用于缓解慢性病患者的心理压力。在可用的各种放松技术中，渐进肌肉放松（Progressive Muscle Relaxation，PMR）遵循经 Bernstein 和 Borkovic 制订的标准化和验证的程序步骤，该程序以 Jacobson 的经典肌肉放松程序为基础，其他的基本放松技巧还包括想象练习。

尽管放松疗法已被证明对冠心病患者有效，但只有少数随机对照试验或小型研究的荟萃分析评估了放松训练对有心理问题的心脏病患者预后的作用。

● 基于正念的认知疗法（Mindfulness-Based Cognitive Therapy，MBCT）是基于可操作性的团队技能训练项目而开发的方法，旨在解决复发性抑郁症发作患者的脆弱心理问题[12,13]。MBCT 将针对抑郁的 CBT 整合到 Kabat-Zinn 的基于正念的减压（Mindfulness-Based Stress Reduction，MBSR）计划中[14]。MBCT 包括简单的呼吸、冥想和瑜伽拉伸，以帮助参与者更好地意识到目前的状态，包括体察他们的思想和身体时时刻刻的变化。MBCT 还包括抑郁症的基础教育和数个认知疗法的练习。这些更有条理的练习使 MBCT 不同于冥想，但这种方法仍根植并保持这一被流传了 2 500 年的顿悟冥想的传统。MBCT 帮助激发个人的潜能，让痛苦的情绪、想法和感觉消散，而不必与之抗争。这也有助于患者认知目前真正的自我。

● 元认知疗法（Metacognitive Therapy，MCT）作为一种创新性的方法，理解和分析心理健康问题的原因并对其进行治疗[15]。元认知就是控制心理过程和思维的认知成分。大多数人对元认知有一些直接的意识体验，MCT 帮助患者掌握新的方法来控制与消极想法和信念相关的注意力，以及改变导致无益思维模式的元认知信念。

● 接纳承诺疗法（Acceptance and Commitment Therapy，ACT）是一种“第三代”行为和认知疗法[16,17]，使用接受和正念策略以及承诺和行为改变策略来增加心理灵活性。心理灵活性意味着作为一个有意识的人能够充分接触和认识当下，按照自己选择的价值观方向，根据形势做出改变或坚持某些行为。“基于接受的”干预措施已被证明对慢性身体状况有效[18]。

所有这些基于 ACT 的干预措施通常疗程较短，并且通常是在一个群体环境中实施的。治疗时间长短不一（如从 3h 的讨论会到 3 周的静修）。传统的 CBT 方法试图去争论、改变和重构消极思想的内容，而行为教学法试图改变个人与自己的思想和感情之间的关系。ACT 似乎对改善心脏病患者低风险生活方式的依从性更有效（如低脂肪饮食、戒烟和药物依从性）。

ACT 中有一个重要的内容可以帮助解释行为改变与个人核心价值观的联系，可以将其定义为长期渴望的生活质量 [16]。当一个人与自己的人生价值观失去联系时，可能会牺牲长期的行为目标和价值意义（如采用健康的生活方式）来满足突出的短期目标（如减少目前的不适症状）。短期和长期的痛苦耐受能力是健康但艰苦的生活方式改变所必需的。

因此，CBT 疗法包含一系列治疗疾病的特定模型和方法，并结合了多种以认知、行为和情绪为中心的技术。虽然这些策略非常强调认知因素，但生理逻辑、情感和行为成分也因其在维持疾病中的作用而得到认可 [19]。

CBT 是一种证据充分、基于循证的焦虑症治疗方法。在采用 CBT 的患者中，患者被引导重组可引发焦虑并导致惊恐发作的想法，并进行通过放松方法来抵消压力和焦虑的培训，同时通过暴露疗法来使患者自己对压力刺激脱敏 [20]。Cochrane 的综述指出在减轻焦虑症状方面，基于 CBT 原则的治疗对于短期治疗广泛性焦虑症（General Anxiety Disorder，GAD）是有效的 [21]。

CBT 也经常被用于治疗抑郁症并获得成功。荟萃分析和深入的文献综述发现，就减轻抑郁症状而言，使用 CBT 相当于单独使用药物。其他研究也得出了类似的结论，包括在复发性或更严重程度抑郁症患者中也是如此 [22-24]。

CBT 是由国家临床卓越研究所（National Institute of Clinical Excellence，NICE）推荐的治疗焦虑症和抑郁症的方法，其在许多精神健康问题治疗上也有不同的作用 [25]。鉴于有证据表明一些患者对“低强度”干预反应良好，NICE 还主张采取阶梯式护理方法用于轻度至中度抑郁症和某些焦虑症患者的心理治疗。对焦虑和抑郁的治疗通常持续 12~14 个疗程，在此期间治疗师与患者一起评测和修正症状背后的消极思想、偏见和行为。家庭作业也是治疗的一部分，通常包括记录想法、改变行为模式、指定活动计划和进行“行为实验”来测试扭曲的信念。Hayes 等最近在对荟萃分析进行的评估中发现循证医学的证据基础总体而言在治疗焦虑症、抑郁症和其他几种精神健康问题方面非常有用 [19]。

11.3　冠心病的认知 – 行为心理治疗

抑郁和焦虑是冠心病患者最常见的心理问题，应在护理开始时就进行社区康复治疗以改善冠心病患者的心理健康状况 [26]。

11.3.1　抑郁和抑郁症状

抑郁症和抑郁症状的治疗方案包括心理咨询（如认知疗法）、抗抑郁药物（主要是 SSRIs*）和运动疗法[5,27]。尽管心理治疗和抗抑郁药物治疗可以减轻抑郁症状，但是其作用是否可降低心肌梗死的发生率，降低心脏和全因死亡率以及心脏手术的必要性仍不太清楚[5,28-30]（见第 9 章）。“抗抑郁药物和抗精神病药物可改善缺血性心脏病患者的生活质量，但不一定能够提高其存活率。因为几乎所有的抗抑郁药和抗精神病药都有对心血管系统的不良影响的报道。”

很多对照研究调查了心理治疗对冠心病显著抑郁综合征的有效性。在这些研究中，大多数都证实了对抑郁症状的有效干预作用，但仅为中度。涉及的多种治疗方法包括 CBT[31-34]、人际关系治疗[35]和“协作治疗”[36]。

最近发表的 Cochrane 综述中也提到了相同的结论[29]。事实上，研究者们认为心理干预和药物（如 SSRIs）可能对冠心病患者的抑郁症状产生微小但有临床意义的作用，但他们无法确定在降低死亡率或心脏事件发生率方面有任何显著的作用。总的来说，因为每个结论都缺少高质量的临床研究以及受检人群和干预方法的异质性，所以研究结果的证据仍不充分。尽管抑郁症被认为是冠心病的独立病因和预后危险因素，且有许多被认可的循证医学证据，但关于抑郁症对冠心病患者的影响的研究却不多。

在加强冠心病康复试验（Enhancing Recovery in Coronary Heart Disease，ENRICHD）中，2 481 例近期患有抑郁症 / 社会支持低的心肌梗死患者随机接受了 CBT（和必要时给予 SSRIs）或常规护理。在接受 CBT 的患者中发现，抑郁和社会支持有中等程度的改善。经过 29 个月的随访，结果提示 CBT 对心脏预后或死亡率没有任何益处，并且在女性中心脏预后似乎更差[31]。尽管如此，研究人员还是提出可能存在方法学方面的问题，提示这些结果并不能说明 CBT 无效。

事实上，这一结果可以归因于，作为常规医疗护理的一部分，对常规护理的对照组患者采用抗抑郁治疗、心脏康复和心理支持等积极的治疗，减少了组间差异[37]。CBT 干预未能影响生存率的另一个可能原因是大量轻度短暂性抑郁症患者被纳入研究，这可能会影响最终结果。最后在这个医学管理良好的研究组中，由于二级预防管理的改善，存活率的提高也影响了研究结果。

一项关于运动和压力管理训练对冠心病患者心血管风险指标影响的随机对照研究表明，干预患者的抑郁和心理困扰后其心血管风险指标也有所改善[38]。

在最近的一项系统综述中，Dickens 等试图采用心理干预明确改善冠心病患者的抑郁和抑郁症状[39]。结果表明，尽管效果很小，但心理干预改善了抑郁症。无

---

* 译者注：目前已包含很多药物种类

论患者的抑郁状况如何，问题解决、常规教育、技能训练、认知 – 行为疗法和放松疗法对被招募的冠心病患者影响不大。在高质量的抑郁症冠心病患者的临床试验中，只有 CBT 疗法产生了很小但有显著差异的效果。

11.3.2 焦　虑

Tully 等最近发现在寻求心理支持的心脏病患者中，广泛性焦虑症作为最常见的心理健康问题仅次于抑郁症 [40]。

尽管在非冠心患者群中 CBT 是焦虑症的首选治疗方法 [41]，但在心脏病患者中开展得却十分有限 [42]。事实上，行为暴露和症状诱导（如通过过度通气运动来诱发症状）是惊恐障碍 CBT 模型的关键组成部分 [43]。然而在冠心病患者中，考虑到在惊恐应激刺激试验中的惊恐发作可能会导致心脏负荷试验阳性患者出现可逆性心肌灌注缺损，因此症状诱导的安全性和耐受性仍需考证 [44]。此外，有研究报道在广泛焦虑症（GAD）患者治疗过程中，焦虑诱导理论上可能导致心率和收缩压的变化，所以其安全性也应受到关注 [45]。然而，Frasure-Smith 和 Lesperance[46] 报道的首个 GAD 患者预后研究详细分析了冠心病患者 GAD 治疗的问题和困难。此外，在治疗 A 型性格患者时，CBT 对于培训患者掌握管理愤怒的技能很有用和有效，还可以帮助患者停用苯二氮䓬类药物，确保更好的自我依赖和掌握焦虑症状 [20]。

11.3.3 压力管理和行为医学

Benson 是第一位系统研究冥想和身心疗法过程中人体生理变化的学者，他把这种抵消“压力反应”的生理状态定义为“放松反应” [47]。他还将放松训练和 CBT 纳入临床小组项目，目标是帮助不孕、艾滋病和癌症患者降低心脏风险。这些项目已经被证明可以减少不必要的医疗程序和治疗上的花费，提高治疗的依从性，减少压力和不健康生活方式的风险因素 [48]。

减少 A 型行为的复发性冠状动脉预防项目 [49] 作为首批行为医学研究之一，试图将减轻压力、放松训练 /CBT 和改变生活方式融入心脏病治疗过程中。

在 Ornish 生活方式心脏研究 [50,51] 中，那些保持生活方式改变的参与者在 1 年、4 年和 5 年的随访中出现了冠状动脉狭窄消退的情况。同时，Edelman 等 [52] 证明，经过 10 个月的个性化健康训练计划（包括正念冥想、放松训练、压力管理、健康教育和辅导），积极治疗组患者比普通护理组患者的心脏事件风险降低，体重减轻更明显，锻炼频次更高。

2011 年 1 月 28 日，Uppsala 二级卫生保健项目（Secondary Prevention in Uppsala Primary Health Care Project，SUPRIM）研究 [53] 结果发布。在该研究中，CBT 使致

命和非致命的首次循环心血管事件减少了41%。之后欧洲心脏病学会提出压力管理项目应该在欧洲冠心病患者中得到更广泛的应用。在SUPRIM研究中，研究人员将362例缺血性心脏病事件后出院的患者随机分配到CBT组（192例）或没有额外治疗的常规护理组（170例）。常规护理包括降低血压和胆固醇以及给予抑制血栓形成的药物。CBT项目分22h进行，重点是减少日常压力、时间紧迫感和敌意。该计划包括教育、自我监控、技能培训、认知重组和精神发展五个具体目标。经过平均94个月的随访，CBT组的致死性和非致死性首次心脏事件发生率较低，急性心肌梗死复发率较低，全因死亡率无明显降低。

Orth-Gomér等[54]连续招募了30例急性冠脉综合征住院患者（包括11名女性和19名男性），参加了一个认知行为干预压力管理项目，该项目包括10个2h的疗程。调查人员在预先计划的项目中没有发现性别差异，但是男女之间的讨论风格截然不同。女性患者讨论时更开放、更个人化，尽管所有女性都有家庭以外的正式工作，但讨论家庭问题比讨论工作问题更频繁。相反，男性患者大多谈论具体、实际的问题（主要是关于他们的工作而不是直接谈论他们的感受）。经过干预后，男性和女性的日常生活压力都显著降低，但女性降低得更明显。抑郁的想法在基线时很低并且随着时间的推移没有变化。与之相比男性的焦虑得分在基线时较高并显著下降，而在女性患者中得分降低更明显。

近期，Murphy等[55]开发了一个“跳动心脏的问题”认知－行为疗法和动机访谈（Motivational Interviewing，MI）项目帮助患者建立行为和认知自我管理技能。“跳动心脏的问题”是一个面对面的CBT和MI小组项目，包括8个每周一次、每次1.5h的疗程。项目涉及多个模块，包括身体活动、饮食、药物坚持、戒烟、抑郁、焦虑、愤怒和社会支持。在每个模块中，患者进行练习使他们能够回顾生活中的情况以识别、挑战和改变与风险因素和负面情绪相关的无益想法和错误信念（认知）。CBT和MI“工具”用于帮助参与者改变行为和情绪管理，特别是支持患者制订实施实际健康行为的行动计划，包括目标设定并确定改变的动力、资源、障碍、奖励和预防复发的策略。患者在出院后6周（随机分组前）以及4个月和12个月后接受风险因素筛查。与对照组相比，在4个月和12个月的随访中，治疗组患者的2年心脏事件复发风险更大程度地降低，与膳食脂肪摄入控制和功能性行为能力相关的益处也显而易见。

在治疗心血管疾病患者的社会心理障碍时，对于不同的干预措施女性比男性受益更多。近期有研究证实了心理治疗对冠心病女性心脏事件发生率的有益效果。Orth-Gomer等[56]实施了一项针对女性的减压计划并研究了该计划对提高冠心病女性存活率的效果。他们将 237 例因急性心肌梗死或血管重建在斯德哥尔摩住院的女性患者（平均年龄 62 岁）随机分为两组，一组接受 CBT，另一组接受常规护理。经历过急性冠状动脉事件的女性接受为期 1 年的 20 次小组形式的治疗（每组 4~8 名女性），或者仅接受常规护理。在进入研究后的平均 7 年时间中，接受常规护理女性的死亡率为 20%，而接受社会心理干预组女性的死亡率仅为 7%，没有 1 例患者失访。在斯德哥尔摩冠心病女性干预试验（Stockholm Women's Intervention Trial for Coronary Heart Disease，SWITCHD）中，对临床预后因素进行多变量控制后，针对冠心病女性的小组形式的社会心理干预计划显示可提高患者的存活率。这项研究的结果表明即使是患有严重冠心病的女性也可以受益于专门针对减轻压力和增强其社会支持技能的社会心理干预。

Blom[57] 等进行了为期 1 年的压力管理计划，研究了 247 例 75 岁的女性冠心病患者的日常压力行为和社会支持的影响。干预组女性（接受了 20 次压力管理治疗，每次持续 2h）随着时间的推移，自测的日常压力行为比通常的医疗保健对照组明显减少。

近年来，人们对基于正念的心理治疗方法来解决临床医学问题越来越感兴趣。Tacon 等 [58] 报道了在接受 MBSR 治疗的试验组中，患有心脏病的女性的焦虑和负面影响显著减少，情绪控制和应对能力得到改善。

另一项随机对照研究评估了 MBSR 项目对冠心病患者的影响 [59]。作者观察到，干预完成后 MBSR 组患者的焦虑和抑郁症状、感知压力、血压和体重指数显著降低。在 3 个月的随访中这些治疗效果保持不变。

Griffiths 等 [60] 使用基于参与者体验的解释现象学分析（Interpretive Phenomenological Analysis，IPA）评价了第一个用于心脏康复的 MBCT 治疗小组的干预效果。5 名男性和 1 名女性（根据 IPA 样本所确定）加入了 MBCT 小组，实施针对心脏病患者群的 8 周干预计划（每周 2h）。该计划的调整包括对心脏病患者所经历的情绪（如与健康相关的担忧和沉思）、对步行和仰卧冥想的修改以及瑜伽。引入伸展和呼吸练习来替代瑜伽，并且进一步调整为坐着而不是站着进行伸展练习。定性分析包括了意识、承诺以及和干预内容有关的组间体验，接受度是本试验的主要观察指标。

Goodwin 和同事 [61] 发起的唯一的 ACT 相关研究评估了一个基于接受度的心脏病患者的治疗计划并且提供了初步证明心脏健康行为有效性的临床证据。16 例患者参加了 4 次治疗，每次 90min，重点是培养患者正念和提高痛苦承受能力，并加强其对健康相关行为改变的承诺，本研究的参与者对干预效果非常满意。研究结果显示从治疗前到治疗后，患者的饮食习惯有很大改善，体力活动也有一定程度的增加。然而，鉴于此项初步研究没有对照组和样本量较小，所以需要进行大规模随机临床试验以评估基于 ACT 的干预措施对心脏病患者的疗效。此研究是首个旨在评估 ACT 策略、增加心脏病患者心脏健康行为的研究。

最后，必须强调 Biondi-Zoccai 等发表的荟萃分析结果（见第 10 章）。他们的结论认为心理治疗和辅助心理干预的确可以改善缺血性心脏病患者的预后，但仍有一些未解决的问题，特别是心理治疗和心理干预对现代多层面心血管护理的真正影响是什么？

11.4 当前研究

对文献的分析还发现目前一些新的、有意义的研究正在进行。

在心脏病患者中通过压力管理训练加强标准心脏康复（ENHANCED）研究是一项随机临床试验，评估压力管理训练对参加常规运动心脏康复患者的心脏风险和生活质量生物标志物变化的影响[62]。将被评估的患者随机分配到压力管理训练组（包括专门针对放松训练、认知重组、沟通技巧和问题解决的课程）或常规的标准心脏康复组（12 周治疗）。

另一项多中心心理治疗研究（SPIRR-CAD）的目的则是试图回答这样一个问题：逐步的心理治疗干预结合基于心理动力学原理的个人和团队心理治疗融合认知行为因素是否比常规治疗能更好地改善冠心病患者的抑郁症状[63]？此外，Albus 等将开展一项研究以探讨成功的治疗方案能否减少生理和行为方面的冠状动脉风险因素以及提高生理风险标记和生活质量。此外，他们将研究干预是否与医疗费用的降低相关，以及人格、性别和遗传多态性能否预测治疗结果。

最后，ACT on HEART 研究[64]是第一个旨在评估基于 ACT 的短期团体管理项目效果的随机临床试验，该项目旨在促进心脏病患者的健康行为改变和心理健康。研究结果是将探讨同时干预多种心血管危险因素的短期治疗的有效性。基于临床实践背景下的此项试验，将从经验上阐明心理支持能否改善患者的生活质量，降低心脏病患者的死亡率和发病率。

11.5 结　论

CBT 疗法似乎能有效减轻冠心病患者的心理症状，但还需要进一步的研究证实，尤其是针对不同需求的亚组患者。此外，一些研究表明性别特异性疗法可有效满足女性的独特需求（如解决情绪处理、倾听和关注家庭角色等问题；见第 6 章），但是这些结果也需要进一步确认。最后，当前基于第二代和第三代 CBT 疗法的研究有可能揭示新的方向。

综上所述，心脏病专家和心理健康专家在未来应该加强合作，将焦虑、抑郁、压力和愤怒（或敌意）的治疗纳入心脏病学的日常实践中。

（司瑞 译）

参考文献

[1] Pogosova N, Saner H, Pedersen SSF, et al. Psychosocial aspects in cardiac rehabilitation From theoryto practice. A position paper from the Cardiac Rehabilitation Section of the European Association of Cardiovascular Prevention and Rehabilitation of the European Society of Cardiology. Eur J Prev Cardiol, 2015, 22(10): 1290–1306.

[2] Rozanski A. Behavioral cardiology current advances and future directions. J Am CollCardiol, 2014, 64(1): 100–110.

[3] Ladwig KH, Lederbogen F, Albus C, et al. Position paper on the importance of psychosocial factors in cardiology update 2013. Ger Med Sci, 2014, 7: 12 (Doc09).

[4] Task Force per le Attività di Psicologia in Cardiologia Riabilitativa e Preventiva, GruppoItaliano di Cardiologia Riabilitativa e Preventiva. Guidelines for psychology activitiesin cardiologic rehabilitation and prevention. Monaldi Arch Chest Dis, 2003, 60(3): 184–234.

[5] Whalley B, Thompson DR, Taylor RS. Psychological interventions for coronary heart disease: Cochrane systematic review and meta-analysis. Int J Behav Med, 2014, 21(1): 109–121.

[6] Linden W, Phillips MJ, Leclerc J. Psychological treatment of cardiac patients: a meta analysis. Eur Heart J, 2007, 28(24): 2972–2984.

[7] Welton NJ, Caldwell DM, Adamopoulos E, et al. Mixed treatment comparisonmeta-analysis of complex interventions psychological interventions in coronary heart disease.Am J Epidemiol, 2009, 169(9): 1158–1165.

[8] Beck AT. Cognitive therapy nature and relation to behavior therapy. Behav Ther 1, 1970, 1184–1200.

[9] Ellis A. Reason and emotion in psychotherapy. Lyle Stuart, 1962.

[10] Young JE, Weinberger AD, Beck ET. Clinical handbook of psychological disorders: a step-by-step treatment manual. Guilford, 2001: 264–308.

[11] Van Dixhoorn J, White A.Relaxation therapy for rehabilitation and prevention in ischaemic heart disease: a systematic review and meta-analysis. Eur J Cardiovasc Prev Rehabil, 2005, 12(3): 193–202.

[12] Segal ZV, Williams JMG, Teasdale JD. Mindfulness- based cognitive therapy for depression: a new approach to preventing relapse. Guilford, 2002.

[13] Williams JMG, Teasdale JD, Segal ZV, et al. The mindful way through depression: freeing yourself from chronic unhappiness. Guilford, 2007.

[14] Kabat-Zinn J. Full catastrophe living: how to cope with stress, pain and illness using mindfulness meditation. Bantam Dell, A Division of Random House, 1990.

[15] Fisher P, Wells A. Metacognitive therapy. Routledge Taylor and Francis Group, 2009.

[16] Hayes SC, Luoma JB, Bond FW, et al. Acceptance and commitment therapy model, processes and outcomes. Behav Res Ther, 2006, 44(1): 1–25.

[17] Powers MB, Zum Vorde Sive Vording MB, Emmelkamp PM. Acceptance and commitment

therapy: a meta-analytic review. Psychother Psychosom, 2009, 78(2): 73–80.
[18] Prevedini AB, Presti G, Rabitti E, et al. Acceptance and commitment therapy (ACT): the foundation of the therapeutic model and an overview of its contribution to the treatment of patients with chronic physical diseases. G Ital Med Lav Ergon, 2011, 33(1): A53–A63.
[19] Hofmann SG, Asnaani A, Vonk IJ, et al. The efficacy of CBT: a review of meta-analyses.Cognit Ther Res, 2012, 36(5): 427–440.
[20] Janeway D An integrated approach to the diagnosis and treatment of anxiety within the practice of cardiology. Cardiol Rev, 2009, 17(1): 36–43.
[21] Hunot V, Churchill R, Silva de Lima M, et al. Psychological therapies for generalised anxiety disorder. Cochrane Database Syst Rev, 2007, 24(1): CD001848.
[22] Bekke-Hansen S, Trockel M, Burg MM, et al. Depressive symptom dimensions and cardiac prognosis following myocardial infarction: results from the ENRICHD clinical trial. Psychol Med, 2012, 42(1): 51–60.
[23] Robinson LA, Berman JS, Neimeyer RA. Psychotherapy for the treatment of depression a comprehensive review of controlled outcome research. Psychol Bull, 1990, 10: 830–849.
[24] De Rubeis RJ, Hollon SD, Amsterdam JD, et al. Cognitive therapy *vs.* medication in the treatment of moderate to severe depression. Arch Gen Psychiatry, 2005, 62(4): 409–416.
[25] Clark DM. Implementing NICE guidelines for the psychological treatment of depression and anxiety disorders: the IAPT experience. Int Rev Psychiatry, 2011, 23(4): 318–327.
[26] Tully PJ, Selkow T, Bengel J, et al. A dynamic view of comorbid depression and generalized anxiety disorder symptom change in chronic heart failure: the discrete effects of CBT, exercise rehabilitation, and psychotropic medication. Disabil Rehabil, 2014, 37(7): 585–592.
[27] Elderon L, Whooley MA. Depression and cardiovascular disease. Prog Cardiovasc Dis, 2013, 55: 511–523.
[28] Rutledge T, Redwine LS, Linke SE, et al. A meta-analysis of mental health treatments and cardiac rehabilitation for improving clinical outcomes and depression among patients with coronary heart disease. Psychosom Med, 2013, 75: 335–349.
[29] Baumeister H, Hutter N, Bengel J. Psychological and pharmacological interventions for depression in patients with coronary artery disease. Cochrane Database Syst Rev, 2011, 9: CD008012.
[30] Mazza M, Lotrionte M, Biondi-Zoccai G, et al. Selective serotonin reuptake inhibitors provide significant lower re-hospitalization rates in patients recovering from acute coronary syndromes evidence from a meta analysis. J Psychopharmacol, 2010, 24: 1785–1792.
[31] Berkman LF, Blumenthal J, Burg, et al. Enhancing recovery in coronary heart disease patients investigators (ENRICHD). Effects of treating depression and low perceived social support on clinical events after myocardial infarction the enhancing recovery in coronary heart disease patients (ENRICHD) randomized trial. JAMA, 2003, 289(23): 3106–3116.
[32] Barth J, Paul J, Härter M, Bengel J.Inpatient psychotherapeutic treatment for cardiac patients with depression in Germany-short term results. Psychosoc Med (2005)2: Doc04.
[33] Freedland KE, Skala JA, Carney RM, et al. Treatment of depression after coronary artery bypass surgery a randomized controlled trial. Arch Gen Psychiatry, 2009, 66(4): 387–396.
[34] Davidson KW, Rieckmann N, Clemow L, et al. Enhanced depression care for patients with acute coronary syndrome and persistent depressive symptoms coronary psychosocialevaluation studies randomized controlled trial. Arch Intern Med, 2010, 170(7): 600–608.
[35] Lespérance F, Frasure-Smith N, Koszycki D, et al. Effects of citalopram and interpersonal psychotherapy on depression in patients with coronary artery disease the Canadian Cardiac Randomized Evaluation of Antidepressant and PsychotherapyEfficacy (CREATE) trial. JAMA, 2007, 297(4): 367–379.

[36] Rollman BL, Belnap BH, LeMenager MS, et al. Telephone-delivered collaborative care for treating post-CABG depression: a randomized controlled trial. JAMA, 2009, 302(19): 2095–2103.
[37] Rozanski A, Blumenthal JA, Davidson KW, et al. The epidemiology, pathophysiology, and management of psychosocial risk factors in cardiac practice: the emerging field of behavioural cardiology. J Am Coll Cardiol, 2005, 45(5): 637–651.
[38] Blumenthal JA, Sherwood A, Babyak MA, et al. Effects of exercise and stress management training on markers of cardiovascular risk in patients with ischaemic heart disease: a randomized controlled trial. J Am Med Assoc, 2005, 293(13): 1626–1634.
[39] Dickens C, Cherrington A, Adeyemi I, et al. Characteristics of psychological interventions that improve depression in people with coronary heart disease: a systematic review and meta-regression. Psychosom Med, 2013, 75(2): 211–221.
[40] Tully PJ, Cosh SM, Baumeister H. The anxious heart in whose mind? A systematic review and meta-regression of factors associated with anxiety disorder diagnosis, treatment and morbidity risk in coronary heart disease. J Psychosom Res, 2014, 77(6): 439–448.
[41] Lessard MJ, Marchand A, Pelland ME, et al. Comparing two brief psychological interventions to usual care in panic disorder patients presenting to the emergency department with chest pain. Behav Cogn Psychother, 2012, 40: 129–147.
[42] Sardinha A, Araújo CGS, Soares-Filho GLF. Anxiety, panic disorder and coronary artery disease issues concerning physical exercise and CBT. Expert Rev CardiovascTher, 2011, 9: 165–175.
[43] Wells A. Panic disorder//Wells A. Cognitive therapy of anxiety disorders a practice manual and conceptual guide. Sussex: Wiley, 1997: 98–132.
[44] Fleet RP, Lesperance F, Arsenault A, et al. Myocardial perfusion study of panic attacks in patients with coronary artery disease. Am J Cardiol, 2005, 96: 1064–1068.
[45] Shemesh E, Annunziato RA, Weatherley BD, et al. A randomized controlled trial of the safety and promise of cognitive-behavioral therapy using imaginal exposure in patients with post-traumatic stress disorder resulting from cardiovascular illness. J Clin Psychiatry, 2011, 72: 168–174.
[46] Frasure-Smith N, Lespérance F. Depression and anxiety as predictors of 2-year cardiac events in patients with stable coronary artery disease. Arch Gen Psychiatry, 2008, 65: 62–71.
[47] Benson H. Beyond the relaxation response. New York: Berkley Books, 1984.
[48] Hellman CJ, Budd M, Borysenko J, et al. A study of the effectiveness of two group behavioral medicine interventions for patients with psychosomatic complaints. Behav Med, 1990, 16: 165–173.
[49] Friedman M, Thoreson CE, Gill JJ, et al. Alteration of Type-A behavior and its effect on cardiac recurrences in post-myocardial infarction patients: summary results of the recurrent coronary prevention project. Am Heart J, 1986, 132: 653–665.
[50] Ornish D, Brown SE, Scherwitz LW, et al. Can lifestyle changes reverse coronary heart disease. Lancet, 1990, 336(8708): 129–133.
[51] Ornish D, Brown SE, Billings JH, et al. Can lifestyle changes reverse coronary atherosclerosis. Four year results of the lifestyle heart trial abstract. Circulation, 1993, 8: 83–85.
[52] Edelman D, Oddone E, Liebowitz RS, et al. A multidimensional integrative medicineintervention to improve cardiovascular risk. J Gen Intern Med, 2006, 21: 728–734.
[53] Gulliksson M, Burell G, Vessby B, et al. Randomized controlled trial of CBT *vs.* standard treatment to prevent recurrent cardiovascular events in patients with coronary heart disease. Arch Intern Med, 2011, 171(2): 134–140.
[54] Orth-Gomér K. Behavioral interventions for coronary heart disease patients. Biopsychosoc Med, 2012, 6(1): 5.
[55] Murphy BM, Worcester MU, Higgins RO, et al. Reduction in 2-year recurrent risk score and improved behavioral outcomes after participation in the "Beating Heart Problems" self-

management program: results of a randomized controlled trial. J Cardiopulm Rehabil Prev, 2013, 33(4): 220–228.
[56] Orth-Gomér K, Schneiderman N, Wang HX, et al. Stress reduction prolongs life in women with coronary disease: the Stockholm Women's Intervention Trial for Coronary Heart Disease (SWITCHD). Circ Cardiovasc Qual Outcomes, 2009, 2(1): 25–32.
[57] Blom M, Georgiades A, Janszky I, et al. Daily stress and social support among women with CAD: results from a 1-year randomized controlled stress management intervention study.Int J Behav Med, 2009, 16(3): 227–235.
[58] Tacon AM, McComb J, Caldera Y, et al. Mindfulness meditation, anxiety reduction, and heart disease: a pilot study. Fam Community Health, 2003, 26: 25–33.
[59] Parswani MJ, Sharma MP, Iyengar S. Mindfulness-based stress reduction program in coronary heart disease: a randomized control trial. Int J Yoga, 2013, 6(2): 111–117.
[60] Griffiths K, Camic PM, Hutton JM. Participant experiences of a mindfulness-basedcognitive therapy group for cardiac rehabilitation. J Health Psychol, 2009, 14(5): 675–681.
[61] Goodwin CL, Forman EM, Herbert JD, et al. A pilot study examining the initial effectiveness of a brief acceptance-based behavior therapy for modifying diet and physical activity among cardiac patients. Behav Modif, 2012, 36(2): 199–217.
[62] Blumenthal JA, Wang JT, Babyak M, et al. Enhancing standard cardiac rehabilitation with stress management training: background, methods, and design for the enhanced study.J Cardiopulm Rehabil Prev, 2010, 30(2): 77–84.
[63] Albus C, Beutel ME, Deter HC, et al. A stepwise psychotherapy intervention for reducing risk in coronary artery disease (SPIRR-CAD)-rationale and design of a multicenter, randomized trial in depressed patients with CAD. J Psychosom Res, 2011, 71(4): 215–222.
[64] Spatola CA, Manzoni GM, Castelnuovo G, et al. The ACT on HEART study: rationale and design of a randomized controlled clinical trial comparing a brief intervention based on acceptance and commitment therapy to usual secondary prevention care of coronary heart disease.Health Qual Life Outcomes, 2014, 12: 22.

预防和治疗心血管疾病的心身训练

12

Andrew B. Newberg, Stephen Olex

大脑和身体实际上是一枚硬币的两面——这个非常古老的观点，可以一直追溯到医学的起源。

——《治愈与心灵》

Jon Kabat-Zinn

12.1 引　言

心身训练已经存在了数百年，甚至可以说已经存在了数千年，在当下似乎越来越受到人们的欢迎。这种历史性的延续可能不仅仅与宗教和灵性有关，还与心身训练的有效性有关。传统认为，改善健康状况并不是心身训练的目标。然而，近几十年来由于它们在生理上的有益性效果，科学界对心身训练越来越感兴趣，这种兴趣在心血管疾病方面表现得尤为强烈。本章我们将探索心身训练有益于心血管系统的潜在机制，以及将心身训练用于心血管疾病预防和治疗的支持性证据。

A.B. Newberg, MD
Integrative Medicine/Nuclear Medicine, Brind-Marcus Center of Integrative Medicine, Thomas Jefferson University Hospital, Villanova, PA 19085, USA
e-mail: andrew.newberg@jefferson.edu

S. Olex, MD (✉)
Integrative Cardiology, Brind-Marcus Center of Integrative Medicine, Thomas Jefferson University Hospital, Villanova, PA 19085, USA
e-mail: stephen.olex@jefferson.edu

A. Roncella, C. Pristipino (eds.), *Psychotherapy for Ischemic Heart Disease*,
DOI 10.1007/978-3-319-33214-7_12

12.2 心身训练有益于心血管系统的潜在机制

为了便于讨论，我们在这里对心身训练的潜在有益机制单独进行描述。尽管如此，这一部分在整个章节中仍然存在着大量的重叠，主要是因为心身过程是一个异常复杂的实体，需要从不同的角度进行描述（表 12.1）。

表 12.1 心身训练有益于心血管系统的潜在机制

· 减少交感神经张力 / 增加副交感神经张力
· 降低血压
· 改善传统的心血管危险因素
· 减少心律失常
· 减少慢性心理应激的有害影响
· 减少急性和慢性压力的有害影响
· 降低皮质醇
· 减少炎症
· 增加端粒长度
· 增加健康生活方式的选择
· 改进人际关系 / 增加社交联系

12.2.1 心身训练对自主神经系统和下丘脑—垂体—肾上腺轴的影响

由于心身训练可以对自主神经系统产生有益的影响[1-3]，同时可降低应激反应的强度，因此它们有可能减少自主神经失衡和应激激素产生的有害心血管效应。有关缺血性心脏病相关应激反应机制的综述见第 3 章。

12.2.2 心身训练对传统心血管危险因素的影响

无论是通过自主冥想机制，运动对身体的直接影响机制，或是其他额外的机制，心身训练都有可能改善传统的心血管危险因素（如高血压、血糖升高和血脂异常等）。

12.2.3 心身训练对炎症反射的削弱作用

炎症似乎在动脉粥样硬化斑块的进展、易损性和血栓形成中起着核心作用[4,5]，同时也参与了与之相关的心力衰竭的病理生理过程[6]。研究数据表明，迷走神经是胆碱能抗炎反射的传出和传入分支，可削弱过度促炎刺激造成的有害影响[7]（图 12.1）。心身训练可以通过影响自主神经活动来调节该反射，从而使心血管系统获益[1]。有关缺血性心脏病相关炎症/免疫机制的综述见第 3 章。

12.2.4　心身训练对心理–心脏联系的影响

心身训练可以影响我们的心理，进而通过心理–心脏的联系对心血管系统发挥有益作用。除了简单的放松技巧，瑜伽和正念等心身训练也可以成为许多人的一种生活方式，影响一个人生活的各个方面并影响其与世界的互动方式，从而实现诸多方面的健康获益。心理健康状况的改善一般会降低心理应激所引起的自主神经、神经内分泌和免疫系统等方面的有害后果，并可能减少急性和慢性心理压力造成的类似的生理上的有害影响。此外，幸福感的提高会改善人际关系，使我们的社交联系密切，而这些因素与心血管疾病风险有着已知的联系[8,9]。在某些心身训练中建立的即时的心身察觉有可能改变一个人的生活，这一点往往是通过增加对不同因素

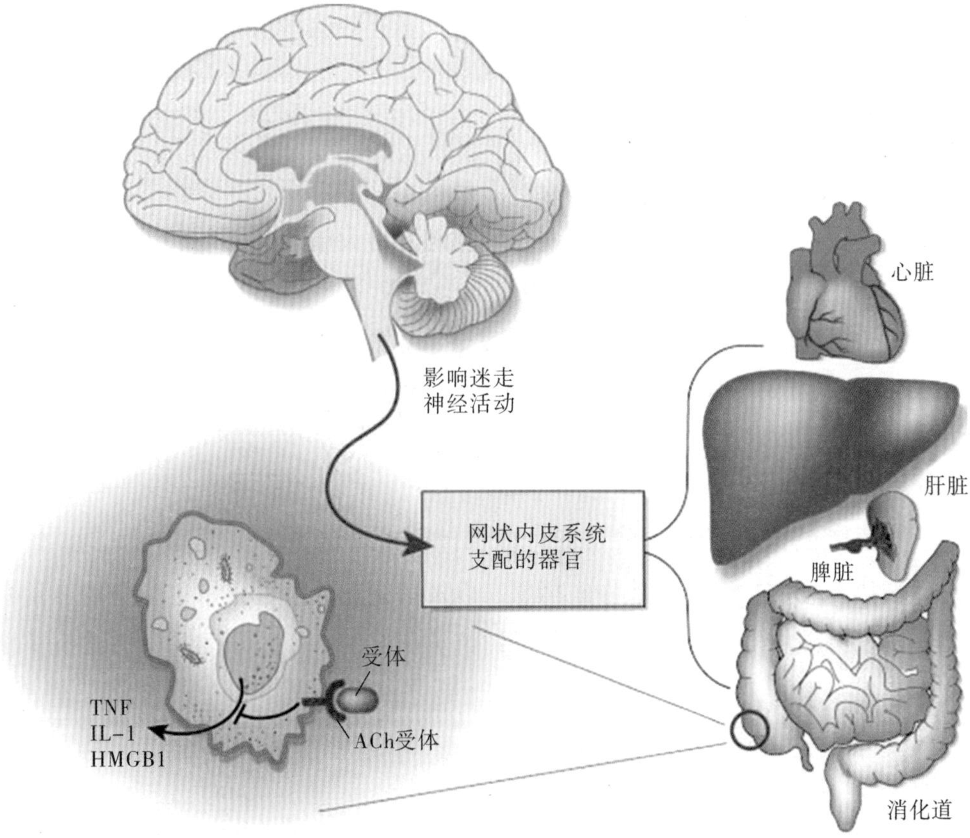

图 12.1　抗炎反射的传出分支。迷走神经发出的神经活动会释放乙酰胆碱（ACh）进入网状内皮系统器官，从而抑制组织巨噬细胞释放促炎细胞因子（经允许引自 Tracey，2002.）

的注意力来实现的，如吃饭问题（吃什么？吃多少？怎么吃？），如何应对压力（允许给自己一个机会有意识地考虑如何对急性压力做出反应，而不是做出习惯性的、自动的压力反应）。目前，特质正念即人们对想法和感觉的觉察的增强被认为与心血管健康指标的改善有关[10]。

12.2.5 心身训练对端粒的影响

细胞老化和与心血管疾病有关的心理压力可能是端粒长度缩短的原因之一[11,12]。心身训练和压力管理作为综合生活方式干预的一部分已经显示出了其提高端粒酶活性和增加端粒长度的作用[12-14]。

12.3 心身训练的内容及其对心血管系统的影响

12.3.1 冥　想

冥想是指一系列的训练，这些训练虽然有许多相似之处，但在根本的方法和目标上可能会有所不同。冥想训练需要注意力的参与，训练者在训练期间需要引导其意识注意到呼吸上、一个物体上或一个被称为咒语的单词或短语上。正念冥想包括培养对当下积极、消极或中性体验的意识以抵消自己的心沉浸在某些想法中而没有注意到当下正在发生什么的倾向。我们需要认识到，与宗教和灵性的联系并不是冥想训练的必要条件，而且许多冥想训练的基础是对大脑和身体的训练，这个过程似乎对它们的结构和功能都有深远的影响。

许多关于冥想的科学研究要么专注于正念冥想要么专注于超觉冥想（Transcendental Meditation®，TM®）。正念被 Jon Kabat-Zinn 博士定义为“对当下发生的事情进行有意识的、关注当下的、不做判断的觉察”[15]。基于正念的减压（Mindfulness-Based Stress Reduction，MBSR）是 Kabat-Zinn 于 1979 年在马萨诸塞大学医学院开展的一门为期 8 周的课程[16]，这门课程包括每周例会和每天的家庭正念冥想训练，包括身体扫描冥想、和缓瑜伽和静坐冥想，以及特别设计的在日常生活中培养觉察力的非正式训练。超觉冥想是一个被广泛训练和研究的基于咒语的冥想方法，其核心是在心里反复默念一个单词或短语。

高血压

有证据表明，冥想可以在训练期间将血压很快降低到适度水平[17]，且基线时全身血管阻力增高 / 自主神经失衡患者的血压变化可能会更加明显。一名进行过超觉冥想训练的高血压女性的动态血压记录显示，在冥想训练期间，其血压明显下降[18]（图 12.2）。

常规的冥想训练显示能够降低基线血压。近几十年来，规律的超觉冥想训练对基线血压的影响已经引起了人们的关注。研究表明，在血压正常和高血压患者中进行超觉冥想训练可显著降低他们的收缩压和舒张压[19-23]。但是需要注意的是，关于超觉冥想对血压影响的研究质量参差不齐，有几项研究因为存在研究质量差和可能的研究者偏见而受到了质疑[24,25]，而另有 3 项研究方法比较可靠。收集的数据显示，进行超觉冥想训练可导致收缩压（降低 6mmHg）和舒张压（降低 3.4mmHg）显著降低[26]。关于正念冥想训练降低高血压的数据有限，并没有统一的结论，需要更多的未来研究数据进行判断[27-32]。

自主神经系统和下丘脑—垂体—肾上腺轴

冥想训练被描述为一种清醒的低代谢状态[2]，它可以通过激活副交感神经而对自主神经张力产生显著影响[33]。尽管还没有系统的研究，但现有证据显示规律的冥想训练会对我们的自主神经基线平衡产生有益的影响[34]。有研究显示冥想者的皮质醇水平会下降[19,34]。心率变异性是观察心率随时间实时变化的测量指标，可用于自主神经系统功能和自主神经平衡的监测。一般来说，交感神经支配的自主神经失衡与心率变异性降低有关，而健康的自主神经平衡与心率变异性增加有关。关于冥想对心率变异性的影响更深入的讨论可以参考其他文献[1]，不在本章的讨论范围之内。冥想训练可以快速影响和增加心率变异性[35]，从而产生有益影响，其机制可能是通过减慢呼吸频率调节压力反射和化学反射[36-38]。规律的冥想很有可能增

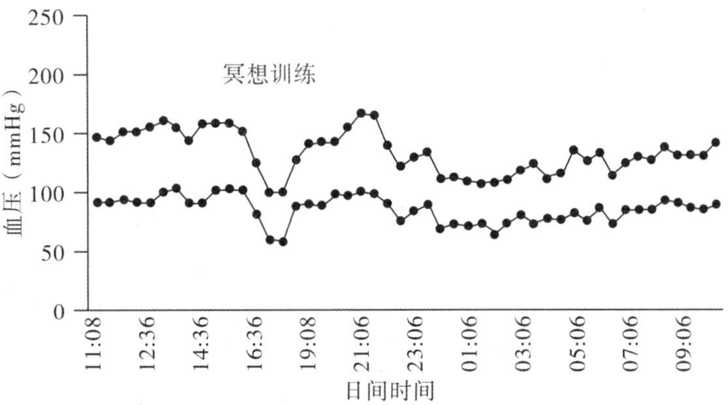

图 12.2 一位高血压女性的动态血压监测。日间某段时间的血压有显著下降，且低于晚间睡眠时记录的数值。经审查，这一下降与该女性的冥想训练时间相对应（经允许引自 Dear 等，2008.）

加基线心率变异性并对自主神经反射产生长期有益的影响。然而，迄今为止冥想的这种潜在作用尚未在文献中得到很好的证实。

心理 – 心脏的联系

来自主观报道的数据显示冥想的益处包括放松和减压，增强注意力，增强自控能力，促进积极心境，增加情绪稳定，增强对压力和消极事件的适应能力，以及全面增强心理和情绪的平衡[39]。而客观证据则表明冥想和正念会对大脑的功能和结构可塑性产生影响[39,40]。有临床数据显示冥想可以对抑郁、焦虑、疼痛和应激产生有益的效果，并且在成瘾治疗中也有可能发挥作用[39,41,42]。尽管数据非常有限，但已经表明冥想可能会改善急性应激导致的心理、血流动力学和免疫反应[43,44]。

炎 症

已经发表的数据表明基于冥想的干预可以降低炎症的程度。在一项随机试验中，对接受光疗（Phototherapy，UVB）和光化学疗法（Photochemotherapy，PUVA）的患者在光疗期间进行短暂的正念冥想干预可提高银屑病的治愈率[45]，这种效果可能是通过抗炎机制来实现的。在另一项随机试验中，与健康促进项目组相比基于正念的减压明显减少了应激暴露后神经源性炎症的程度[46]。

冠心病与心力衰竭

关于冥想对心血管疾病临床结果影响的数据有限，但前景较好。一项小型随机对照研究检测了基于正念的减压技术对冠心病患者的影响，结果显示被干预人群的体重指数、血压、知觉压力、焦虑和抑郁水平均有降低[47]。另一项小型研究检测了超觉冥想在射血分数低于 40% 的非洲裔美国人（55 岁）中的效应，结果发现冥想组在 6 分钟步行试验得分这一主要研究终点有显著改善[48]。慢性心力衰竭教育研究支持项目表明，与对照组相比接受正念冥想干预组患者的心力衰竭症状在 1 年内显著改善[49]。

12.3.2 瑜 伽

瑜伽是一种起源于印度的古老的心身训练。在当地，通过冥想、呼吸控制和特定姿势来促进自己灵性的成长已经是一种司空见惯的传统方法[50]。瑜伽在心血管疾病的预防和治疗方面也有很强的吸引力，除了可以促进身体活力、心理健康和减轻压力外[52]，还可以增加基线心率变异性[51]从而发挥其有益的自主神经调节效应[3]。此外已有研究结果显示，那些身体耐力较低的人也是可以进行瑜伽训练的。因此，瑜伽训练可能使那些身体功能受限、无法进行有氧运动的患者获益[53]。

传统心血管危险因素

尽管数据有限，但越来越多的证据表明瑜伽有益于降低心血管疾病的危险因素。其有力的证据之一是 2014 年的一项大型综述和荟萃分析[53]，该分析显示，与对照组相比，体重、体重指数（BMI）、收缩压（5.21mmHg）、舒张压（4.98mmHg）、低密度脂蛋白胆固醇、总胆固醇、甘油三酯和心率均有显著下降，同时高密度脂蛋白胆固醇显著增加，但对空腹血糖或糖化血红蛋白无明显影响。值得注意的是，这篇分析没有发现瑜伽和运动之间有统计学上的显著差异。与此同时，同年发表的另一篇综述确定了瑜伽对糖化血红蛋白和胰岛素抵抗的有益作用[54]。尽管这些数据看起来非常有研究前景，但瑜伽的随机对照试验规模小、持续时间短、方法质量低 / 中等的缺点限制了其说服力[50,53]。

心理 – 心脏的联系

瑜伽有可能通过心理 – 心脏的联系而有益于心血管系统。有数据显示，瑜伽对抑郁和焦虑有积极的心理影响。另外，尽管尚未得到很好的证实，但也有数据提示瑜伽有可能改善心理社会压力引起的急性应激反应[52]。

炎　症

越来越多的证据表明瑜伽具有抗炎作用。在一项研究中，长期进行瑜伽训练的人在接受脂多糖这一应激源后其身体中的 IL–6 的反应水平更低，而新手更有可能被检测出 CRP[55]。另一项针对具有左心室收缩功能障碍和美国纽约心脏病协会（NYHA）分级Ⅰ ~ Ⅲ级心力衰竭患者的研究发现瑜伽可显著降低 IL–6 和超敏 CRP[56] 的水平。

心律失常

一项评估瑜伽对阵发性心房颤动影响的重要非对照试验发现，瑜伽显著降低了症状性房颤发作、症状性非房颤发作、无症状性房颤发作以及抑郁和焦虑的程度，并改善了其他生活质量指标。初步数据还表明瑜伽可以减少除颤器治疗的频率[57,58]。

冠心病与心力衰竭

关于瑜伽对心血管疾病影响的数据有限，但意义重大。接受冠状动脉搭桥手术的术后心脏康复项目研究数据表明，练习瑜伽可以改善风险因素以及焦虑、抑郁和应激[59]。2014年的一篇综述回顾了4项瑜伽对冠心病和心力衰竭患者影响的随机试验研究[60]，一项研究发现瑜伽增加了运动耐力，另一项研究则发现瑜伽组的心绞痛频率降低，可惜这些发现都是基于非常低质量的证据而得出的。这篇综述的作者以较弱的力度推荐瑜伽可用于冠心病的治疗，同时呼吁应进行更多的研究[60]。另外两项关于心力衰竭的试验中共有59例慢性心力衰竭患者接受了Hatha瑜伽干预，结果显示瑜伽组患者的锻炼时间、最大耗氧量和生活质量都有所改善。但遗憾的是，这些研究存在方法学上的问题而导致质量不高。因此，瑜伽用于心力衰竭患者治疗的推荐证据不足，仍需要进一步的研究去强化这方面的证据[60]。随后对稳定的心力衰竭患者进行的随机试验发现瑜伽能增强患者的左心室功能和降低NT-proBNP水平[61]。

12.3.3 太 极

太极起源于中国的心身训练和武术，它由运动、冥想和呼吸三个部分组成，被认为是一种低到中等强度的低冲击练习，因此也适用于老年人和慢性病患者[62,63]。由于太极是通过身体活动、压力缓解和改善自主神经平衡来对心身产生有益的作用[63,64]，因此人们对将其用于心血管疾病的预防和治疗产生兴趣也是可以理解的。

高血压

尽管还需要更多的数据支持，但已有证据表明太极对改善高血压病情可能是有益的。一篇2008年发表的包含26项英文或中文研究的汇总分析提到，太极对血压具有有益的影响，其中高血压患者的收缩压下降7~32mmHg，舒张压下降2.4~18mmHg，而非心血管疾病患者群或健康人群收缩压下降4~18mmHg，舒张压下降2.3~7.5mmHg[65]。Cochrane于2014年发表的一篇综述分析了太极对血压和血脂的影响，分析结果显示一些研究确实表明太极有利于改善心血管危险因素，但由于试验的异质性和研究质量问题仍不能做出太极具有积极效应的确定结论[63]，仍需要更多高质量的长期随访试验来证实。

心理－心脏联系

太极似乎对心理－心脏联系的心理方面有积极的影响，尽管数据有很大的局限性，但太极对抑郁、焦虑和压力的积极效应已有文献报道[66]，还有数据表明太极可以改善患者的压力反应性[67]。

炎症和皮质醇

非常有限的数据表明太极可以减少炎症标记物，练习太极可以减少皮质醇的产生[68,69]。

冠心病与心力衰竭

很少有试验研究太极对冠心病患者的影响。在一项包含 126 例急性心肌梗死患者的研究中发现太极可以降低患者的收缩压和舒张压，并且在急性心肌梗死后进行训练也是安全的[62,70]。另一项研究显示，冠状动脉旁路移植术后进行 12 个月的太极训练与心肺功能的显著增加有关[71]。

一些研究检验了太极对充血性心力衰竭患者的影响。2013 年发表的包含 4 项随机试验的荟萃分析显示太极训练显著改善了患者的生活质量，但没有降低其脑钠肽（Brain Natriuretic Peptide，BNP）水平或血压，也没有增加 6 分钟步行距离或峰值摄氧量[72]。在 2013 年的另一项对射血分数保持不变的心力衰竭患者的小规模研究中，与有氧运动组患者相比，太极训练组患者能更好地改善 6 分钟步行距离和抑郁，但在峰值摄氧量方面没有组间差异[73]。

12.3.4　减压 / 综合生活方式计划

综合生活方式计划对已确诊的缺血性心脏病患者不仅具有显著的益处，而且经济、有效[74]。在 1983 年发表于《美国医学会杂志》（*JAMA*）的一项著名研究中，Dean Ornish 博士证明了 23 例缺血性心脏病患者在 24d 的干预（包括密集饮食改变、压力管理技术、伸展 / 放松运动和冥想）后运动持续时间、完成的总工作量和最大射血分数均有增加，而心绞痛发作频率降低[75]。Ornish 随后指出，随着生活方式的明显改变，冠状动脉疾病会逐渐恢复（经冠状动脉造影证实）[76]，这一发现后来在另外一项试验中得以重复[77]。1996 年发表的一项大型荟萃分析显示，在冠心病患者的标准康复方案中，将心理社会干预（包括压力管理训练、放松疗法和心理治疗）添加到常规护理中可降低患者的发病率、死亡率及心理困扰[78]。心血管疾病等慢性病很可能可以通过整合多种干预方法如传统医学治疗、饮食改变、锻炼、心身训练和（或）压力管理技术得到很好的治疗。

12.4 结 论

无论是单独进行还是作为综合生活方式干预的一部分，心身训练在心血管疾病中的效果仍需要更多高质量的研究进行验证。理想情况下，这些研究应该是随机试验，并应进行中期或长期随访。不仅要观察生理参数和实验室数据的变化，还要观察心血管疾病的相关终点和关键终点，如心律失常，非致命性和致命性心肌梗死，住院情况，心源性死亡率，以及生活质量情况。心身训练对血压、自主神经功能、心律不齐、炎症、对压力的反应、情绪、人际关系、生活方式和端粒长度等因素的显著有益效果很可能会降低心血管疾病的发病率和死亡率。

临床医生的目标是帮助患者活得更好、生存期更长，目前似乎有越来越多的证据显示心身训练有可能帮助我们实现这个目标[1]。随着心血管方面数据的累积，我们可以充满信心地认为心身训练是促进整体心身健康的手段。即使是身体功能受限的患者，很多也可以进行心身训练。因此，心身训练有可能极大地改善许多缺血性心脏病患者的生活质量。

（张瑞国 译）

参考文献

[1] Olex S, Newberg A, Figueredo VM.Meditation: should a cardiologist care. Int J Cardiol, 2013, 168(3): 1805–1810.
[2] Jevning R, Wallace RK, Beidebach M.The physiology of meditation: a review. A wakeful hypometabolic integrated response. Neurosci Biobehav Rev, 1992, 16(3): 415–424.
[3] Khattab K, Khattab AA, Ortak J, et al. Iyengar yoga increases cardiac parasympatheticnervous modulation among healthy yoga practitioners. Evid Based Complement Alternat Med, 2007, 4(4): 511–517.
[4] Libby P. Inflammation in atherosclerosis. Nature, 2002, 420(6917): 868–874.
[5] Mizuno Y, Jacob RF, Mason PR Inflammation and the development of atherosclerosis.J Atheroscler Thromb, 2011, 18(5): 351–358.
[6] Emani S, Binkley PF. Mind-body medicine in chronic heart failure: a translational science challenge. Circ Heart Fail, 2010, 3(6): 715–725.
[7] Tracey KJ.The inflammatory reflex. Nature, 2002, 420(6917): 853–859.
[8] Udell JA, Steg PG, Scirica BM, et al. Living alone and cardiovascular risk in outpatients at risk of or with atherothrombosis. Arch Intern Med, 2012, 172(14): 1086–1095.
[9] Albus C. Psychological and social factors in coronary heart disease. Ann Med, 2010, 42(7): 487–494.
[10] Loucks EB, Britton WB, Howe CJ, et al. Positive associations of dispositional mindfulness with cardiovascular health: the new England family study. Int J Behav Med, 2014, 22(4): 540–550.
[11] Kiecolt-Glaser JK, Glaser R Psychological stress, telomeres, and telomerase. Brain Behav Immun, 2010, 24(4): 529–530.
[12] Lavretsky H, Siddarth P, Nazarian N, et al. A pilot study of yogic meditation for family dementia

caregivers with depressive symptoms: effects on mental health, cognition, and telomerase activity. Int J Geriatr Psychiatry, 2013, 28(1): 57–65.
[13] Ornish D, Lin J, Chan JM, et al. Effect of comprehensive lifestyle changes on telomerase activity and telomere length in men with biopsy-proven low-risk prostate cancer: 5-year follow-up of a descriptive pilot study. Lancet Oncol, 2013, 14(11): 1112–1120.
[14] Jacobs TL, Epel ES, Lin J, et al. Intensive meditation training, immune cell telomerase activity, and psychological mediators. Psychoneuroendocrinology, 2011, 36(5): 664–681.
[15] Kabat-Zinn J Mindfulness-based interventions in context: past, present and future. Clin Psychol Sci Pract, 2003, 10: 144–156.
[16] Kabat-Zinn J Full catastrophe living–using the wisdom of your body and mind to face stress, pain, and illness. Bantam Books, 2013.
[17] Barnes VA, Treiber FA, Turner JR, et al. Acute effects of transcendental meditation onhemodynamic functioning in middle-aged adults. Psychosom Med, 1999, 61(4): 525–531.
[18] Dear JW, Gough K, Webb DJ.Transcendental meditation and hypertension. Postgrad Med J, 2008, 84(994): 417.
[19] Murphy M, Donovan S. The physical and psychological effects of meditation: a review of contemporary research with a comprehensive bibliography, Institute of Noetic Sciences, 1999.
[20] Bagga OP, Gandhi A. A comparative study of the effect of transcendental meditation(T.M.) and Shavasana practice on cardiovascular system. Indian Heart J, 1983, 35(1): 39–45.
[21] Alexander CN, Langer EJ, Newman RI, et al. Transcendental meditation, mindfulness, and longevity: an experimental study with the elderly. J Pers Soc Psychol, 1989, 57(6): 950–964.
[22] Wenneberg SR, Schneider RH, Walton KG, et al. A controlled study of the effects of thetranscendental meditation program on cardiovascular reactivity and ambulatory blood pressure. Int J Neurosci, 1997, 89(1-2): 15–28.
[23] Castillo-Richmond A, Schneider RH, Alexander CN, et al. Effects of stress reduction on carotid atherosclerosis in hypertensive African Americans. Stroke, 2000, 31(3): 568–573.
[24] Parati G, Steptoe A. Stress reduction and blood pressure control in hypertension: a role for transcendental meditation. J Hypertens, 2004, 22(11): 2057–2060.
[25] Canter PH, Ernst E Insufficient evidence to conclude whether or not transcendental meditation decreases blood pressure: results of a systematic review of randomized clinical trials.J Hypertens, 2004, 22(11): 2049–2054.
[26] Anderson JW, Liu C, Kryscio RJ.Blood pressure response to transcendental meditation: a meta-analysis. Am J Hypertens, 2008, 21(3): 310–316.
[27] NIH RePORTER. National Institute of Health. Bethesda, 2015. http://project reporter.nih.gov/project_info_description.cfm?aid¼8703899&icde=23100189&ddparam=&ddvalue=&ddsub=&cr=1&csb=default&cs=ASC. Accessed 9 July 2015
[28] Carlson LE, Speca M, Faris P, et al. One year pre-post intervention follow-up of psychological, immune, endocrine and blood pressure outcomes of mindfulness-based stress reduction (MBSR) in breast and prostate cancer outpatients. Brain Behav Immun, 2007, 21(8): 1038–1049.
[29] Rosenzweig S, Reibel DK, Greeson JM, et al. Mindfulness-based stress reduction is associated with improved glycemic control in type 2 diabetes mellitus: a pilot study. Altern Ther Health Med, 2007, 13(5): 36–38.
[30] Palta P, Page G, Piferi RL, et al. Evaluation of a mindfulness-based intervention program to decrease blood pressure in low-income African-American older adults. J Urban Health, 2012, 89(2): 308–316.
[31] Hughes JW, Fresco DM, Myerscough R, et al. Randomized controlled trial of mindfulness-based stress reduction for prehypertension. Psychosom Med, 2013, 75(8): 721–728.

[32] Blom K, Baker B, How M, et al. Hypertension analysis of stress reduction using mindfulness meditation and yoga: results from the HARMONY randomized controlled trial.Am J Hypertens, 2014, 27(1): 122–129.
[33] Young JD, Taylor E.Meditation as a voluntary hypometabolic state of biological estivation. News Physiol Sci, 1998, 13: 149–153.
[34] Sudsuang R, Chentanez V, Veluvan K. Effect of Buddhist meditation on serum cortisol and total protein levels, blood pressure, pulse rate, lung volume and reaction time. Physiol Behav, 1991, 50(3): 543–548.
[35] Phongsuphap S, Pongsupap Y, Chandanamattha P, et al. Changes in heart rate variability during concentration meditation. Int J Cardiol, 2008, 130(3): 481–484.
[36] Lehrer PM, Gevirtz R. Heart rate variability biofeedback: how and why does it work. Front Psychol, 2014, 5: 756.
[37] Sharma M, Frishman WH, Gandhi K. RESPeRATE: non-pharmacological treatment ofhypertension. Cardiol Rev, 2011, 19(2): 47–51.
[38] Cernes R, Zimlichman R. RESPeRATE: the role of paced breathing in hypertension treatment. J Am Soc Hypertens, 2015, 9(1): 38–47.
[39] Rubia K. The neurobiology of meditation and its clinical effectiveness in psychiatric disorders. Biol Psychol, 2009, 82(1): 1–11.
[40] Marchand WR.Neural mechanisms of mindfulness and meditation: evidence from neuroimaging studies. World J Radiol, 2014, 6(7): 471–479.
[41] Goyal M, Singh S, Sibinga EM, et al. Meditation programs for psychological stress and well-being: a systematic review and meta-analysis. JAMA Intern Med, 2014, 174(3): 357–368.
[42] Khanna S, Greeson JM.A narrative review of yoga and mindfulness as complementary therapies for addiction. Complement Ther Med, 2013, 21(3): 244–252.
[43] Barnes VA, Treiber FA, Davis H. Impact of transcendental meditation on cardiovascular function at rest and during acute stress in adolescents with high normal blood pressure.J Psychosom Res, 2001, 51(4): 597–605.
[44] Pace TW, Negi LT, Adame DD, et al. Effect of compassion meditation on neuroendocrine, innate immune and behavioral responses to psychosocial stress. Psychoneuroendocrinology, 2009, 34(1): 87–98.
[45] Kabat-Zinn J, Wheeler E, Light T, et al. Influence of a mindfulness meditation-based stressreduction intervention on rates of skin clearing in patients with moderate to severe psoriasisundergoing phototherapy (UVB) and photochemotherapy (PUVA). Psychosom Med, 1998, 60(5): 625–632.
[46] Rosenkranz MA, Davidson RJ, Maccoon DG, et al. A comparison of mindfulness-basedstress reduction and an active control in modulation of neurogenic inflammation. Brain Behav Immun, 2013, 27(1): 174–184.
[47] Parswani MJ, Sharma MP, Iyengar S.Mindfulness-based stress reduction program incoronary heart disease: a randomized control trial. Int J Yoga, 2013, 6(2): 111–117.
[48] Jayadevappa R, Johnson JC, Bloom BS, et al. Effectiveness of transcendental meditation on functional capacity and quality of life of African Americans with congestive heart failure: a randomized control study. Ethn Dis, 2007, 17(1): 72–77.
[49] Sullivan MJ, Wood L, Terry J, et al. The support, education, and research in chronic heart failure study (SEARCH): a mindfulness-based psychoeducational intervention improves depression and clinical symptoms in patients with chronic heart failure. Am Heart J, 2009, 157(1): 84–90.
[50] Hartley L, Dyakova M, Holmes J, et al. Yoga for the primary prevention of cardiovascular disease. Cochrane Database Syst Rev, 2014, 5: Cd010072.

[51] Muralikrishnan K, Balakrishnan B, Balasubramanian K, et al. Measurement of the effect of Isha Yoga on cardiac autonomic nervous system using short-term heart rate variability.J Ayurveda Integr Med, 2012, 3(2): 91–96.
[52] Skowronek IB, Mounsey A, Handler L.Clinical inquiry: can yoga reduce symptoms of anxiety and depression. J Fam Pract, 2014, 63(7): 398–407.
[53] Chu P, Gotink RA, Yeh GY, et al. The effectiveness of yoga in modifying risk factors for cardiovascular disease and metabolic syndrome: a systematic review and meta-analysis of randomized controlled trials. Eur J Prev Cardiol, 2014, pii: 2047487314562741.
[54] Cramer H, Lauche R, Haller H, et al. Effects of yoga on cardiovascular disease risk factors: a systematic review and meta-analysis. Int J Cardiol, 2014, 173(2): 170–183.
[55] Kiecolt-Glaser JK, Christian L, Preston H, et al. Stress, inflammation, and yoga practice. Psychosom Med, 2010, 72(2): 113–121.
[56] Pullen PR, Nagamia SH, Mehta PK, et al. Effects of yoga on inflammation and exercise capacity in patients with chronic heart failure. J Card Fail, 2008, 14(5): 407–413.
[57] Toise SC, Sears SF, Schoenfeld MH, et al. Psychosocial and cardiac outcomes of yoga for ICD patients: a randomized clinical control trial. Pacing Clin Electrophysiol, 2014, 37(1): 48–62.
[58] Dabhade AM, Pawar BH, Ghunage MS, et al. Effect of pranayama (breathing exercise)on arrhythmias in the human heart. Explore (NY), 2012, 8(1): 12–15.
[59] Raghuram N, Parachuri VN, Swarnagowri MV, et al. Yoga based cardiac rehabilitation after coronary artery bypass surgery: one-year results on LVEF, lipid profile and psychological states–a randomized controlled study. Indian Heart J, 2014, 66(5): 490–502.
[60] Cramer H, Lauche R, Haller H, et al. A systematic review of yoga for heart disease. Eur JPrev Cardiol, 2014, 22(3): 284–295.
[61] Krishna BH, Pal P, Pal G, et al. A randomized controlled trial to study the effect of yoga therapy on cardiac function and N terminal pro BNP in heart failure. Integr Med Insights, 2014, 9: 1–6.
[62] Lan C, Chen SY, Wong MK, et al. Tai chi chuan exercise for patients with cardiovascular disease. Evid Based Complement Alternat Med, 2013, 983208.
[63] Hartley L, Flowers N, Lee MS, et al. Tai chi for primary prevention of cardiovascular disease. Cochrane Database Syst Rev, 2014, 4: Cd010366.
[64] Motivala SJ, Sollers J, Thayer J, et al. Tai Chi Chih acutely decreases sympathetic nervous system activity in older adults. J Gerontol A Biol Sci Med Sci, 2006, 61(11): 1177–1180.
[65] Yeh GY, Wang C, Wayne PM, et al. The effect of tai chi exercise on blood pressure: a systematic review. Prev Cardiol, 2008, 11(2): 82–89.
[66] Wang F, Lee EK, Wu T, et al. The effects of tai chi on depression, anxiety, and psychological well-being: a systematic review and meta-analysis. Int J Behav Med, 2014, 21(4): 605–617.
[67] Nedeljkovic M, Ausfeld-Hafter B, Streitberger K, et al. Taiji practice attenuates psychobiological stress reactivity–a randomized controlled trial in healthy subjects. Psychoneuroendocrinology, 2012, 37(8): 1171–1180.
[68] Irwin MR, Olmstead R.Mitigating cellular inflammation in older adults: a randomized controlled trial of Tai Chi Chih. Am J Geriatr Psychiatry, 2012, 20(9): 764–772.
[69] Campo RA, Light KC, O'Connor K, et al. Blood pressure, salivary cortisol, and inflammatory cytokine outcomes in senior female cancer survivors enrolled in a tai chi chih randomized controlled trial. J Cancer Surviv, 2015, 9(1): 115–125.
[70] Channer KS, Barrow D, Barrow R, et al. Changes in haemodynamic parameters following Tai Chi Chuan and aerobic exercise in patients recovering from acute myocardialinfarction. Postgrad Med J, 1996, 72(848): 349–351.
[71] Lan C, Chen SY, Lai JS, et al. The effect of Tai Chi on cardiorespiratory function in patients with

coronary artery bypass surgery. Med Sci Sports Exerc, 1999, 31(5): 634–638.

[72] Pan L, Yan J, Guo Y, et al. Effects of Tai Chi training on exercise capacity and quality of life in patients with chronic heart failure: a meta-analysis. Eur J Heart Fail, 2013, 15(3): 316–323.

[73] Yeh GY, Wood MJ, Wayne PM, et al. Tai chi in patients with heart failure with preserved ejection fraction. Congest Heart Fail, 2013, 19(2): 77–84.

[74] Zeng W, Stason WB, Fournier S, et al. Benefits and costs of intensive lifestyle modification programs for symptomatic coronary disease in medicare beneficiaries. Am Heart J, 2013, 165(5): 785–792.

[75] Ornish D, Scherwitz LW, Doody RS, et al. Effects of stress management training and dietary changes in treating ischemic heart disease. JAMA, 1983, 249(1): 54–59.

[76] Ornish D, Scherwitz LW, Billings JH, et al. Intensive lifestyle changes for reversal of coronary heart disease. JAMA, 1998, 280(23): 2001–2007.

[77] Gupta SK, Sawhney RC, Rai L, et al. Regression of coronary atherosclerosis through healthy lifestyle in coronary artery disease patients–Mount Abu Open Heart Trial. Indian Heart J, 2011, 63(5): 461–469.

[78] Linden W, Stossel C, Maurice J.Psychosocial interventions for patients with coronary artery disease: a meta-analysis. Arch Intern Med, 1996, 156(7): 745–752.

急性心肌梗死患者的短期心理治疗

13

Adriana Roncella

痛苦、爱、嫉妒、担忧和类似的精神状态伴随着虚弱、日渐消瘦和其他身体变化，这些变化容易导致男性患病和身体消耗。精神心理障碍引发的疼痛、兴奋、盼望或焦虑会逐步波及心脏，影响心律和心率，导致人体营养流失，降低人的活力。

——《心脏运动和血液解剖学研究》

William Harvey

13.1 引 言

自 20 世纪中叶以来，世界范围内开展了大量社会心理危险因素和心脏病关系的科学研究。在这些研究中，有许多关于各种心理治疗方法的临床试验，其中研究最多的是行为、认知和人际关系治疗。这些方法在改善心理症状方面被证明是有效的，但还不确定其疗效能否真正用于治疗患者，即能否改善心脏病患者的预后。总之，这些研究表明，一些心理干预（如压力管理）可能会改善冠状动脉疾病患者的预后。然而，研究样本中存在的较大的异质性，需要在心脏病患者的每个特定亚组 [如急性心肌梗死（AMI）患者] 中进一步证实，其临床表现的病理生理学是可变的。而且，这些研究跨越了许多年，期间缺血性心脏病的药物治疗和介入治疗均取得了较大的进展，与预后结果的显著改善也相关，AMI 尤其如此。对于 AMI 患者来说，

A. Roncella, MD (✉)
Department of Cardiovascular Disease, San Filippo Neri Hospital, Via G. Martinotti 20, 00135 Rome, Italy
e-mail: adrianaroncella@hotmail.it

A. Roncella, C. Pristipino (eds.), *Psychotherapy for Ischemic Heart Disease*,
DOI 10.1007/978-3-319-33214-7_13

最新的治疗方式的益处可能超过辅助心理治疗。目前尚缺乏针对人本主义－存在主义心理治疗方法的任何正式、公开发表的评估研究。

在仔细评估了所有之前发表的科学研究后，我们设计并组织了一项随机临床试验，在 San Filippo Neri 医院心血管病科评估了接受急诊经皮冠状动脉介入治疗（Percutaneous Coronary Invention，PCI）的 AMI 患者进行短程心理治疗（Short-Term Psychotherapy，STP）的价值。我们首次使用了一种源自个体心理学方法的人本主义－存在主义心理疗法。

本章随后将详细解释所使用的具体心理治疗方法。

13.2 STEP-IN-AMI 试验

这项随机对照研究发表在 2013 年的《国际心脏病学杂志》（*International Journal of Cardiology*）上[2]，首次报道了一种原创的基于人本存在主义的短期心理治疗益处，此方法改善了急性心肌梗死患者的临床预后以及心脏和心理症状。这些在指数事件 1 年后观察到的临床获益已经超过了利用当时更先进的药物、介入和康复干预所产生的益处。

研究方案于 2004 年获得 San Filippo Neri 医院伦理委员会批准，于 2011 年完成患者入组。方案简介如下：101 例年龄为 70 岁的患者因急性心肌梗死行急诊血管成形术后 1 周内入组，随机接受标准心脏护理（Standard Cardiac Care，SCC）加短期人本主义－存在主义心理治疗（Humanistic-Existential Psycho-Therapy，STP）或单独接受 SCC（对照组）。

主要复合终点是新出现的心脏事件的 1 年发生率，包括再梗死、死亡、脑卒中、血管重建、危及生命的室性心律失常，以及典型的有临床意义的心绞痛复发或其他有临床意义的新的并发症复发。次要终点是单个主要终点事件的发生率、心脏疾病再住院率、纽约心脏协会（New York Heart Association，NYHA）心功能分级和随访时的心理评测分数。

随访 1 年时对 94 例患者进行分析的结果显示 STP 患者的主要终点发生率低于对照组（21/49，42.9% *vs*. 35/45，77.8%；*P*=0.0 006；NNT*=3）。这一获益归因于 STP 组复发心绞痛（14/49，28.6% *vs*. 22/45，48.9%，*P*=0.04，NNT=5）和新发合并疾病（5/49，10.2% *vs*. 25/45，55.6%，*P*=0.000 1，NNT=3）的发生率较低。接受 STP 治疗的患者也表现出更低的再次住院率、NYHA 心功能等级和抑郁分数，

* NNT：Number Needed to Treat，需治疗人数

以及更高的生活质量。

目前正在开展 5 年随访以评估患者的较长期结果，评估于 2016 年完成。目前看来，仍有必要进行更大规模的研究来证实这些结果的普适性意义，此项研究不仅是目前心理治疗领域最引人注目的阳性结果研究之一（见第 10 章），而且将一种创新的心理治疗方法引入了心脏心理学领域。

13.3　心理治疗方法

在综合以往经验的基础上，本章将介绍在 STEP-IN-AMI 试验中采用的新颖且完整、实用的心理治疗方法以帮助心理学家和内科医生拓展心脏心理学知识和实践技能。

如前所述，我们第一次使用了一种源自个体心理学方法 [3] 的人本主义 - 存在主义心理疗法，这种方法特别适用于心理治疗师解决心脏心理学领域的研究问题。我们还开发了标准化的 STP 基本模型，可以在意大利国家医疗保健系统中方便地开展实践。

心理治疗由一名具有专业资质、经验丰富的心理治疗师带领包括心理学家和护士的临床团队来进行。精神类药物的使用方案不是该研究涉及的内容，但对已经接受药物治疗的患者并未让其停止使用药物。所有患者都被安排参加心脏康复计划，拒绝该计划的患者则进行宣教并给予改变生活方式的建议。

个体心理学方法由 Abraham Maslow 首创，是一种复杂而新颖的综合性方法，部分来源于精神分析、分析心理学和人本主义 - 存在主义方法 [4]。心理学方法认为人类是一个由心理和身体组成的复杂系统。心理神经内分泌免疫学领域的几项研究证明，身体发生的任何事情都可能影响心理，反之亦然 [5-7]。鉴于此种情况，心理治疗不仅必须改善心理症状、生活质量和心脏预后（先前进行心理干预的缺血性心脏病患者关注的主要终点），还必须有效改善心脏病患者的整体健康状况。

《国际心脏病学杂志》[2] 对该方法首次进行了描述："在急性心肌梗死事件发生后的 6 个月内，心理治疗最初是以个人和集体的形式进行的。个人会面主要关注的是患者的个人病史，比如了解患者的情绪变化，通过身体和行为语言理解其潜意识维度的基本表达。个人会面的次数根据每个患者的具体需求和问题而定，在 3 个月的时间内从 3 次至 11 次不等。

病例中治疗周期最短的是 3 个疗程，是一例 31 岁的男性患者，他对心理咨询表现出很大的抗拒；而最长的是 11 个疗程，是一例 56 岁有临床相关抑郁症状并有 2 次自杀企图的男性患者。在这个短暂的疗程中，心理治疗师帮助患者获得领悟和认知，并详细阐述了需要解决的冲突以及不协调的行为和人际关系。最初的访谈旨在关注和克服患者生活中的主要矛盾冲突，心理治疗师帮助患者获得对其身体感觉的认知领悟。通常情况下，心脏病患者会描述他们身体的扭曲和感知的缺失，感觉身体不再属于自己。心理治疗师会引导患者从内脏区开始，借助腹式呼吸和放松技巧获得与身体的完全接触。在会面的最后阶段，只要条件允许，心理治疗师会通过梦的解析引导患者深层次的领悟。一般来说，近期发生心肌梗死的患者会主诉他们常常做噩梦，通常开始于急性心肌梗死发生前几个月甚至几年，或者发现总是记不住梦的内容（通常患者只记得童年 / 青春期的几个梦）。当心理治疗师帮助患者接触他们潜意识的中央阳性核时，他们的噩梦停止了并且（或者）恢复了对与现实生活问题相关的梦的记忆，这反映了患者微妙的内心变化。

小组会面期间会重申个人会面期间所做的心理治疗工作，在小组会面期间可以通过小组成员之间的交流来加强单独会面中所完成的认知领悟分析和目标。小组会面治疗时，伴侣也被邀请参加，此时需要进行心脏病学方面的宣教（包括对心肌梗死和动脉粥样硬化发生过程的更详细、深入的解释，同时强调心脏疾病危险因素预防和改变生活方式的重要性），音乐引导的呼吸和肌肉放松，身体信号的理解，梦境语言的要素，以及关注特定的伴侣 / 伙伴关系。所有这些过程的目的都是稳定患者的病情，积极改善每个患者的整体状态。”

如前所述，人本主义 - 存在主义心理学方法是基于一个特定的视角，即人类身体和精神行为的统一。从这个角度来看，行动的统一在很大程度上对主体来说是无意识的，无意识被定义为：“一个活跃的存在量子，无论是在精神方面还是身体方面均未被自主知识所认知，它完全是由存在于主体、身体和心理的活跃量子组成的，独立于意识和自我责任之外。无意识是生命和智慧的量子，我们因它而存在，只是我们不了解它而已。”[8] 潜意识的核心在这里被视为积极的原子核，被称为“内在自我”（In Sé），它是我们特定身份的特征，通过驱动人类生活的重要推动力来进行。内在自我可以被认为是生命力和自然的标准，可以支撑我们存在一生的特定身份[3,9]。内在自我表现在我们生活的所有积极方面，从我们的生理需求（饥饿、口渴、本能）到更高的精神需求（智力、爱情、友谊、社交能力等）。因此，为了追求幸福和健康，一个人必须跟随自我内心积极的重要推动力，应该在每时每刻倾听自我内在表达的信号。内在自我可以被定义为“我们伟大的智慧”，通过不断地与我们的意识沟通让自我在生命复杂的历史演变过程中理解最好的方法和方案。我们可以把内在自我视为一个人一生中的精神工程，试图让一个人在生物、情感、社会和精神层面实现自我。

13.4　下意识的语言

这个积极的内在核心通过肢体语言和梦境语言（基于梦的）表达自我。与肢体语言相关，身体感觉可以表现为一种情感体验，身体的功能失调症状可以隐藏一些内心冲突。内脏区似乎是接触情感和本能的入口，而情感和本能是无意识[10-14]的内部积极核的表现（见第 4 章）。

以作者在心理治疗应用领域的个人和临床经验可以证实，疾病中的患者已经失去了与内脏区的联系，他们觉得自己的身体与众不同，与他们的思想有所不同。有时这种感觉集中在身体的特定部位，感觉很重或很痛。心脏病患者通常出现头部的沉重感，或与心脏相对应的胸部的沉重感，或对身体某些部位的特殊感知，患者从来没有感觉到身体是一个整体。

另一个内在自我的信号是梦。梦可以被认为是无意识[15-17]的象征性语言，以投射为代表反映了梦的基本功能机制。内心和亲密关系的世界投射在生活的每一个方面，投射在每个人的选择倾向中。在心理学背景下，梦和图画用于投射测验（见第 15 章），可能被认为是由意识记录的无意识投射的产物。因此，他们的分析有助于深入了解潜意识的内容。我们可以认为梦是“来自我们内在自我的信息而不仅仅是幻想或幻觉，它们是做梦者在现实生活中精神和身体、精神和物质的全方位表现。”[18]

许多精神元素和动力有助于梦境符号的形成：复合体，内在自我，超我，情感和社会关系，来自环境的信号，身体疾病等[18,19]。因此，对梦的分析是心理治疗师面临的非常复杂的任务。

在这一点上，最重要的是强调心理治疗师的理论研究，尤其是个人分析，做好充分的个人准备。心理治疗师（可简称为“治疗师”）想要成功地让另一个人更好地了解自己从而获得生理和心理健康，必须已经获得了深刻的个人知识和与内在信息的一致性，特别是治疗师的自我身体感受和内在觉察都已经足够，即一种作为身心健康和整体统一的个人整体认知。治疗师还必须参与对个人生活和梦境的持续分析，遵循个体心理学的定义，并且已经获得了个人的“真实性”，这意味着他们已经获得了遵循自然的意向性和内在虚拟性发展的能力。换句话说，他们必须以与他们自己的自然法则相协调的方式成长进步[3]。

治疗师不能在完成持续分析之前进行梦境分析，他们需要通过他们持续的个人经历来理解和验证符号与精神和现实生活之间的对应关系[3]。此外，他们必须以与对患者所说和所做相一致的方式来过自己的生活。只有这样，治疗师才能承担起帮助患者理解自己或引导患者体验内在积极核心的任务。

如前所述，一般经历过急性心肌梗死的患者会说：“经历过噩梦，通常在急性事件发生前几个月甚至几年开始；或者发现记不住自己做了什么梦，只记得童年或青春期的几个梦。”[2]

根据作者对心脏病患者的诊疗经验可以证实梦通常在疾病发作前很早就表现为受试者的心身功能障碍。一般来说，通过要求患者回忆他们在急性心肌梗死前最近几个月甚至几年做过的梦就有可能证实有心理问题。这可能是发生在童年或青春期的问题，或者是他们个人生活中的其他问题。该问题或冲突与患者的生活选择有关，阻碍了其和谐的生物心理发展。无意识的积极核心——内在自我——不断强调这个问题，可能伴随着反复出现的梦。幸运的是，一个完整的梦也提示了可能的解决方案，因为梦经常会显露出患者过去的内在潜力和内源[18,19]。如果做梦者理解这些无意识的信号和变化，梦也会发生变化，反映出个人主动、自发的变化。但是如果做梦者不能理解并做出“错误的”选择或行为，梦将继续给出同样的信号、同样的符号和同样的场景。在这种情况下，“错误的”选择或行为意味着个人遵循被社会接受甚至鼓励的价值观，但却与其内在的真实想法相矛盾（如梦的分析所揭示的）。

很长一段时间后，如果患者仍然不能理解梦境，就可能会失去与内心世界的联系。此时，患者开始在心理上或身体上感到不适，但他们无法恢复错误的选择或行为与其个人痛苦或身体功能障碍之间的联系[13]。在这个阶段，患者通常无法回忆起他们的梦，或者可能开始做噩梦，这反映出他们内心的不适和痛苦。心理上的不适可能转化为各种情绪状态，如焦虑，抑郁，压力感，对孤独的恐惧，不可能拥有幸福的个人情感和性关系，难以有效履行社会义务或工作等。最重要的是，治疗师帮助这些患者以其内在自我为代表，重新获得与他们自己自然自我的完全接触，从而帮助他们克服存在的内在困难。

13.5 个体心理治疗

从实践的角度来看，在开始对患者进行心理治疗之前，心脏病专家和治疗师应该一起向患者解释他们的医疗 / 心脏状况，同时强调他们完全遵守医疗治疗的重要性，以及作为二级预防的一部分，改变生活方式以减少或消除有问题的心脏风险因素非常重要。他们还应该向患者解释对心理社会危险因素进行调查和治疗的重要性，其中任何一个因素都可能导致心脏预后恶化[20,21]。这可以激励患者开始他们的心理治疗，因为其确有不适感，所以这一步可能会被接受。在最近遭受心肌梗死的患者中，通常可以追溯到一些情感创伤事件（比如失去工作或亲人死亡）。有时患者会自发地回忆起这种压力事件并可能把压力事件与自己目前的急性心肌梗死联系起来。当然，这可能会促进病情恶化。

心理治疗开始时，治疗师经常能感觉到患者内心的痛苦和不适。患者可能会觉得自己的整个生活都被“炸”得支离破碎，害怕重新过上正常的生活并做出个人决定。此外，许多患者感到被医疗机构甚至家庭成员“监管”，这可能导致其失去自主决定生活的权力。患者经常害怕发生在自己身上的事情，害怕发生更严重的心肌梗死。因此，不管症状是多么轻微或短暂，许多患者开始为自己的所有症状寻求医疗和护理。患者可能会觉得自己像“一艘没有船长或方向的船”。从心理学的角度看，治疗师承认患者已经失去了与内在自我的联系，以及他们害怕再也感觉不到“正常”或快乐。

在最初的个别治疗中，治疗师应该温和地邀请患者谈论自己的生活，从患者目前的医疗问题开始或者从其发现自己所处的痛苦境地开始。在患者讲述完自己的主要问题后，治疗师尝试初步分析以帮助其找到解决方案，然后让患者从童年开始谈论自己的生活。患者自发讲述的个人故事能够让治疗师理解他们的情感生活，并对患者的当前状况以及最重要的——无论是快乐还是痛苦的——记忆、过去的事件和个人关系有更全面的了解。

有些患者对自己的处境没有意识，不能讲述真实的生活故事，也不能认识到过去的个人痛苦或困难处境。在这种情况下，治疗师可以从他们已经收集到的其他信息来获得帮助，特别是心理测试和投射测试（见第 14、15 和 20 章），也可以通过来自语言和非语言交流的信号收集宝贵的信息（见第 16、17 章）。

从本体心理学的角度来看，特别重要的是需要培训治疗师注意和观察交流过程的所有内容，特别是无意识交流的特定方面，具有代表性的是“语义场”[3,22]。语义场是本体心理学学派的先驱们提出和证实的一个概念，它是心理和生物数据复杂相互作用的产物，在所有人际交往中无意识地从每个人身上散发出来。

治疗师可以通过关注患者的身体感觉（即组织器官反应），以及通过在会话期间患者大脑中自发出现的图像来收集语义领域内的数据。这些图像和感觉是治疗师对患者表达的语言和非语言信号的象征性的和身体上的关联，从而揭示了患者的心理和生物状态信息并构成了直觉过程的重要组成部分。从全球范围看，沟通过程是治疗环境中一个基本且非常复杂的部分，治疗师必须接受培训以不断发现在治疗过程中出现的不同的沟通渠道，无论是语言的还是非语言的。当语言和非言语信号不一致时，这种训练尤其重要，因为准确地解释非语言信号是在心理治疗过程中更精确地掌握患者内心动态的基础（见第 18 章）。如同对梦的分析，长期的钻研和丰富的经验对于治疗师来说是必需的，能够使他们在心理治疗过程中准确地解释自发释放到语义领域的信息。

在个体心理治疗过程中，患者对自己的个人情况缺乏认识或对心理治疗的抵制可能会非常强烈，从而阻碍了真正的治疗进步。在这种情况下，治疗师必须尊重患者的意愿并尽可能将干预限制在关于生活方式的改变上，并提供减少或更有效管理压力的方法。

在某些情况下，患者的主要问题会涉及和伴侣的关系。在这种情况下，无论是在个人还是夫妻会谈中，应让其伴侣也参与到患者的心理治疗过程中。作者经常给患者伴侣提供心理治疗选择，以帮助他们开始积极改变彼此的关系。作者通过多年的心脏病患者工作，认为尽可能地让患者伴侣参与进来是最佳选择。因为夫妻是人生伴侣，是他人无法替代的[23,24]。在没有伴侣参与的情况下，患者可能会在进行心理干预开始时病情改善，但是回家后，其伴侣的焦虑和忧虑或者在心肌梗死前他们之间的冲突再次出现可能会使患者回到起点。

个人心理治疗第一阶段的主要目标是收集尽可能多的患者个人经历并对其情况进行初步分析，可能需要 3 次或更多次的接触，这取决于患者的情况。在最初的几次会面中，治疗师还应该向患者解释在心理治疗环境中，他们不应该继续被动而应该成为一个积极的参与者以重新掌控自己的生活并对其负责。与治疗师合作找出双方能找到的任何解决方案，使患者恢复个人平衡感。治疗师的沟通能力是克服所有阻力并建立稳固的治疗联盟的基础[25,26]。随后，治疗师必须获得患者的完全信任和信心。

当克服最初的抵触后，治疗师应对最初收集的历史资料进行探索和分析，在分析中更深入地探索并激励患者建立对自己身体感觉和情绪的积极意识，包括开始传授给患者基本的心理学概念以激励和允许其进入更深的内省，解释生活事件如何导致患者远离自己的内在自我和自然身份，强调患者恢复与他们内在自我完全接触的重要性以克服其对疾病的恐惧，从而恢复充实而幸福的生活。

治疗师可以从引导患者探索自己的身体感觉，借助腹部呼吸从内脏区（即腹部）开始。可以引导患者做短暂的放松练习，以更好地理解他们如何感知自己的身体以及某些身体部位是否没有被有意识地感知。最初感知身体，特别是内脏区域的方法，对于所有新患心肌梗死的患者来说都很困难，尤其是患者年龄较大时。治疗师可以解释内脏脑的存在，内脏脑在人的一生中持续活跃（即使我们失去了对其有意识的感知），它作为内在情绪和感觉媒介的角色非常重要（见第 4 章）。

从心理动力学的角度来看，不能将身体视为快乐的统一体。这与对原始本能的感知相对应，与个人在最初的情感关系中所经历的条件反射有关（首先是母亲，之后在家庭和社会环境中得到强化）。儿童在生命的最初几年中学会了所有的生活方式，即如何被感动，如何去爱，如何与他人相处等[4]。毫不夸张地说，许多精神病理学和心身功能障碍的起源都可能与个人原始本能的压抑有关，其中“本能”是指一个人从生物到精神的所有重要驱动力。在这种功能失调的心理背景下，许多不同的生活事件可能会引发实际疾病，包括急性心肌梗死。诚然，分析和改变一种功能失调的心理模式可能需要很长时间，而且只能在短期心理治疗中以非常超前的方式来处理。

在心理治疗环境中和家中做短暂的放松训练有助于个人恢复对自我内脏区域的完全感知。这种知觉通常是逐渐、自发地向身体其他部位或整个身体传播，为患者带来了内心的平静和幸福感。当恐惧消失后，个人与内在积极核心的最初接触就得以重建。

因为在 STEP-IN-AMI 试验中观察到所有的心理、心脏和其他医疗结果都有所改善，我们可以假设通过内脏区恢复患者与身体联系的方法可能促成了这些结果。事实上，内脏大脑与调节机体的主要系统——自主神经、内分泌和免疫系统——相连，并参与它们的调节过程（见第 4 章）。我们的观察结果与在急性心肌梗死后利用放松疗法对患者进行心理治疗的其他研究结果一致[27]，需要进一步的研究来证实这个有趣的观察结果。

如前所述，根据目前心理神经内分泌免疫学的知识来看，内脏大脑与我们最重要的身体系统功能有关。从心理学的角度来看，似乎患者已经恢复了与身体生物调节的联系，这是大自然自发提供给人们的。患者克服了所有内在的束缚和僵化，并随着时间的推移，不再反对正常调节身体和谐功能的自然法则。这种转化可表现为面部表情的明显变化，患者的面部表情放松且目光炯炯有神。治疗师必须强调这个结果并鼓励患者继续这种积极的体验。作者能够注意到在这一突破之后，许多患者的心理症状（如焦虑、抑郁、愤怒）得到了改善，患者也变得更有动力照顾自己的身体并改变导致身体功能失调的生活方式。

在梦境分析上，治疗师应尽可能地指导患者记住梦的重要性，因为梦是来自他们内心潜意识的重要信息。在初始阶段，治疗师应该简要调查患者的梦，避免全面分析。避免分析噩梦很重要，也应谨慎，因为会让患者回到痛苦中而对病情没有任何改善。治疗师必须始终牢记心理治疗的首要目标是恢复患者的幸福感，包括完全康复和病理状态的完全稳定。因此，治疗师需要一直加强患者的积极资源（Positive Resources），而不要过分强调消极的问题（Negative Issues）。在完成心理治疗课程后，患者能够自由决定改变个人功能失调的状况。

治疗师应该耐心等待，直到患者的噩梦停止或者开始将梦与日常生活联系起来。一般来说，这种情况会在患者恢复对内脏中心的感知、恢复与无意识的积极内核（自我）的接触时出现。这反映了由患者自主协调的内心变化，他们潜意识中抵触情绪下降，以及完全接受与治疗师的合作。只有在这种情况下，治疗师才能解释梦是如何和他们交流的，以及个人的潜意识是如何判断做梦者的生活状况的。大多数患者对这种解释感到惊讶，因为他们过去认为梦只是一些很傻的随机想法，并不重要。如果治疗师的分析是正确的并且与患者的实际问题相一致，这种解释可能会促使患者在个人生活中做出更有意义的改变。如果患者的年龄很大，这种解释可能不能改变他们个人生活中所有功能失调的部分或关系，然而，对这个问题的认识可能有助于他们以一种更实用的方式来解决自己不正常的生活状态。

当重新建立起与内在自我的联系时，在精神疾病领域中，第一阶段的个人心理治疗就告一段落了。

13.6 团体心理治疗

在下一个治疗阶段，患者会被邀请与伴侣一起参加小组会议（在我们的研究中，一些患者不赞成这样做，并且从一开始就拒绝让伴侣参与自己的治疗）。一些患者在完成个人疗程后就中断了心理治疗，暗示了个人承诺和时间的缺乏，这也是一些伴侣拒绝参加患者治疗的原因。然而，在 STEP-IN-AMI 试验中，大多数患者都参加了所有预定的治疗。

在小组会议中，重申和加强了个人治疗中的心理治疗工作。从实践的角度看，各组序列中可能有 6~20 人参与。参与者确定后，治疗师可以更细致地倾听每个人的话语或者与之交流。在我们的研究中，一两个护士和一两个心理学家会参与到每个小组会议中，他们全程参与治疗过程，有时会受邀帮助治疗师领导小组。在开始集体治疗之前，患者会被告知他们不必分享个人问题的任何细节，可以根据个人意愿自由地谈论个人的体验，从而使他们放心参与集体心理治疗，不用担心受到他人的评判。

之后小组采取行动延续在个人治疗中取得的进展。治疗师必须努力在参与者之间建立友好的关系以消除最初的害羞、恐惧或其他不利于促进群体成员热情参与的情绪。受到欢迎的和同意参与的患者伴侣可能会有不同的反应。在急性心肌梗死组中，已经进行了个体心理治疗的参与者会很放松，而首次参加小组会议的患者往往会遇到困难，许多人表达了非常重要的个人议题和冲突。因此，建议患者从心理治疗开始就参与治疗过程。

会议按顺序分为 5 次（标准编号），具体如下：

● 第 1 次会议，专门介绍小组成员，并对随后几场会议的内容进行简要介绍。需要注意，治疗师必须重申心脏疾病宣教的重要性（包括对心肌梗死和动脉粥样硬化过程更深入的解释），强调心脏危险因素预防和改变生活方式的重要性，重申心理社会风险因素的作用，以促进所有人更有意识地参与到治疗中。当参与者受到激励，友好的气氛建立起来后，治疗师应该引导他们从腹部换气开始进行短暂的放松。之后邀请每个人谈论个人经历，治疗师可以由此观察不同参与者的最初反应和提出的困难。

● 第 2 次会议，完全致力于体验放松技术。伴随着治疗师精心挑选的音乐旋律，放松阶段持续 25min。治疗师事先尝试聆听音乐并评估引发的个人器官反应非常重要。可以选择不同种类的音乐，重要的是，音乐不是重复或单调的，而是能提高整个身体的敏感度。以这种方式促进听众的感知，降低理性门槛。在“步入急性心肌梗死”试验中，使用了凯尔特音乐、古典音乐和个体艺术音乐（一种现代的、实验性的音乐形式）[28-31]。音乐的作用是分散个人意识，降低个人超我，并使个人能够完全自由地欣赏身体的感觉。如上所述，身体知觉尤其是对一个人内脏区域的知觉是一种非常平静的感觉，可以帮助个人重新与内在自我完全接触。

放松练习后治疗师邀请每个小组成员描述练习中的感受。在这个过程中还会存在部分阻力，其中参加过一对一治疗的患者获益最大，而没有参加过个人治疗的伴侣通常会出现不适，包括很难放松或者身体的某些部位会感到疼痛。

一些参与者报告在放松练习过程中脑海中会自发地出现一些图像[19,32]，与梦里的图像相似，并且提供了证据。在倾听完患者和其伴侣的感受后，治疗师开始帮助每个小组成员更好地理解自己的身体反应，并在合适的情况下理解他们所说的自发图像的含义。

● 第 3 次会议，专门讨论角色扮演，期间可以重新探讨已经出现的问题。治疗师鼓励参与者谈论自己和伴侣的困难，以激发小组中有用的交流。如果前两次会议进行得很顺利，小组成员可能会开始觉得自己是一个与外界联系非常紧密的个体，他们可以从所有的互相交流中获得巨大的利益。

● 第 4 次会议，分析梦境。通常分析小组成员们过去 2 周内的梦，他们根据治疗师的建议以书面形式简要总结梦的过程。

● 第 5 次会议，再次进行放松练习。这次的辅助音乐不同于第 2 次会议。最后一次会议对小组成员和治疗师来说都是一个惊喜。当克服了残余阻力和身体僵硬，患者会将身体视为一个活力单位，体验到一种遍布全身的幸福感。无论小组成员最初出现多么恐怖或有问题的图像，此时都完全改变了，他们会自发地想象自然、和平、美丽的图像，比如平缓起伏的大海、茂密的森林、鲜花盛开的草地、晴朗的蓝天，以及温暖的太阳。这些积极的图像证明他们的内部世界已经发生了巨大的积极变化，他们与自己的组织感觉进行了新的接触，达到了平和的、新的生物 - 心理平衡[32]。

13.7 结 论

人本主义 - 存在主义心理治疗是包括从个人治疗到团体心理治疗和放松技术的多样化技术。

在 STEP-IN-AMI 试验中使用的心理治疗方法是一种多维心理治疗干预，是对个体心理学方法的一种新的阐述。在随机临床环境中测试发现，这种方法通常会使医疗和心理结果达到全面的改善。因此，每一位医疗专业人员都应该了解和学习这种方法，以增加个人经验和扩大知识范围，我们还需要更多的临床实践，以找到更新、更有效的方法来治疗每个患者。

（司瑞 译）

参考文献

[1] Roncella A, Giornetti A, Cianfrocca C, et al.Rationale and trial design of a randomized, controlled study on short-term psychotherapy after acute myocardial infarction: the STEP-IN-AMI trial (Short term psychotherapy in acute myocardial infarction). J Cardiovasc Med, 2009, 10: 947–952.
[2] Roncella A, Pristipino C, Cianfrocca C, et al.One-year results of randomized, controlled, short-term psychotherapy in acute myocardial infarction (STEP-IN-AMI) trial. Int J Cardiol, 2013, 170(2): 132–139.
[3] Meneghetti A. Ontopsychology handbook. Roma: Ontopsicologia, 2004.
[4] Maslow AH. Toward a psychology of being. Van Nostrand, 1962.
[5] Black PH. The inflammatory response is an integral part of the stress response. Brain Behav Immun, 2003, 17: 350–364.
[6] Besedovsky HO, Del Rey A. Cytokines as mediators of central and peripheral immunoneuro-endocrine interactions//Ader R, Felten D, Cohen N. Psychoneuroimmunology, 2001.
[7] Bottaccioli F.Psiconeuroendocrinoimmunologia. I fondamenti scientifici delle relazionimente-corpo. Le basi razionali della medicina integrata. Red Edizioni, 2005.
[8] Meneghetti A. Dictionary of ontopsychology. Roma: Ontopsicologia Editrice, 1988–2004: 260.
[9] Meneghetti A. L'In Sé dell'Uomo. Roma: Ontopsicologia Editrice, 1981–2002.
[10] Gershon MD. The second brain. New York: Harper Collins, 1998.
[11] Dander B. Il primo cervello e l'Ontopsicologia. Nuova Ontopsicol, 2001, 1: 38–43.
[12] Meneghetti A.Melholistics handbook. Roma: Ontopsicologia, 2004-2006: 97.
[13] Meneghetti A. La psicosomatica nell'ottica ontopsicologica. Roma: Ontopsicologia Editrice,

1974–2008.
[14] Roncella A. Dal criterio organismico il criterio di Salture: il cervello viscerale//Di carlo O. Educazione alla salture. Progetto per una nuova pedagogia sociale. Roma: Aracne Editrice, 2010: 41–59.
[15] Freud S. The interpretation of dreams. New York: Macmillan, 1900.
[16] Jung CG. Dreams (compilation from Collected Works, Vols. 4, 8, 12, 16). Princeton: Princeton University Press, 1974.
[17] Bonime W. The clinical use of the dream. New York: Da Capo Press, 1982.
[18] Cangelosi A, Mencarelli C, Volpicelli C, et al.Dreams: in the depths of our reality.New Ontopsychol, 2006, 2: 30–61.
[19] Meneghetti A.L'Immagine e l'Inconscio. Roma: Ontopsicologia Editrice, 1994–2003.
[20] Rozanski A, Blumenthal JA, Kaplan J. Impact of psychological factors on the pathogenesis of cardiovascular disease and implications for therapy. Circulation, 1999, 27(16): 2192–2217.
[21] Yusuf S, Rangarajan S, Teo K, et al.Cardiovascular risk and events in 17 low-, middle-, and high-income countries. N Engl J Med, 2014, 28(9): 818–827.
[22] Meneghetti A. Campo semantico. Roma: Ontopsicologia Editrice, 1988.
[23] Moser DK, Dracup K. Role of spousal anxiety and depression in patients' psychosocialrecovery after a cardiac event. Psychosom Med, 2004, 66: 527–532.
[24] Joekes K, Maes S, Boersma SN, et al. Goal disturbance, coping, and psychological distress in partners of myocardial infarction patients: taking account of the dyad.Anxiety Stress Coping, 2005, 18(3): 255–267.
[25] Friedman L. The therapeutic alliance. Int J Psychoanal, 1969, 50(2): 139–153.
[26] Meissner WW. The therapeutic alliance. New Haven: Yale University Press, 1996.
[27] Van Dixhoorn JJ, Duivenvoorden HJ. Effect of relaxation therapy on cardiac events aftermyocardial infarction: a 5-year follow-up study. J Cardiopulmonary Rehabil, 1999, 19: 178–185.
[28] Cage J. Silence: lectures and writings. Middletown: Wesleyan University Press, 1961.
[29] Meneghetti A.The In Sè of Art. Roma: Ontopsicologia Editrice, 2004.
[30] Grant Morag J. Experimental music semiotics. Int Rev Aesthet Sociol Music, 2003, 34(2): 173–191.
[31] Trappe HJ. The effect of music on the cardiovascular system and cardiovascular health.Heart, 2010, 96(23): 1868–1871.
[32] Meneghetti A. Prontuario onirico. Roma: Ontopsicologia Editrice, 1981–2012.

14 关于心理测试的认识论、原理、目的和在心脏病学中的适用性问题

Antonella Giornetti

在 0.99 的右侧加上数字就有可能达到 1。

——《情绪理论草图》

Jean-Paul Sartre

14.1 历史和文化参考点

心理测量学的词源让我联想到一个经典的问题：灵魂（ψυχή）的测量（μετρον），此时非物质性已经与身体物质本质区分开来了。正如 Solano 所指出的，思想和身体的区别以及它们之间的相互关系是在西方历史文化长河的某一时刻形成的。因此，这些概念都是建立在文化基础上的，而不是实际存在的东西[1]。勾勒出心理测量学并确立其科学合法性的历史和文化参照点使我们能够确定认识论模型和激发测量和灵魂会面的社会使命。

这其中一个参考点是实证主义的客观化。事实上心理学的基础可以追溯到 19 世纪下半叶，在实证主义和医学传播的全盛时期拒绝所有带有魔幻或者缺乏充分、自然、科学基础的治疗实践[1]。

科学心理学的诞生得到了受过医学训练的大学教授 Wundt 的认可。1879 年，他在莱比锡建立了第一个心理研究实验室，在那里灵魂成为一种现象并失去了其含义，取而代之的是更具决定性意义的心灵。就这样，研究者第一次通过对心灵活动

A. Giornetti, PsyD (✉)
Department of Cardiovascular Disease, San Filippo Neri Hospital, Via G. Martinotti 20, 00135 Rome, Italy
e-mail: antonella.giornetti@gmail.com

A. Roncella, C. Pristipino (eds.), *Psychotherapy for Ischemic Heart Disease*,
DOI 10.1007/978-3-319-33214-7_14

过程的分解和基本功能的分类对其进行了客观化的描述，这种分类是以系统化自省为基础的，后来这种方法因其主观性而受到批评。

公认的心理测量学之父 Francis Galton 爵士是鲜为人知的《遗传的天才》（*Hereditary Genins*，1869）一书的作者[2]，该书在他的表兄达尔文的《物种起源》（*On the Origin of the Species*，1859）之后出版[3]。受到达尔文的影响，他于 1884 年在伦敦建立了第一个人体测量学实验室，对人类能力进行分析和测量，旨在用“理性”选择取代自然选择来“改善人类”[4]。Galton 将问卷系统和新的统计研究方法引入心理学，如对目前仍在使用的统计学术语“相关性”进行了定义[5]。

因此，基于个体心理学的认识论背景出现了一种快速简单的方法来使用测量工具，且专为研究人的差异而设计[4]。美国的 James McKenn Cattell 将这种新的工具测试称为心理测试，并于 1890 年根据基本的身体和感觉运动测量工具进行了修改[6]。

第一个心理测试实验室是 Cattell 于 1886 年在剑桥建立的。他的研究基于对心理过程的量化、分类和比较评估，关注使人类能够成功适应环境的基本能力以及研究这些变量是否适合预测受试者在某些任务中的成功率[4]。

根据预期模型，心理测量应用程序可用来检测个人是否适合某一特定角色，主要在学校和军队中得到应用和发展，这并非巧合。因为这两个环境中符合建立预期模型的条件，其对于个体适应和融入环境至关重要。1905 年 Binet 和 Simon 进行了第一次智力测试后，心理测量在学校开始广泛使用[7]。心理测量在第一次世界大战期间被广泛应用于从阿尔法部队（Army Alpha）和贝塔部队（Army Beta）到成千上万的美国士兵[8,9]。

遵循这一思路，又一个参照标准是行业效率主义。1921 年，Cattell 以个人名义成立了“心理有限公司”，该公司的宗旨是向行业和公众提供心理咨询，专门从事标准化和市场化的心理测量[4]。1935 年，一些权威的心理测量学专家联合成立了“心理测量学协会（Psychometric Society）”，并创办了刊物《心理测量学》（*Psychometrika*）[10]。

因此，心理学发展是工业化进程所引发的文化转型的一部分。20 世纪初，这一进程彻底渗透到整个经济和社会体系，也对西方国家产生了深远的影响。换言之，心理学的出现使社会有了一个有效的促进加速和提高效率的机制。在这个机制中，新的心理测量科学通过为劳动和发展提供服务来响应社会的要求。

一方面，“合适”这一概念在生产系统的人员选择中得到了最高级的运用，产生了著名的泰勒主义者，他们说：“合适的人应在合适的岗位”[11]，在这一范畴下，优势是指利用个人和环境之间的关系作为一种工具来确定个人技能和组织需求之间的对应，换句话说，就是供求匹配；另一方面，“合适”的概念在医疗卫生系统中经历了“精神病理学化”的过程，在这个过程中，受到了19世纪晚期疾病分类学的非历史和非环境制约的影响。

19世纪下半叶出现了疾病（illness）的现代定义，这个定义是基于人们对器官和组织体系认知的改变，而不是像过去那样基于症状。病情学极力主张包含精神领域，所以心理痛苦的表现最终被视为疾病的症状[1]。这有助于一种新的且至今仍然被使用的个体评估方法的传播，进而又发现缺少相应的术语来描述所有偏离预期值的身体或精神表现，因此“合适”成为正常状态的统计和理论概念，即个体和反常之间的联系，并逐渐忽略了它与环境的关系。据此，最后的一个参照标准仍是精神病理学（Psychopathology）。

一个重要的转折点出现在1946年，Raymond B. Cattell借用了Allport的特质概念构建了一个“16种人格因素问卷”（Sixteen Personality Factor Questionnaire，16PF）。他用该问卷测量了16种基本的人格特质，这些特质被认为是对行为的稳定测量[12]，这种基于特质理论的心理测量（Psychometric Test，PT）被广泛应用于医学领域[12-16]。在医学领域，人们的兴趣被导向识别个体人格的稳定特质和躯体疾病的相关性。

一个值得一提的案例是“美国旧金山的Friedman和Rosenman心脏病专家的开创性工作，他们在1959年创造了‘A型行为模式（Type A Behavior Pattern，TABP）’这一术语，这是第一次对心脏与心理之间关系的系统研究。之后，人们对心理社会因素和冠心病进行了大量的研究”[17]。然而，之前作为不良预后因素流行了50多年的TABP，在近些年被证实与缺血性心脏病不相关[18]。

心理测量学在当今心脏病学领域仍在应用且与迄今为止所概述的理论假设紧密相关，具体阐述如下。

14.2 应用于医疗卫生环境的心理测量：它们能解决什么问题？

1917年，第一期《应用心理学杂志》（*Journal of Applied Psychology*）出版，这是该领域历史最悠久的杂志，它强调了心理学在职业领域的应用可起到帮助解决现实生活问题的作用[4]。近1个世纪后，PT变得非常受欢迎，人们通过它解决实际问题（包括医疗卫生环境中的问题）并取得了成功。

PT解决的第1个问题是将病因和症状编码成常规诊断代码，这促进了医护人员之间的沟通。从这个意义上说《精神障碍诊断和统计手册》（*Diagnostic and Statistical Manual of Mental Disorders*，*DSM*）[19-21]具有一个无可争议的优点，即为心理表现构建了一个单一的编码系统。心理测量基于 DSM 相关的理论构建，尽管这种测量不能取代临床评估[18]，但它们是诊断实践的一部分，强调了个体临床病例中存在 / 不存在内在心理动力学和精神病理学方面的特征。

PT 解决的第 2 个问题是将测试中获得的原始分数标准化为不同个体和人群以及二者之间的可比数据。心理测试是一种标准化的情景，在这种情景下一个人的行为被抽样、观察和描述[22]后产生一个客观的、标准化的行为样本测量结果[23]。标准化情景是指除了个体反应的变化之外，一切都保持不变的情况。测量是指应用规则对对象进行分类或分配数字的结果，因此数字代表了属性的特征或特征存在的程度。客观测量是指如果由相同或不同的观察者进行测量，则测量结果可以在相同的试验条件下复制。标准化测量意味着单独的实验数据要与更普遍的参照系统相关[24]。

PT 解决的第 3 个问题是经济组织问题，包含使用有效的管理逻辑优化医疗卫生环境的结构和人力资源。心理测量是简单的筛选工具，有详细的说明以便于急性疾病患者阅读和完成。经过培训或在心理学家[18]的密切监督下，心理测量可以由门诊患者和住院患者及医护人员完成。因此，在时间、物力和人力方面需要对系统投入可持续成本。就获取心理服务而言，PT 可以作为良性促进因素[25]，其中一些条目内容促使患者采取反省态度并作为筛选程序利用分数确定治疗和转诊的次序。

编码、标准化和优化问题是专门针对医疗卫生环境研究工作的。PT 的效用在于它能够标准化症状、数据和资源以创建诊断、统计和组织代码，从而促进科学交流和与疾病相关的心理特征知识的增长。

14.3　心血管疾病的主要心理测量方法

心脏病学研究的心理宏观领域是常见的情绪障碍，如抑郁、焦虑及人格特质。在预防和康复心脏病学中，这些可以在自我评价的非认知 PT 筛查中被发现，大量的 PT 已用于心脏病患者的研究。在国际文献中应用最广泛的测量方法如下。

贝克抑郁量表（Beck Depression Inventory，BDI）[26-28]，其中 BDI- Ⅱ（1996 年修订）是最新版本，包含 21 个条目，描述了对抑郁患者进行精神分析心理治疗期间观察到的症状和行为[24]（内疚、悲伤、沮丧、兴趣丧失、哭泣等）。其他基于症状的抑郁测量包括流行病学研究中心抑郁量表（Center for Epidemiological Studies-Depression，CES-D）[29]，医院焦虑和抑郁量表（HADS）[30]，HADS 的特点是排除了躯体症状学而包括了愉悦指数。

患者健康问卷9(PHQ-9)[31]是一个包含9个条目的量表工具，易于施行和评分。PHQ-2[32]由PHQ-9的前2个问题组成，是情绪和乐趣缺乏。根据一项比较研究，这些工具和BDI-Ⅱ一样可靠，可用于抑郁的快速筛查[33]。

为评估焦虑专门为门诊心脏病科设计的[34]心理健康综合指数-6(Psychological General Well-Being Index-6，PGWBI-6)是一个简短的6条目量表，与其他常见量表和焦虑、抑郁情绪或自制力筛查量表高度相关。但最常用的工具是状态特质焦虑指数(State Trait Anxiety Index，STAI)[35,36]，由两项各20个条目子测量组成：第1项子测量都与患者在测量实施时的焦虑"状态"有关；第2项子测量将焦虑作为一种"特质"来衡量，即受试者在特定条件下产生焦虑反应的倾向[24]。

苦恼量表(Distress Scale，DS14)[37]，用于评估D型(苦恼)人格，该人格已被确定为冠心病患者心理痛苦的动机和长期死亡率的独立预测因子，也是急性冠状动脉事件(Acute Cornary Event，ACS)患者的重要诱发应激因素[18]。量表由14个条目组成，分为两个分量表，即消极情感(Negative Affectivity，NA)和社会抑制(Social Inhibition，SI)。NA和SI水平都增加的个体被称为具有D型人格。

用于研究人格特质的其他非常常见的PT包括多相明尼苏达人格调查表-2(Multiphasic Minnesota Personality Inventory-2，MMPI-2)[38]，16PF[13]和艾森克人格问卷(Eysenck Personality Questionnaire，EPQ)[14]。MMPI-2是一种探索人格特征的非常复杂的测量方法，第1版由Hathaway和McKinley在1940年进行了详细阐述。前述的这些测量需要较长的时间完成，因此在临床检查中进一步沿用。

生活质量和健康感知状态评估在心脏病学中具有重要作用，可帮助临床医生分析长期生活压力的构成。为此可以使用各种工具，在此简要提及其中最常用的工具，36条目简短健康调查表(SF-36)调查躯体健康(躯体功能、躯体角色、躯体疼痛、总体健康)和精神健康(活力、社会功能、情绪角色、精神健康)[39]。MacNew心脏病健康相关生活质量问卷(MacNew Heart Disease Health-Related Quality of Life Questionnaire)[40]是一个27条目工具，类似于SF-36，用于评估情绪、躯体和社会域，但比SF-36更容易实施和评分。

为了深入研究社会支持的构成可以使用感知社会支持多维量表(Multidimensional Scale of Perceived Social Support，MSPSS)。这是一个12条目的工具，用于评估家人、朋友和重要的其他人三种支持来源，其有效性已经通过MSPSS评分和抑郁测量评分的负相关得到验证[41]。

认知或神经心理学测量可被推荐用于评估智力功能和认知退化(如在非体外循环冠状动脉旁路手术后)，因此值得单独讨论。

14.4　心脏病患者心理干预的测量结果

在这一点上，思考因使用 PT 而在心理学家、患者和治疗途径之间建立的关系，观察心理干预的目的如何根据所采用的认识论范式而变化是非常有趣的。对比旨在纠正缺陷而设计的个体主义方法和旨在培养主导过程能力的基于关系的方法。

正如 Carli 和 Paniccia 所强调的，当采用处理个体及其个体特征、内在心理动力、行为特点和认知结构的方法时，最终是采用一种变化的观点，是指相对于正常标准的个体 [11]。从个体主义方法的角度来看，PT 的诊断作用支持健康环境和心脏病患者之间的特定性关系，这种关系在疾病开始时便建立起来，心理学家在其中设定治疗途径。一方面专家建议降低心血管风险因素和改变生活方式（运动、饮食、吸烟等），另一方面患者可以遵从建议或无视建议。Carli 和 Paniccia 一直以来都在努力诠释个体主义观点的目的是规范性的并导向康复干预，这种干预可以改变个体行为或者有助于加深对个体内心情绪动力的了解。然而，这种心理干预的标志是所寻求的可能变化的历史性和背景性 [11]。

另一种替代方法是基于关系的方法，在这种方法中环境和历史变量被用来主导心理干预的发展方向。干预的焦点从个体行为转变为个体与环境之间的关系过程，其中环境特指任何关于生活的事物（如情绪、预期、疾病、治疗途径、家人、朋友、工作、经历等）。心理治疗的目标是患者获得能力来主导自己的心理过程并理解自己的内心世界，同时理解自己的生活环境并学会探索其中的局限和来源。

从这个角度来看，心理学家和患者之间的关系成为工作的组织原则 [11]，意味着对 PT 及其结果的批判性使用。

如上所述，PT 的效用促进了专家知识的增长。然而，这种知识不能立即为患者所得和所用。事实上，这种诊断在疾病分类方面很有效，但是影响了患者的感受，因此又成了障碍。例如，如果一个抑郁症患者被告知患有抑郁症，患者很可能立刻感到更加抑郁并有理由抑郁。此外，向患者提供有关抑郁症与心脏病死亡风险增加 [42] 和治疗依从性差 [43] 的信息可能会加剧患者的情绪低落。告知患者疾病风险很重要，但思考沟通方式也很重要。请记住，医护人员总是在环境中与患者个体交流，这就需要一个疾病预期和陈述的个体化体系，诊断时的编码需要治疗时的解码，以使疾病分类在患者的日常生活中变得容易理解。

采用基于关系的方法，心理干预的设置实际上是一种可转化的关系。在这种关系中，心理功能可以起到减速器的作用。在机械学中，减速器或齿轮箱是一种位于主动轴和从动轴之间的装置，用来降低后者相对于前者的加速度。类似地，心理学家从患者那里接收诊断过程中感受到的速度（紧急情况下的非个体数据）作为输入，而作为输出向患者返回通过精心阐述过程感受到的镇静。在这一过程中，疾病的多语义情绪含义和患者的价值体系和共存体系（日常生活中的个体数据）被重新联系起来。

除疾病分类外，抑郁症患者也是自己本身存在或处于危机中的人。对患者本人来说，心脏病可能有时是危机的病因，有时是危机的症状，有时两者产生恶性循环，对患者的健康和为患者提供的心理和医药治疗都会产生不良的影响（见第1章）。

有趣的是，我们要强调“危机”的词源（κρίνω）是如何影响决策的，而决策又影响心理治疗过程。2004年罗马的San Filippo Neri医院进行的一项研究，招募了40例近期心肌梗死患者，评估书写疗法的疗效[44]。将患者随机分为试验组（20例）和对照组（20例）。两组都接受了5个PT：用BDI[26,27]评估抑郁症，用MACREAN心脏病健康相关生活质量问卷[40]评估生活质量，用症状自评量表-90（Symptom Checklist-90，SCL-90）[45]评估心理痛苦，用20条目多伦多述情障碍量表（Toronto Alexithymia Scale，TAS-20）[46]评估述情障碍（指无法识别情绪及其微妙的感觉和体验），用认知行为评估医院表格（Cognitive Behavioral Assessment Hospital Form，CBA-H）卡片C[47]针对A型人格进行评估。试验组的20例患者也被要求使用Pennebaker写作技巧[48]表达自己一生中最痛苦经历的感受。20%的患者写的是急性心脏病发作，80%的患者写的是之前发生在家庭生活或职业中令人沮丧的经历。然而，分析所有书写的内容后结合临床心理学标准得到的结论是：患者自我意象/自我关系环境意象的失败。事实上，在这两种情况下患者都发现自己不得不面对生活的变化且需要做出新的决定。这种变化有时被认为是对过去的背叛，有时被认为是对未来的惧怯，但是表达的感觉都是尝试重组生活的期望体系和表达体系。此外，这些结果揭示了患者对能够加强自我最亲密关系及对自我和人际关系重新产生信心的深刻需求，同时也明确提到了患者与医护人员的关系。在这项研究中，实施的PT未能揭示心理变量的任何意义。因此，心理测量结果没能解释所有的多语义情绪含义，这些含义是通过临床心理标准在患者的描述过程中被揭示出来的。

情绪维度在患者的治疗路径中有一定的作用。因此，对情绪维度的分析是必要的，可以确定患者能用PT识别和应对个体、社会和文化资源的危机。事实上，仅仅从这些资源开始，心理学家就可以指导干预和支持过程，即告知患者在严重疾病中存在各种可能性，应该疏导，而非封堵[11]。在这个过程中，患者学会理解失败，把失败作为一种机会可以变换和选择，此时此地，他们有能力面对这种多变性。简言之，无论是在研究中还是心脏疾病的心理干预中，PT的实用性都不能忽视其应用的理论和实践环境，这意味着技术理论、患者治疗、患者恢复力之间是存在着密切联系的。

14.5 未解决的问题

人们理解自我疾病状况的方式会诱使他们采取影响疾病本身结果的行为，尤其是在被关于心脏的错误信息和荒诞说法困扰时更是如此[18]。此外，患者的预期已被证明是多种外科手术（包括冠状动脉旁路移植术）后治疗结果的重要预测指标[49]。换言之，社会表征[50]将现实塑造成共同的思维和期望，或者更准确地说是情感象征[11]赋予现实情绪符号的意义，它们分别属于文化的和无意识的维度，共享同一个环境并在冠状动脉疾病治疗过程中发挥作用。情感象征文化影响在精神医学领域是最容易理解的。正如有些词汇在几代人的时间内从语言中出现和消失一样，自 1952 年 *DSM* 第 1 版[19]以来，一些疾病已经被消除，而新的疾病又被引入。Breuer 和 Freud 所珍视的歇斯底里（Hysteria）一词以及那个时代性压抑的症状始于 1980 年，而网络成瘾（Internet Addiction Disorder，IAD）和唯我主义（Selfism）在 2013 年[20,21]赢得了一席之地。这在社交网络、Photoshop 和充满转瞬即逝（Evanescent）现象的时代并不奇怪，以至于我们当前的时代将会被称为“再现的时代”[50]。

现在让我们以两个理论建构为例，这两个理论建构的自我实施 PT[39-41]评估在心脏病学中被广泛应用。第一个是社会支持，测量社会支持是为了确定患者对得到关系网络支持和被社会孤立两种相反处境的看法。第二个是长期生活压力，对这种压力的测量是为了确定患者在日常生活中的压力水平（如疾病、工作、家庭、交通、收入等），换言之，是为了评估他们随时间控制和抑制情绪的耐受阈。有趣的是，我们要强调情绪如何成为我们永恒而原始的社会维度[51]。根据这一推理，可以认为长期生活压力与社会关系中共享情绪的丧失有关。这一假设似乎得到了前文引用的研究中试验组患者所表达的需求的变化的验证[44]，特别是在经历失败后对自我和人际关系重新产生信心的深刻需求。

此外，如果人们有更广阔的视野，将焦点从社会支持和长期生活压力的个体影响范围扩展到社会影响范围，就可能会看到隔离和控制是属于当代工业环境的心理测量模型和个体的情绪“物种特异性”变量的核心机制。

那么这是否会导致一种假设，个体主义是非意向性符号——情绪交叉领域，换言之，是心理测量学认识论范式（Collusion）[11]（因为这些范式今天在心脏病学中的应用）和当代文化之间的交叉领域。在这一交叉领域中，冠状动脉疾病除了是西方国家人口最常见的死因外，是否也应视作一种症状？这仍然是一个值得研究的领域，研究在系统范式中疾病建模的潜在影响（见第 1 章）并为此制订特有的治疗和预防策略。

14.6 结 论

因此，心理学中的测量及其应用不是既成的事实而是尚未解决的问题。毫无疑问，测量心理维度很有必要，既能增进知识又能获得心理干预疗效的指标。然而，尽管有来自 20 世纪的心理测量学诞生的宝贵理论资料，心理 – 身体和个体 – 环境建模仍有未解决的问题，尤其是在心理 – 身体建模中，无意识和文化维度被忽视。在个体 – 环境建模中，可复制数据交互建模不可能实现。因此，这些观点也包括心理测量学都不能显示一幅全面的图景。毕竟不确定性是定性 – 定量复杂性的基本特征而不是附带产物（见第 1 章）。PT 在不同的临床和研究环境中可能是有用的，但是它们不能被简化为理解个人在自我生命体系中多维复杂性的主要工具，其定义在其定性 / 定量的不可简化方面仍然是一个未决的问题，必须从系统科学角度进行解决（见第 1 章）。

正如 Blanco 所指出的，每个人都本能地感受到心灵的、有形的身体表现并不能解释整个心理领域，至少不能非常清楚地解释[52]。因此，如果不确定性是知识的基本特征，那么最好有一个模型来处理它，这总比没有模型要好。Blanco 始终如一地在阐明无意识幻想在本质上并不是无法衡量的，但与身体事件相反，它容易受到无限测量的影响，而身体事件只受一次测量的影响[52]。从这个意义上说，支持我们这个时代的科学家和知识分子去探究未来的工作是十分重要的，他们为如何测量“灵魂”指明了研究方向并更新了其当代意义，以便开发出越来越精确的工具来阐明这种复杂性，其应用将有助于为研究治疗和个性化医护人员的培训以及冠心病教育和预防的活动指明方向。

（王卉 译）

参考文献

[1] Solano L.Tra mente e corpo. Come si costruisce la salute. Raffaello Cortina Editore, Milano, 2001.
[2] Galton F. Hereditary genius. 1st. London: Macmillan, 1869.
[3] Darwin C. On the origin of species by means of natural selection, or the preservation of favoured races in the struggle for life, 1st. London: John Murray, 1859.
[4] Lombardo GP, Pompili A, Mammarella V. Psicologia applicata e del lavoro in Italia. Milano: Studi storici, 2002.
[5] Galton F. Co-relations and their measurement, chiefly from anthropometric data. Proc RSoc Lond,

1888, 45: 135–145.
[6] Cattell JM.Mental tests and measurements. Mind, 1890, 15: 373–380.
[7] Binet A, Simon T. Méthodes nouvelles pour le diagnostic du niveau intellectual desanormaux. Année Psycho, 1905, 2: 191–244.
[8] Schrammel HE, Wood ER. Army group examination alpha. Emporia: Psychology Committee of the National Research Council, Bureau of Educational Measurements, 1919.
[9] Aa.Vv. Army group examination beta Emporia: Bureau of Educational Measurements Psychology, Committee of the National Research Council, 1920.
[10] The Psychometrics Centre, University of Cambridge, 2015.
[11] Carli R, Paniccia RM. Analisi della domanda. Teoria e tecnica dell'intervento in psicologia clinica. Bologna: Società editrice Il Mulino, 2003.
[12] Cattell RB. The description and measurement of personality. Yonkers: World Book, 1946.
[13] Cattell RB, Cattell AK, Cattell HEP. 16PF fifth edition questionnaire. Champaign: Institute for Personality and Ability Testing, 1993.
[14] Eysenck HJ, Eysenck SBG. The eysenck personality questionnaire. London: Hodder & Stoughton, 1975.
[15] Guilford JP, Zimmerman WS. The Guilford-Zimmerman temperament survey. Beverly Hills: Sheridan Supply, 1949.
[16] Costa PT, McCrae RR. The NEO personality inventory manual. Odessa: Psychological Assessment Resources, 1985.
[17] Allan R, Scheidt S.The practice of cardiac psychology//Allan R, Scheidt S. Heart and mind. The practice of cardiac psychology. Washington DC: American Psychological Association, 1996: p63.
[18] Giannuzzi P, Griffo R, Urbinati S, et al.Linee guida nazionali su cardiologia riabilitativae prevenzione secondaria delle malattie cardiovascolari. Monaldi Arch Chest Dis, 2006, 66: 81–116.
[19] American Psychiatric Association.Diagnostic and statistical manual: mental disorders-DSM. 1st. Washington DC: American Psychiatric Association, 1952.
[20] American Psychiatric Association. Diagnostic and statistical manual: mental disorders-DSM. 3rd. Arlington: American Psychiatric Association, 1980.
[21] American Psychiatric Association. Diagnostic and statistical manual: mental disorders-DSM. 5th. Arlington: American Psychiatric Association, 2013.
[22] Korchin SJ. Modern clinical psychology. New York: Basic Books, 1976.
[23] Anastasi A. Psychological testing 5th. New York: Macmillan, 1982.
[24] Boncori L.Teoria e tecniche dei test. Manuali di Psicologia Psichiatria Psicoterapia.Torino: Bollati Boringhieri, 1993.
[25] Häuser W, Wambach S, Schiedermaier P, et al. Increased demand for psychoso-matic consultation service (C-service) in a department of cardiology/pneumology due to psychometric screening. Psychother Psychosom Med Psychol, 2001, 51(6): 261–263.
[26] Beck AT, Ward CH, Meldelson M, et al. An inventory for measuring depression. Arch Gen Psychiatry, 1961, 4: 561–567.
[27] Beck AT, Kovacs M, Weissman A. Assessment of suicidal intention: the scale for suicide ideation. J Consult Clin Psychol, 1979, 47: 343–352.
[28] Beck AT, Steer RA, Brown GK. Manual for the beck depression inventory-Ⅱ. San Antonio: Psychological Corporation, 1996.
[29] Radloff LS. The CES-D scale: a self-report depression scale for research in the general population. Appl Psychol Meas, 1977, 1(3): 385–401.
[30] Zigmond AS, Snaith RP. The hospital anxiety and depression scale. Acta Psychiatr Scand, 1983, 67: 361–370.

[31] Kroenke K, Spitzer RL, Williams JB. The PHQ-9: validity of a brief depression severity measure. J Gen Intern Med, 2001, 16(9): 606–613.
[32] Kroenke K, Spitzer RL, Williams JB. The patient health questionnaire-2: validity of a two-item depression screener. Med Care, 2003, 41: 1284–1292.
[33] Ceccarini M, Manzoni GM, Castelnuovo G. Assessing depression in cardiac patients: what measures should be considered. Depress Res Treat, 2014: 148256.
[34] Grossi E, Groth N, Mosconi P, et al. Development and validation of the short version of the psychological general well-being index (PGWB-S). Health Qual Life Outcomes, 2006, 4: 88.
[35] Spielberger CD, Gorsuch RL, Lushene RE. State-trait anxiety inventory, Form X. Consulting Psychologists Press, 1968.
[36] Spielberger CD, Gorsuch RL, Lushene RE, et al. State-trait anxiety inventory, Form Y. Consulting Psychologists Press, 1977–1983.
[37] Denollet J. DS14: standard assessment of negative affectivity, social inhibition, and type D personality. Psychosom Med, 2005, 67: 89–97.
[38] Butcher JN, Dahlstrom WG, Graham JR, et al.MMPI-2: manual for administration and scoring. Minneapolis: University of Minnesota Press, 1989.
[39] Ware JE Jr, Kosinski M. SF-36 physical and mental health summary scales: a manual for users of version 1. Quality Metric Incorporated, 2001.
[40] Hofer S, Lim LL, Guyatt GH, et al.The MacNew heart disease health related quality of life instrument: a summary. Health Qual Life Outcomes, 2004, 2: 3.
[41] Zimet GD, Dahlem NW, Zimet SG, et al. The multidimensional scale of perceived social support. J Pers Assess, 1988, 52: 30–41.
[42] Frasure-Smith N, Lesperance F, Talajic M.Depression and 18 month prognosis after myocardial infarction. Circulation, 1995, 91: 999–1005.
[43] Mayou RA, Gill D, Thompson DR, et al.Depression and anxiety as predictors of outcome after myocardial infarction. Psychosom Med, 2000, 62: 212–219.
[44] Giornetti A, Moroni F, Roncella R, et al. Effetti positivi di un intervento di scrittura dopo infarto miocardico acuto//Cicognani E, Palestini L. Promuovere benessere conpersone, gruppi, comunità, 28-30 settembre 2006, VII Congresso Nazionale di Psicologiadella Salute. Cesena: Università in Romagna, Società Editrice “Il Ponte Vecchio”, 2006: 315.
[45] Magni G, Schifano F, De Leo D. Assessment of depression in an elderly medical population. J Affect Disord, 1983, 11(2): 121–124.
[46] Bressi C, Taylor G, Parker J, et al. Cross validation of the factor structure of the 20-Item Toronto Alexithymia scale: an Italian multicenter study. J Psychosom Res, 1996, 41(6): 551–559.
[47] Zotti AM, Bertolotti G, Michielin P, et al. Linee guida per lo screening dei tratti di personalità, cognizioni e comportamenti avversi alla salute, manuale d’uso per il CBA Forma Hospital. Pavia: Edizione Maugeri Foundation Books, 2000.
[48] Pennebaker JW, Beall SK. Confronting a traumatic event: towards an understanding of inhibition and disease. J Abnorm Psychol, 1986, 95: 274–281.
[49] Laferton JA, Shedden Mora M, et al. Enhancing the efficacy of heart surgery by optimizing patients’ preoperative expectations: study protocol of a randomized controlled trial. Am Heart J, 2013.
[50] Moscovici S, Farr RM.Rappresentazioni sociali. Bologna: Il Mulino, 1989.
[51] Carli R, Paniccia RM. L’analisi emozionale del testo. Uno strumento psicologico perleggere testi e discorsi. Milano: FrancoAngeli, Psicologia, 2002.
[52] Blanco IM, et al. The unconscious as infinite sets. An essay in bilogic. London: Gerald Duckworth, 1975.

投射测验：缺血性心脏病的六图测试

15

Adriana Roncella, Silvia Scorza

要了解一个人内心世界的观点、价值、图案和感觉，必须提供一个没有文化背景的领域以将自己的反应模式投射其中。

——《人格研究的投射技术》

L. K. Frank

15.1 引 言

1910年Carl Gustav Jung首次描述了“词语自由联想技术(Words Free Association Technique)”[1]。29年后的1939年，Frank发表了他的第一篇关于“投射技术(Projective Technique)”的评论，该技术被认为是通过表意、深意、模式和感受等方式接触个人世界，他明确指出这是必须通过非文化领域促使个人投射自己的个体反应的模式[2]。

Frank认为投影技术就像X线一样，可以揭示个人内心自我的图像，即人格的整体图像。利用投射技术，患者可以在给定的“刺激”下“投射”他们的内心活动、情绪、情感等。

15.2 投射测验的发展

自从Frank的著作出版后，投射技术已经被许多研究者用于不同的研究领域。

A. Roncella, MD (✉) • S. Scorza, PsyD
Department of Cardiovascular Disease, San Filippo Neri Hospital, Via G. Martinotti 20, 00135 Rome, Italy
e-mail: adrianaroncella@hotmail.it; silviascorza@libero.it

A. Roncella, C. Pristipino (eds.), *Psychotherapy for Ischemic Heart Disease*,
DOI 10.1007/978-3-319-33214-7_15

例如，Kent 和 Rosanoff[3] 利用该技术做精神病理诊断，而 Wertheimer[4] 利用其进行法医学研究。与此相关的两个早期论著均包含 1921 年的 Rorschach 测验[5] 和 1935 年 Morgan 和 Murray 的主题统觉测验[6]（Thematic Apperception Test，TAT）。在接下来的 10 年中，投射测验得到了更广泛的应用，如 Wartegg 的绘画完成测验（Wartegg's Drawing Completion Test）[7]、Düss 的童话测试（Düss's Fairy Tale）[8]、Rosenzweig 的图画联想法（Rosenzweig's Picture-Association Method）[9]、Koch 的树木测验（Koch's Tree Test）[10]、Machover 的人体素描法（Machover's Human Figure Drawing）[11] 和 Corman 的家庭素描法（Corman's Family Drawing）[12]。早期这些技术的成功主要取决于人们对精神分析愈渐浓厚的兴趣和对心理测试不绝于耳的批评之声，指责心理测试不能勾勒出一个人的完整人格。

然而，尽管 20 世纪 40 年代人们对该方法热情高涨，但是在接下来的几十年中大量实证研究评估了这些方法的有效性，结果极富争议，自此对该方法的批评言论不断涌现。因此，20 世纪 80 年代人们试图优化该技术并使其像心理测试一样达到标准化，这导致了关于投射技术的目标和模式的持续不断的争论。

现在，我们有多种方式对各种投影技术进行分类，其中之一就是 Lindsay 提出的根据受试者完成的特定任务类型进行的分类[13]：

（1）与墨迹或单词建立联系，例如 Rorschach 测验[5]、Holtzman 墨迹测验（Holtzman's Ink Blot test）[14] 和 Kent 言语联想测验（Kent's Verbal Association Test）[3]。

（2）撰写故事，例如 TAT[6]、Sharkey 和 Ritzler 的图像投影测试（Sharkey and Ritzler's Picture Projection Test）[15]、Blum 的布莱克漫画测试（Blum's Blacky Pictures Test）[16] 和 Wagner 的手测试（Wagner's Hand Test）[17]。

（3）完成句子或故事，例如 Rotter 填句法（Rotter Incomplete Sentence Blank）[18]。

（4）排列或选择图片或文字，例如 Sznodi 测试（Sznodi's Test）[19]。

（5）通过绘画、游戏或表演场景来表达自己，例如 Machover 的人物素描（Machover's Human Figure Drawing）[11]、Buck 的房子树人测试（Bucks's House-Tree-Person Test）[20]、游戏技巧（Game techniques）[21] 和 Moreno 的心理剧（Morenos's Psychodrama）[22]。

童年至青春期一直是应用投射技术首选的年龄段，例如要求儿童通过绘画表达自己的想法[23,24]。另外，投射技术也被用于分析成人，其中 Rorschach 测验是成人群体中最常用的测验之一[4]，TAT[5]、Koch 的树木试验[9] 和 Machover 的人体素描[10] 应用较少，已发表的心身研究中使用了 Rorschach[25,26] 和 Szondi 的测试[27] 结果。投射技术在银屑病[28,29]、癌症[30,31]、述情障碍[32–34]等患者研究中也有应用。TAT 和 Rosenzweig 试验甚至被用来评估系统性高血压患者的个性[35–37]。然而，目前投射技术还未正式在缺血性心脏病患者群中进行评估。

15.3　六图测试

六图测试（Six-Drawings Test，SDT）投射技术现已首次在成人 IHD 随机临床试验（STEP-IN-AMI 试验）中应用[38]，并在意大利罗马 San Filippo Neri 医院心脏心理学门诊应用（见第 20 章）。这是第一个在心脏心理学背景下被正式评估的投射测试，这种评估无论是在 STEP-IN-AMI 试验中，还是在笔者门诊部都正在进行。

六图测试是个体心理学临床方法[39,40]使用的心理诊断工具之一。这是一种非结构化投影技术，受试者可以按照自己的幻想自由地完成既定主题的 6 幅画。测试材料由 6 张空白图纸组成，图纸上没有印刷说明。6 个主题的每一个都必须画在不同的纸上，顺序为一棵树、一位同性、一位异性、原生家庭、现状以及未来的目的或未来的状况。

指定图片主题，鼓励患者完全自由地进行绘制而完全不强调图片的质量、完整性或任何其他特征。如第 13 章所述，潜在的前提是每张照片中都会“投射”出患者深层的、内心的、潜意识的自我元素。

1896 年 Sigmund Frend（西格蒙德·弗洛伊德）第一次将“投射”这个词应用于精神分析学中，并声称该词包含了寻找自我之外的心理过程以确定我们悲伤或后悔的原因[41]。1915 年，他的投射理论推测个体经常需通过外在现实表达潜意识的精神危险，即他们无法管理自我[42]。因此，弗洛伊德认为投射首先是一种病理心理机制。

与精神分析相反，个体心理学将投射的概念应用于健康和疾病过程中潜意识的基本功能中。我们在生活的各个方面做出的每个选择都能投射出最隐秘、最内核的内心世界：“整个知识体系都是基于投射，主体按照自己的方式看待事物。在某种意义上，我们每个人都根据自己的真实情况来选择现实。”[43]

投射测验中使用的梦和图画可能被认为是无意识投射的产物，由有意识的头脑记录下来。因此，分析它们可以帮助治疗师追溯患者潜意识的内容（见第 13 章）。我们的想象力不是自由的而是受到个人冲突和复杂情况的制约。因此，当被要求画一幅画时，受试者会倾向于揭示患者自身潜在意识的某些动态。因此，分析患者自发画出的图像时，治疗师的分析与针对梦境图像时类似[39,44]。

必须指出的是，上述6幅图中的前4幅“图”（树、两个人类图形——男性和女性——和家庭）已经用于其他心理治疗方法。SDT的两个主要创新点是：①这4张图片被组合成一个测试。②首先，添加了人的自我感知的当前和未来状态/情形，使得该测试不仅独特，还体现了个体心理学方法特征；其次，该方法基于个体心理学方法的理论参考系统，使用了不同的评估标准（见第13章）。6张图片相结合使治疗师能够获得对患者当前状态更全面的心理动态视图，这种视图用一张图片几乎是不可能完成的。“SDT展现了人在心理动力学意义上的总体轮廓，是受试者自己创造的测试，从而显示了受试者的心理动态过程。在此基础上，通过简单的方法我们拥有了这些人物的经历以及6个基本概念。然而从这种本质的简单性出发，人们可书写出的个性特征又是无穷无尽的。”[39]

在实施过程中，心理治疗师给客户讲解如何绘画。“在测试时有两个条件需要遵守，即绘制顺序以及绘画的自发性或即时性。绘画顺序不具有强制性，其是一种正式的内省，就像受试者必须写一份分析报告来明确自己的身份。受试者不能使用橡皮擦，应该保持最初原画状态并提交。无论如何，受试者给心理治疗师的最终版本都是极为重要的。”

在STEP-IN-AMI试验和San Filippo Neri医院的心脏心理学诊所门诊，我们迄今已对31~82岁的成年心脏病患者进行了试验。我们通常允许患者使用自己喜欢的任何素描技法和色彩（因为技法和色彩的选择可能有助于对图像的解释）。我们还指导他们自发地绘画，而无须担心自己的艺术技巧或能力。在STEP-IN-AMI试验中，受试者需先签署知情同意书以便治疗师了解其医疗/心脏和个人病史，并在完成心理测试后才可进行登记，由一名心理学家实施SDT。1年后再次行SDT，同时进行心理测试。该方式表明SDT是有效的比较工具，能够在一段时间后（通常是心理治疗开始后的6个月或12个月）再次使用，帮助临床医生识别受试者所有已经发生的变化。

15.4 六图测试的解读

测试完成后心理治疗师只提供关于图画的粗略解释并向患者许诺在心理治疗过程中将提供更完整的解释。为了准确、全面地分析测试，心理治疗师必须了解患者的全部病史。因此，应在个人疗程开始后再进行解读，需要精神治疗时才与患者一起进行自发的、更深入的分析。事实上，心理治疗师必须始终为每个患者进行个体化治疗并始终牢记心理治疗目标，即稳定患者的病情和提高其生活质量。事实上，在精神病理学背景下，并不总能进行完全的个人反省（见第13章）。

在患者表现出抗拒、遗忘或无法描述梦境的情况下，SDT 可以帮助心理治疗师初步洞察其心理状态。在 SDT 解读过程中，最重要的是心理治疗师做好充分准备，以留意并意识到测试分析中做出的所有个人预测。这种准备极其耗时，包括进行理论研究和个人分析。此外，治疗师需持续进行个人分析、克服自身情结、全面了解个人情感和生物反应，才能清楚地认识到患者的情感、欲望、动力、情结等。

在分析阶段，心理治疗师必须首先采用图画的全景视角，并承认个体的生物反应。这种反应可能是内脏区域的放松和扩张的感觉，或者是器官僵硬和紧缩闭合的感觉，这些画可能看起来比例均衡或杂乱无序。

治疗师对绘画的第一印象可以提供初步的整体性见解，之后治疗师再进行深入评估。

在整体范围内，SDT 允许治疗师询问以下问题：客户的个性，创伤经历，尚存的冲突关系，他人在基本情感关系中的地位，当前问题及其原因，客户的基本生活目标，志向和成长驱动。

树形图通常代表个人的心身状态[44]，树的形状和位置可以提示患者的整体性格，树干上的树枝和树洞可能代表创伤性生活经历，树叶和花朵可能表明患者的生理状态转好，水果可能反映了其生活中的成功。

如果受试者与画中人物性别相同，则反映出他是如何看待自己，包括自我意识和生理认知，即患者对自己身体的认知。人体可能是完整的，对应于患者对自己身体的完全主观意识，也可能是不完整的（如没有手臂、腿，甚至躯干，眼睛缺失或面无表情等）。这些重要的细节可以帮助治疗师理解患者的主观情感生活，因为它与患者自己的身体有关，从而帮助治疗师制订更有效的治疗策略。

以镜像的方式，画中的异性形象则反映了患者如何看待异性，包括他们对性/亲密的抑制。在两幅人体图中，对头和脸、头发、面部表情、完全或部分没有四肢、衣服等细节细致入微的观察都是有用的，每一个细节都透露着患者潜在的人格。

家庭绘画可能有助于治疗师评估患者的情感关系及其家庭地位。

现状图帮助我们洞悉患者的当前生活，既能反映积极的一面也能反映消极的一面，还能突显患者当前出现的问题，这种问题可能是医疗/心理功能障碍的一个诱因。一般来说，图中患者强调的当前状态问题与他们的基本生活问题一致，经早期心理治疗和梦境分析后，这些问题会进一步暴露出来。然而对于治疗师来说，下结论仍需谨慎，因为随着对患者生活的详细探究能够更加准确地解读患者的生活问题。

未来目标/未来状态图帮助治疗师了解患者的基本生活目的、目标、抱负和个人成长目标。

这样，6 幅图中的每一幅都能帮助治疗师发现问题以进一步理解患者的内在自我和隐藏的问题。因此，为了保证完整性，有必要对每一幅图都进行清晰的解释。

15.5 对缺血性心脏病患者的观察

在急性心肌梗死患者中，可以观察到各种各样的 SDT 图。患者经常画出一个扭曲的同性形象，这与他们感知到身体受限、心理障碍等自身改变相呼应。通常异性的形象也会扭曲，反映出他们潜意识中与伴侣关系的变化和抑制。他们可能无法用图形描述目前或未来的状态和情况，这与他们目前和未来生活的不确定性相对应（见第 18 章）。

目前的研究工作在于验证和展示 SDT 能够提供的各种图形和心理信息。在此期间，以上推论基于我们自己的少数案例，但我们相信该方法在缺血性心脏病患者的心理动力学分析中非常有用。

现在，在缺血性心脏病患者的心理评估中强调心理测量测试和投射测试，特别是 SDT 之间的主要区别是有用的。心理测试精神症状或特定心理特征，以此为依据，研究人员提供了一个实验性评级来评估疾病或特征的频率，严重程度或影响，以及治疗的有效性。该方法可用于认知 – 行为疗法等来测量治疗的有效性。该心理测试可对一些定性功能进行量化，在科学研究和心理疾病诊断中也有作用。此外，这种测试可能被患者视为重要的承诺，使他们有可能对个人产生更深层次的了解。心理测试对一些患者来说还可能是一种有益的宣泄方式（见第 14 章）。

然而，这种测试不能从心理动力学的角度帮助治疗师全面了解患者内心深处的自我，这种自我隐藏在抑郁、焦虑和愤怒等临床心理症状之下。心理测试是由患者的自我意识完成的，而潜意识驱动对任何有意识的报告都有隐匿性。因此，如果患者表现出强烈的防御机制和内心明显的自我抑制，那么心理测试结果可能会被扭曲。事实上，我们的经验表明心理障碍程度非常高的患者在心理测试中得分很高（这可能与 SDT 等其他数据相冲突）。类似地，心理状态好的患者的心理分数却指向患有心理功能障碍（这可能也与 SDT 等其他数据相冲突）。这种现象可能反映了意识的更高水平和对个人状态更严格的评估，又或者是 SDT 绕过了心理抑制的机制提供了直接的心理动力学见解和诊断。

15.6 结　论

心理测试和投射测试都可以帮助治疗师更深入地了解患者的心理状态，这一过程需要借助心理治疗自述和分析梦境，并将测试结果与患者个人经历结合起来。

（王卉　译）

参考文献

[1] Jung CG. The association method. Am J Psychol, 1910, 21: 219–269.
[2] Frank LK. Projective methods for the study of personality. J Psychol Interdiscip Appl, 1939, 8: 389-413.
[3] Kent GH, Rosanoff AJ.A study of association in insanity. Am J Insanity, 1910, 75: 34-39.
[4] Wertheimer M. Perception and the Rorschach. J Proj Tech, 1957, 21: 209–216.
[5] Rorschach H. Psychodiagnostik Methodik und Ergebnisse eines wahrnehmungs-diagnostichen Experiments. Bern: Hüber, 1921.
[6] Morgan CD, Murray HA. A method for investigating fantasies: the thematic apperception test. Arch Neurol Psychiatry, 1935, 34: 289–306.
[7] Wartegg E. Gestaltung und Charakter. Ausdrucksdeutung zeichnerischer Gestaltung und Entwurf einer charakterologischer Typologie. Beih. 84 zur Zeitschrift fur angewandte Psychologie. Barth, 1939.
[8] Düss L. Die Methode der Fabeln in der Psychoanalyse. Z Kinderpsychiatr, 1942, 9: 12–24.
[9] Rosenzweig S. The picture-association method and its application in a study of a reaction to frustration. J Pers, 1945, 14: 3–23.
[10] Koch K. Der Baumtest. Bern: Huber, 1949.
[11] Machover K. Personality projection in the drawing of the human figure: a method. Springfield Charles C. Thomas, 1949.
[12] Corman L. Le test du dessin de famille dans la pratique medico-pedagogique. Paris Presses Universitaires de France, 1964.
[13] Lindzney G. On classification of projective techniques. Psychol Bull, 1959, 56: 158–168.
[14] Holtzman WH, Thorpe JS, Swarts JD, et al. Inkblot perception and personality: Holtzman inkblot technique. Austin: University of Texas Press, 1961.
[15] Sharkey KJ, Ritzler BA. Comparing diagnostic validity of the TAT and a new picture projective test. J Pers Ass, 1985, 49: 406–412.
[16] Blum GS. The Blacky pictures: a technique for the exploration of personality dynamics. New York: Psychological Corporation, 1950.
[17] Wagner E. The hand test. Manual for administration, scoring, and interpretation, 1959.
[18] Rotter JB, Rafferty JE. Manual: the Rotter incomplete sentence blank. New York: Psychological Corporation, 1950.
[19] Szondi L. Experimentelle Triebdiagnostik Textband. Bern: Medizinischer Verlag Hans Huber, 1947.
[20] Buck JN. The H-T-P technique a qualitative and quantitative scoring manual. J Clin Psychol, 1948, 4: 317–390.
[21] Staabs G.The sceno test manual: a practical technique for understanding unconscious problems and personality structure. Seattle: Hogrefe & Huber, 1964.
[22] Moreno JL. Psychodrama. New York: Beacon House, 1946.
[23] Widlöcher D. L'interprétation des dessins d'enfants. Bruxelles: Charles Dessart Editeur, 1965.
[24] Rouma G. Le language graphique de l'enfant. Bruxelles: Misch-Throu, 1912.
[25] Kanno S. On the somatization of symptom in psychosomatic disease: consideration of Rorschach score. Shinrigaku Kenkyu, 1981, 52: 30–37.
[26] Pizarro JC. The Rorschach test in relation to psychosomatic medicine. Dia Med, 1956, 28: 1690–1699.
[27] Melon J, Dongier M, Bourdouxhe S. Psychosomatic profile with Szondi's test. Considerations on the concepts of normality and of specificity. Ann Med Psychol, 1971, 2: 263–271.

[28] Noel J, Soule M, Bolgert M. Use of projective tests in research on the psychosomatic origin of psoriasis. Sem Hop, 1955, 31: 1267–1271.

[29] Pfitzner R. Psychodynamics of psoriasis vulgaris in the Rorschach test. Z Psychosoma Med Psychoanal, 1976, 22: 190–197.

[30] Sugiyama Y. Psychosomatic aspects of cancer patients. Hokkaido Igaku Zasshi, 1982, 57: 408–412.

[31] Mezei A, Nemeth G.Studies on the psychosomatic factors in malignant tumors by means of the Rorschach test. Psychosom Med, 1970, 18: 265–270.

[32] Solano L, Toriello A, Barnaba L, et al. Rorschach interaction patterns, alexithymia, and closeness to parents in psychotic and psychosomatic patients. J Am Acad Psychoanal, 2000, 28(1): 101–116.

[33] Clerici M, Albonetti S, Papa R, et al.Alexithymia and obesity. Psychother Psychosom, 1992, 57: 88–93.

[34] Acklin MW, Alexander G. Alexithymia and somatization. A Rorschach study of four psychosomatic groups. J Nerv Ment Dis, 1988, 176: 343–350.

[35]Corani B, Livache R, Mallion JM, et al. Personality characteristics of hypertensive patients. Study of subjects with essential hypertension compared to a control population. Arch Mal Coeur Vaiss, 1985, 78: 1629–1632.

[36] Perini C, Rauchfleisch U, Buhler FR. Personality characteristics and renin in essential hypertension. Psychother Psychosom, 1985, 43: 44–48.

[37] Perini C, Muller FB, Rauchfleisch U, et al. Aggression inhibition and increased sympathetic nervous reactivity in the development of essential hypertension. Schweiz Med Wonchenschr, 1984, 114: 1851–1853.

[38] Roncella A, Pristipino C, Cianfrocca C, et al. One-year results of the randomized, controlled, short-term psychotherapy in acute myocardial infarction (STEP-IN-AMI) trial. Int J Cardiol, 2013.

[39] Meneghetti A. Ontopsychology handbook. Psicologica Editrice, now Ontopsicologia Editrice, Roma, Eng. ed 2004, Ital. ed 1995–2008.

[40] Meneghetti A. L'Immagine e l'Inconscio. Roma: Psicologica Editrice, now Ontopsychologia Editrice, 1994–2003.

[41] Freud S. Further remarks on the neuro-psychoses of defence, 1896, SE 3: 162–185.

[42] Freud S. The unconscious, 1915, SE 14: 166–204.

[43] Meneghetti A. Dictionary of Ontopsychology. Roma: Psicologica Editrice, now Ontopsicologia Editrice, 1987.

[44] Meneghetti A.Prontuario onirico. Roma: Psicologica Editrice, now Ontopsicologia Editrice, 1981-2012.

言语沟通与有效沟通：心理治疗环境中的沟通

16

Oretta Di Carlo, Marinella Sommaruga, Maria Bonadies, Adriana Roncella

不要去外面寻找真理，因为真理就驻在你的心里。如果发现自己本性多变，那就超越自己。去寻找自己的内心吧，理性之光就是从那里点燃的。

——《论真正的宗教性》

S.Agostino d' Jppona

16.1 引　言

不同于所有其他生物，语言交流的深度和复杂性是人类特有的能力，它体现在对已知事物的了解和反馈的能力上。了解是感知新事物，也就是我们与形形色色的内在和外在建立联系的过程。

沟通也使得个人能够把握和改变他们周围的世界。“个人潜能的发挥在沟通交流中得以实现，学生通过向成年人（父母或老师）学习进入外部世界。自我的成长不只是神经生物学发育的结果，也是自我世界与他人世界和事物完成对接的结果。”[1]

O. Di Carlo, PsyD (✉)
Forma & Azione Cultural Association, Rome, Italy
e-mail: info@formaeazione.it

M. Sommaruga, PsyD
Clinical Psychology and Social Support Unit, Salvatore Maugeri Foundation, Care and Research Institute of Milan, Via Camaldoli 64, 20138 Milan, Italy
e-mail: marinella.sommaruga@fsm.it

M. Bonadies, PsyD
Associazione Italiana di Psicologia Analitica (AIPA), Via Fivizzano, 15, 00176 Rome, Italy
e-mail: mariabonadies@gmail.com

A. Roncella, MD
Department of Cardiovascular Disease, San Filippo Neri Hospital, Via G. Martinotti 20, 00135 Rome, Italy
e-mail: adrianaroncella@hotmail.it

A. Roncella, C. Pristipino (eds.), *Psychotherapy for Ischemic Heart Disease*,
DOI 10.1007/978-3-319-33214-7_16

16.2 沟通过程

只有通过与成年人的交流和互动，儿童才能学会认识自己和周围的世界。这也解释了为什么生活中的第一段关系如此重要，因为它们影响到个人与自己和与世界的关系类型。

人们将信息和行动分解为无数的量子，包裹于词语之中向外传递。儿童从身体接触中学习词语。最初，个体使用精神和身体的同步知识并理解那些能与情感和生理状态的变化联系起来的词语。然后，儿童逐渐不再依靠同步心理物理意识，而开始专注于独立理解和使用单词并将其逐一与本意分离。

研究和解释个体间关系中的交流的整体方法极大地丰富了对与不同环境中信息交流相关的认知和行为动力学的理解。

对于理解信息的“意向性”的基础性贡献是来自 Palo Alto 精神研究所 [2] 和那些倾向于用交流障碍来描述人格障碍的精神治疗学趋势。在此理论背景下，人格障碍是人际交流缺乏真实性的结果。在这方面，有必要提及双重束缚的概念 [3]，这是一种在精神分裂症患者家庭中观察到的矛盾和病态的沟通模式。这种交流的特点与许多重要的情感关系联系密切。为了我们所讨论的目的，在悖论式交际模式中确定两个层次的矛盾交际是特别有意义的，这是语言和思想中隐藏的不一致的结果。“每一种交际都有一个内容层面和一个关系层面，因此后者把前者归类从而成为元交际。” [4] 这些语义上的矛盾表现了作为信息接收者的儿童的无能，并导致了自我的不安，双重矛盾的禁锢将个人置于无路可逃的境地。无论如何，由于不同的原因，信息的接收者不能逃脱这个悖论，完成语言交流，并因此谴责其悖论性质 [5]。

这种创新的方法对“生活无趣”这一标志性疾病有着深远的影响，无论是对病因还是对心理应激和常见病理改变的治疗都迫使科学模式进行转变，从作为主体的患者转变为产生并经常滋生疾病的功能系统。心理治疗对话的作用正是为了使交流对已知对象有效和可逆，即恢复通过语言传递的“标签”和“内容”之间的联系 [6]。

16.3 语言交际过程中的干扰

当深入研究语言行为的基本模式时，就会发现信息传递渠道的存在。每条消息都是由一个“源”生成和编码的，并由一个接收者接收和解码。对沟通过程结构的分析揭示了两方或多方之间信息交流的几个特征。这些包括一个来源（发送者），一个被编码和发送的信息，以及一个将解码的接收者，并且有意识或无意识地用追溯信息或反馈对其作出反应。信息在从发送者传递到接收者的过程中，暴露在各种影响其传播的因素之下。双方的过滤以及发送方和接收方所在区域的任何“噪音”都会干扰通信的成功，双方之间的交流互换是通过预设的语言代码实现的。

不同的组成部分影响消息的发送和接收过程，由发送者或接收者产生。因此，人类交流可以在以下范例中描述[7]（表 16.1）。

- 私有代码（Private Code）：每个人利用与周围环境共享的公共代码的方式。
- 语义歧义（Semantic Ambiguity）：每个词都可能有多个意思。
- 语义场（Semantic Field）：通过意义关系把元素联系在一起的词汇的范围，意义的范围可以是主观的，也可以随着时间和语言环境而变化。
- 句法歧义（Syntactic Ambiguity）：根据不同成分的不同联系和因果关系，话语意义可以发生改变。
- 概率内涵（Connotations of Probability）：将一个符号调整到最可能的意义。
- 暗语（Under Code）：说话者和听者的真实意图，例如夸张鼓吹或幽默象征着有价值的东西或是要达到另一个目的的东西，或者利用双重含义的双关语和隐喻，能够在情感上吸引说话者或听者。
- 忠实努力（Efforts of Fidelity）：根据给定语言强加的习惯用法的代码。
- 自由释义（Free Interpretation）：当一个词或一句话对听者来说不太容易理解时，其结果就是一个完全依赖于主观的随意的意义。在极端情况下，说话者的语言代码可能会在听者中变成噪音。
- 预设知识（Presupposed Knowledge）：由说话者预设或假设存在于听者体内的知识，是整个讲话的基础。
- 实际知识（Actual Knowledge）：只有实际知道，才对听者有影响。

表 16.1　人类沟通范例

释放		目标
私有代码 ≫	M	≪ 私有代码
语义歧义 ≫	E	≪ 语义场
句法歧义 ≫	S	≪ 概率内涵
暗语 ≫	S	≪ 暗语
忠实的努力 ≫	A	≪ 忠实的努力（或自由释义）
预设知识 ≫	G	≪ 实际知识
定向环境 ≫	E	≪ 定向（或偏离）环境

● 定向环境（Orienting Circumstance）：适应和发展与所有可能有利于说话者和听者话语的环境。

显然，误解的机会比比皆是，最大的困难在于没有一个确定的代码。事实上这个代码是一个不稳定的结构，会受到来自社会、文化、环境、情感和语境等方面最微小变化的影响。事实上在每一次语言交流中，都会产生巨大的、无法估量的创造力。在每一层意义上，都有一个双重过程，即自我实现和与他人的关系。

我们无意在本章中更深入地探究信息理论中已充分强调的机制[8]，而是要解释语言作为人类学真实工具的功能。事实上我们感官的可感知性是我们头脑和赖以建立的实体之间的桥梁。作为最初由 Palo Alto 精神研究所进行的研究的结果，并由心理治疗的几个学派相继进一步发展，很明显当这种与生命深层缘由的交流被中断时，病理学现象就可能会出现。

16.4 语言与自然意向性的二分法

无论是作为个人还是作为社会团体的成员，语言是我们理解和内化现实的工具，是我们行为的一部分。通过说和听，我们在自己和他人之间以及自己和世界之间架起了“桥梁”。心灵、个人或集体无意识的话语与我们的感知交流吗？如果真的沟通了，它们是怎么被我们所拥有的理性基础和背景认可和处理的呢？

一个多世纪以来，心理学对语言的分析性反思显示出符号与事实、词语与意图之间的强烈矛盾。心理治疗经验强调了语言陈述和对自然意向性的深刻理解之间的二分法，这也在 Binswanger 的《现象学精神病学》（*Phenomenological Psychiatry of Binswanger*）[9]、《*Husserl* 的现象学》（*Phenomenology of Husserl*）[10] 和《*Heidegger* 的存在主义》（*Ontologic Existentialism of Heidegger*）中有所概述[11]。

同样，对于本体心理学来说，通常的“语言与存在的生物相互作用并不一致”[12]。如果我们不具备大自然用来与我们的内心世界和外部现象交流的标准，就会缺乏交流。

如果语言的逻辑系统保留了它在法律、政治、经济和其他领域的能力，那么当它应用于心理学，尤其是应用于心理治疗师和患者之间时，就显得不那么够用了。在后一种情况下，陈述必须追溯到语言现象学的意向性对象并作为通过语言运作的功能理性的场合而存在。

为了寻找一门不将主角客观化的心理学，人们进行了不同方向的研究，比如 Husserl[13]、Gestalt 疗法[14] 和系统理论[8]，精神病学的一些倡导者（如 Jaspers[15] 和 Binswanger[16]）和反精神病学的一些倡导者（如 Laing[17]、Cooper[18]、Rogers[19] 等）

的“以咨询者为中心的疗法”以及 Maslow、May、Allport 和 Feifel[21] 的存在主义—人本主义心理学 [20] 以及本体心理学方法 [22]。特别值得一提的是，本体心理学方法试图克服存在于自然和文化、有机体意图和理性意识形象之间的语言二分法，提供了一种能够追溯意义顺序的方法，这种方法形式化了存在交互的代码。在这种情况下，“有机体”意味着“一个行动统一的物质和精神功能的整体” [23]。

16.5 心理治疗对话

治疗关系背后的前提是咨询者 / 患者意识到自己无法克服的一些需求、痛苦程度或个人生活中的危机。此外，没有专业人士的帮助无法找到解决方案。患者通常明晰他们痛苦背后的原因，正因为如此，他们才会寻求专业人士的帮助，往往是寻求心理治疗师的帮助，治疗师可能能够指引他们通过意识层面的过程探寻解决问题的方法。

所有的心理治疗方法都有共同的特点，开始心理治疗关系的基础和必备条件可以综合描述如下：

（1）意识到咨询者 / 患者存在心理痛苦，他们在寻求帮助并选择一名心理医生 / 心理治疗师，相信能在特定情况下帮助自己。

（2）咨询者 / 患者对心理治疗师有信心。

（3）治疗师需要接纳询咨者 / 患者，这包括治疗师建立共情关系的能力 [19,20]，治疗师无条件接受患者，如果治疗师不能感受到对其咨询者 / 患者无条件的爱和接纳，就不可能建立有效的治疗关系。

心理治疗师可能有丰富的心理学知识和经验基础，但是当他面对一个遭受痛苦的患者时，这种情况通常是完全不同于以往任何经历的。因此，“科学的优先性没有价值，只有谦逊的接触和治疗师的充分参与才最重要。” [24]

（4）在治疗师和咨询者 / 患者之间建立牢固的治疗联盟 [25]。“在联盟关系中发展和解决问题的过程不仅仅是改变的先决条件，也是改变过程的本质。” [25]

以上描述的每一个步骤都非常复杂，可能需要治疗师与咨询者 / 患者多次的接触，并且与心理治疗过程的第一阶段完全交织在一起。在此期间，治疗师必须收集患者的完整背景资料并获得一些关于患者情绪、感觉、冲突、梦等的初步印象。在初始阶段，借助于已经收集的材料（个人故事和心理测量 / 投射测试的结果），心理治疗师可能能够抓住患者正在经历的不适和痛苦的核心。患者想要感觉良好并克服痛苦，解决问题，变得开心快乐。但矛盾的是，患者不知道如何克服自己的不安。

对心理治疗过程的这一初步阶段更深入的分析超出了本章的范围，在第 13~15、18 和 19 章中进行了更详细的分析。

以下部分简要描述了 3 种主要心理治疗方法中使用的治疗技术，这 3 种方法在心脏心理学领域尤其是在缺血性心脏病患者的康复过程中得到了最广泛的应用。

16.6 认知 – 行为心理治疗中的对话

无论是试验研究还是实际应用，尤其是对缺血性心脏病、心力衰竭、心律失常或有植入式心律转复除颤器的患者来说，认知 – 行为心理疗法（CBT）是心脏心理学领域中应用最广泛的方法（见第 11、19 和 22 章）。

在过去的 30 年中，关于临床沟通的研究 [26] 主要是在医疗环境中进行的，其中沟通在高质量医疗健康服务中的重要作用已经被反复证实。与患者有效沟通的能力被认为是医疗健康提供者的核心能力之一。特别是以患者为中心的方法 [27] 改变了传统的家长式方法，它要求医生同时探索疾病的生物—心理—社会层面。以患者为中心的心理和医学方法是互补的，应该整合到访谈过程中以引出个人和症状数据 [27]。通过这种方法，开放式问题被大量使用，以及对患者的感觉、情感、信念和意见的认可。此外，还要积极鼓励患者参与到自己的健康管理中来 [27]。

虽然对其定义还未形成一致意见 [28]，但以患者为中心的护理可以被看作一种“尊重和回应患者的需要、需求和偏好，以便他们能够在工作中做出最适合个人情况的选择”的方式。” [29]

当临床医生评估患者所进行的心理治疗时，这种沟通技巧也是有帮助的。特别是对心理治疗师来说，他们的干预很大程度上是基于与患者的口头交流。通过语言他们有可能进入、理解、合情合理地增强患者的内心世界。因此，沟通是治疗师拥有的核心工具之一，并且可以影响或提高任何干预的有效性 [30]。

在心理治疗环境中，系统评估临床医生沟通技巧使用情况的研究有限。一篇针对探索、反思、记录过去的成功案例、准确的解释、促进情感的表达以及关注患者的经历的综述 [31] 可能对治疗师 – 患者联盟有益。另一项由 23 名心理学家参与的认知行为心理治疗研究表明，在应用干预措施（如总结）的过程中，积极和消极倾听技巧的有效使用并没有达到应有的频率。一项对 23 名心理学家进行的认知行为心理治疗样本的研究显示积极和消极的倾听技巧都得到了很好的运用，而构建面试的干预措施（如总结）的应用并没有像前述文章中那样频繁 [32]。

从患者和治疗师之间的第一次接触开始，认知 – 行为评估的主要目标就是诊断疾病，与患者讨论治疗目标，制订治疗计划，并努力促进患者积极改变 [33]。评估的一个重要部分是数据收集过程。如果收集不到足够的信息，治疗师就不可能理解患者的问题，患者的协作和信任就可能会受到影响。因此，沟通是这一阶段治疗的一个关键因素，代表了患者的观点和治疗师的理论框架之间的桥梁[33]。

认知－行为评估面谈的目标是收集所有必要的相关信息，以便更好地了解患者的问题，然后与患者一起，就如何处理问题做出一些决定（制订一个治疗计划）。无论是对于一次单独的面谈还是一个长期的心理治疗疗程，治疗师在整个评估阶段为患者提供架构清晰的咨询并引导患者的能力都至关重要。这些能力成为治疗过程的一部分，常用的技巧如议程设置，定向表达的使用、总结、过渡和标志张贴。

认为－行为评估可以分为 4 个不同的阶段，每个阶段都有特定的目标。第一阶段，治疗师帮助患者探索、定义和澄清问题（探索患者的议程）；第二阶段，治疗师从认知－行为的角度探索患者的问题，同时参考理论模型（探索治疗师的议程）；第三阶段，治疗师向患者提供自己认为与患者问题相关的所有信息，并试图将认知行为理论和模型纳入患者的议程（开发新的个性化重构）；第四阶段，治疗师和患者设定合理的治疗目标并决定如何实现这些目标（决策）[33]。

Goss 等[33]建议，在访谈开始时治疗师采用开放式询问的方式会更有用，可以让患者更加自由地表述。在这个阶段，治疗师的角色是认真的倾听者，必要时可以引导患者讲出他的故事。也就是说，为访谈提供结构并解释概念可以促进患者的整体把握和理解，从而为他们提供更好的机会，在治疗中变得更加积极。因此安排回访可以确保有效的信息收集，并让患者感觉自己参与了治疗的整个过程。

在收集信息的过程中，一些沟通技巧很有用，也有助于面谈的进行，包括倾听，促进，反思，澄清，开放式和封闭式问题，检查，总结，重新制订、设定议程，时间框架和顺序，以及定向表达。治疗师在使用这些技能时可能会感到更加得心应手。而对其他人来说，他们可能需要更多的练习。当治疗师完善和丰富自身知识和技能储备时，可以显著提高他和患者的沟通效果。

Rimondini 认为，患者和治疗师之间沟通的成功和顺利的交流需要多个因素共存[30]，这些因素混合在一起相互影响；此外还与心理治疗师的角色相关，比如治疗师的理论背景的稳健性、临床经验，对自己的情感 / 认知功能的自我意识程度，以及在使用沟通技能方面的适当性。

尽管在这个领域还需要收集更多的证据，但心理治疗师对沟通技巧的正确使用已经被证明对临床结果以及患者的满意度和协作程度有积极的影响。

16.7　心理动力疗法中的对话

心理动力疗法是一门经验性和思辨性的学科，包括广泛的心理和精神病理学理论模型以及广泛的心理治疗技术。它由弗洛伊德的精神分析理论发展而来，渐渐受到各种其他理论的影响，比如动物行为学、认知科学和神经科学。在《精神分析导论》（*Induction to Psychoanalysis*；1915—1917）中，弗洛伊德概述了一种以精神的"动态概念"为特征的精神理论，其中"可观察到的现象被认为是精神中发生的各种力量相互作用的迹象"[34]。弗洛伊德提出的精神分析方法由"被分析者和医生之间的语言交流"组成。他提到"如果医生和患者之间有一种特殊的情感纽带"，这句话是分析师唯一的工作工具。言语化的核心作用使得精神分析被认为是一种谈话疗法，包括将精神的动力和潜意识力量转化为思想和语言。随着时间的推移，精神分析方法变得更加复杂，对 Jung 来说，"心理治疗作为一种简单而单一的方法变成了一种辩证的过程，一种对话，一种两个人之间的博弈"[35]。事实上，在过去的几十年中，当代心理动力学理论将关系范式引入精神分析。然而，该方法的某些独有的特征最终且特别强调了临床干预的心理动力学模型[36,37]。

心理动力疗法中治疗期的两大支柱是患者的自由联想和分析师的自由式波动关注。自由联想的分析规则包括心理治疗师的邀请，这种邀请允许患者体验最真实、最开放的自我表达，说出自己的任何想法而没有质疑或判断。虽然在经典意义上，自由联想主要是由患者童年时期发生的冲突所产生的潜意识的内心驱动力来引导的，但当前的理论重构认为它们是发生在"关系情节"中的"叙事"[38]。

随着患者对治疗关系获得信心并学会如何反思自己的情绪和情感反应来指导自己的行为，他们的故事内容将开始显示出越来越强的"联想"能力。也就是说，将情绪和记忆、痛苦和想法以及与他人和治疗师的关系体验显著地联系起来。这种激活允许患者进行"新的自我体验"，Jung 称之为"个性化过程"，Winnicott 称之为"真实自我的形成"[39]。

另一方面，治疗师必须带着"波动的注意力"工作，坦诚地倾听患者的言语和行为中不同形式的意义。通过这种从患者的言语"漂浮"到自己内心的共鸣、想法和情感的能力，治疗师设想了新的联系并与患者一起构建了身体和精神、主观和客观、有意识和无意识内容之间新的意义纽带。在这个意义上，治疗师的解释连接现在和未来，内部和外部现实，在患者情感和认知体验的不同领域之间架起桥梁，这的确代表了精神动力疗法的一个基本的重要内容。

因此在谈话疗法中，语言以具体和隐喻的方式"充实"患者的焦虑、期望、欲望和情绪，是传播感情和情绪的主要工具。语言是一种特殊的治疗工具，尤其是对患有心血管疾病等躯体疾病的患者来说。在这种情况下，身体是患者不适的代言人，然后治疗的目标变成了"把不适用语言表达出来"。尽管有这些重要的前提，但 Jordan 和 Barde 在 2007 年发表的系统性综述中指出[40]，近几十年来心脏病学中的精神动力学文献揭示了许多空白和不足。他们指出了先前研究的一些方法上的局限性（如小样本研究和高的退出率）以及过时的心理动力学观点，该观点认为心脏事件是创伤，并侧重于患者及其家人建立的防御机制。此外，这一观点导向了所审查的研究的目标，侧重于心血管疾病患者的人格特征，而不是他们的治疗。

一个很好的例外是一项为期 10 年的纵向研究，由 Lantz 和 Gregoire 在 2003 年发表[41]，该疗法将存在主义 – 现象学方法与经典的心理动力学取向相结合，探讨了联合心理疗法的作用。人们发现，心脏病发作后将保持、讲述、掌握和尊重的存在性治疗动态相结合有助于克服疾病对患者的创伤。在这项研究中，对 24 例心肌梗死后患者及其伴侣进行了治疗。结果发现，患者阐述与心脏病发作有关的情绪的能力、对所采取的防御策略的认识以及疾病管理都有显著提高。在这项研究中，患者与其伴侣需要详细说明夫妻或家庭为应对心脏病发作造成的创伤而使用的防御方法。事实上，与急性心脏事件相关的创伤通常会绕过夫妻或家庭功能将创伤疼痛“转化”为健康存在宣言。

最后，在这种情况下，非常重要的一点是强调心理动力学的理念是如何建立起一种新观点的，即在治疗包括心血管疾病在内的躯体疾病患者时，言语交流的重要性。多重编码理论和有效治疗的参照周期阶段[42]概述了躯体化和言语化之间的新关系。当一个次象征性激活，像一种感觉，事实上并没有变成任何一种精神象征性过程。无论是通过图像还是文字，它只能通过身体、一种症状或者某种躯体病理来表达。激活和断开越多，症状就越严重[43]。随后，通过心理动力学疗法，症状实际上代表了一个重要的契机，即在身体和精神之间建立一座新桥梁的契机，而语言交流则为桥梁铺平了道路。

16.8　个体心理治疗中的对话

个体心理治疗是一种复杂而新颖的方法[22]，主要来源于精神分析[34]、分析心理学[35]以及 Maslow[20] 提出的人本主义 – 存在主义心理治疗。它首次在心脏心理学的随机对照试验（STEP-IN-AMI）中使用，该试验纳入了 101 例接受紧急经皮冠状动脉成形术治疗的急性心肌梗死患者（见第 13 章）[44,45]。

本体心理学借用了精神分析和分析心理学的某些技术，例如梦境分析。然而，本体心理学不同于其他心理动力学和人本主义 – 存在主义心理治疗是基于几个高度独有的特征，特别是认识论标准。这是由“在自我”的概念来表示的（更恰当的说法是“在自我”的本体，见第 13 章）。

根据临床心理治疗学方面的丰富经验，A. Meneghetti 能够证实每个人的心理结构都是由一个积极的核心支撑的，他称之为“自我中的本体”（In Sé ontico）。自我中的本体可以被认为是一个人的第一个现实（First Reality），潜意识的积极核心与每个人内在的自然特性（Project of Nature）相一致。它包含了整个生物和精神成长及自我实现的动力[22]。在这种情况下，自然的架构是指内在自我（类似于生物的DNA），包含了对个人一生的发展和自我实现负责的所有心理驱动力。

本体心理学的其他基本和独特的概念包括不同于超我且比精神分析更复杂的描述，以及对沟通过程特别是非语言交流的极大重视，以面相学－运动学－行为学（Physiognomy-Kinesics-Proxemics）和语义场（Semantic Field）为代表（关于语义场的简要描述见第13章）。根据潜意识独特性和动态变化的概念，象征性的梦意象的意义也在很大程度上根据解释理论重新定义[6]。

在心理治疗的最初阶段，治疗师完全专注于倾听患者的个人经历，包括其感觉、情绪、不适、痛苦和不安。随后治疗师逐渐将患者的分析集中在潜意识驱动的两个主要表达上，即梦和身体语言（见第13章）。在对患者的情况进行彻底分析之后，一个非常有经验的治疗师可能能够抓住患者所描述的深刻痛苦的核心并因此帮助其寻找一个最初的解决方案，而不管这种痛苦背后的问题情况如何。以本体自我为代表，心理治疗师的努力主要集中在患者更深层次的现实上。在治疗过程的第二个阶段，心理治疗师使用的对话语言仅仅是一种引导，其唯一的目的是接近患者最真实和最深刻的自我，而患者的意识是无法接近的。临床心理治疗师因此充当了患者的“镜子”，中立地反映更接近患者真实身份的真实图像，语言是恢复自我意识中存在对象的真实性不可替代的工具（见第13章）。

最重要的是，整个心理治疗过程可以被认为是一种帮助患者重新获得与他们真实自我和自我完全联系的手段，这在根本上与本体自我所表达的自然意向性是一致的。一方面，通过这种方式，心理治疗师是引导患者通过自我意识过程的工具。另一方面，导致任何改变的“真正”的治疗师和执行者实际上是自我。心理治疗师帮助这个人阅读和解码自我表达的信息，然后帮助把它们翻译成在有意识和理性水平上可以理解的信息。一旦患者重新认识到真实的自我，就成为唯一负责任的主体，决定是否以及如何改变他们的个人生活、生活方式、人际关系、工作、经济选择等的唯一人选。

健康意味着做自己，即以一种与个人的本性所要求的特性相一致的方式生活。“一个健康的人是在自我认同下存在的人”[46]，换言之，患者保持自己的身份成长为一个在生理和心理层面达到功能性的成熟人。“生病”意味着一个人已经严重偏离了自己的本性，而症状是表明违背本性的容忍度的语言。在心理治疗过程之后，个体是继续生病还是恢复健康最终是患者自己的选择。

16.9 结　论

交流是一个既非常清晰又复杂的过程，它遵循许多并存的语言和非语言途径。反过来，这些途径又可能传达连贯和不连贯的信息。医学专业人员（心理学家、医生、护士等）在任何给定时刻都直接参与复杂的沟通过程，如果他们想帮助患者实现既定的治疗目标，就必须要能够理解这一过程。因此，所有医学专业人员都需要不断提高他们对沟通过程的总体理解，尤其是口头沟通。

心理治疗中的对话包含了更深刻复杂的交流过程，它有着区别于所有其他交流类型的特殊特征以确保治疗的有效性。因此，心理治疗师最大的责任是更全面地理解沟通过程。毕竟心理治疗的目的是："恢复患者对知行统一的意识，并在其有生之年得到实施，可能心理治疗师才是真正知道如何拯救人类的'技术人员'。"

（王化宁　译）

参考文献

[1] Vayer P, Destrooper J. La dynamique de l'action éducative chez les enfant inadaptés. Paris: Doin, 1976: 16.
[2] Watzlavick P, Beavin JH, Jackson DD. Pragmatics of human communication: a study of interactional patterns, pathologies and paradoxes. New York: Mental Research Inst, 1967.
[3] Bateson G. Toward a Theory of Schizophrenia. Behav Sci, 1956, 1: 251–264.
[4] Watzlavick P, Beavin JH, Jackson DD. Pragmatica della comunicazione umana. Roma: Astrolabio Ed, 1971: 47.
[5] Mizzau M. Prospettiva della comunicazione interpersonale. Bologna: Il Mulino ed, 1974.
[6] Meneghetti A. L'Immagine e l'Inconscio. Roma: Psicologica Editrice (now Ontopsicologia Editrice, 1994–2003.
[8] Von Bertalanffy L. General system theory–a critical review. Gen Syst, 1962, 7: 1–20.
[9] Berrios GE. What is phenomenology. A review. J R Soc Med, 1989, 82(7): 425–428.
[10] Husserl E. The crisis of European sciences and transcendental phenomenology: an introduction to phenomenological philosophy. Evanston: Northwestern University Press, 1970.
[11] Heidegger M.Sein und Zeit [trans: Stambaugh J (1996) Being and time]. New York: State University of New York Press, 1927.
[12] Meneghetti A. Dictionary of ontopsychology. Roma: Psicologica Editrice (now Ontopsicologia Editrice), 2004.
[13] Husserl E.Die Krisis der europäischen Wissenschaften und die transzendentale Phänomenologie. Philosophia, 1936, 1: 77–176.
[14] Köler W. Gestalt psychology. New York: Liveright, 1929.
[15] Jaspers K.Allgemeine Psychopathologie. Berlin: Springer, 1959.
[16] Cargnello D. Alterità e alienità. Milano: Feltrinelli Ed, 1977.
[17] Laing RD.The divided self. London: Tavistock, 1959.
[18] Cooper D.Psychiatry and anti-psychiatry. London: Tavistock, 1967.
[19] Rogers C. On becoming a person. A therapist's view of psychotherapy. Boston: Houghton Miflin, 1961–1970.
[20] Maslow AH. Toward a psychology of being. New York: D Van Nostrand, 1962.

[21] May R. Existential psychology. New York: Random House, 1969.
[22] Meneghetti A. Ontopsychology Handbook. Roma: Psicologica Editrice (now Ontopsicologia Editrice), 2004.
[23] Meneghetti A. Dictionary of Ontopsychology. Roma: Psicologica Editrice, now Ontopsicologia Editrice, 2004: 180.
[24] Meneghetti A. Ontopsicologia dell'uomo. Pontificia University of St. Roma: Tommaso, 1973: 47.
[25] Safran DJ, Muran JC. The therapeutic alliance in brief. Washington DC: American Psychological Association, 2009: 7.
[26] King A, Hoppe RB. Best practice for patient-centered communication: a narrative review.J Grad Med Educ, 2013, 5(3): 385–393.
[27] Smith RC. Patient-centered interviewing. An evidence-based method. Philadelphia: Lippincott Williamsand Wilkins, 2002.
[28] Illingworth R.What does 'patient-centred' mean in relation to the consultation. Clin Teach, 2010, 7: 116–120.
[29] Institute of Medicine (IOM). Crossing the quality chasm: a new health system for the 21st century. Washington DC: National Academies, 2001: 48–50.
[30] Rimondini M. Background theories and main systems of analysis of communication in CBT// Rimondini M. Communication in cognitive behavioral therapy. New York: Springer, 2011.
[31] Ackerman S, Hilsenroth M. A review of therapist characteristics and techniques negatively impacting the therapeutic alliance. Psychotherapy, 2003, 38: 171–185.
[32] Rimondini M. L'uso di tecniche comunicative in psicoterapia. Verona: Unpublished manuscript, Associazione Psicologia Cognitiva, 2008.
[33] Goss C, Rossi A, Moretti F. Assessment stage: data gathering and structuring the interview// Rimondini M. Communication in cognitive behavioral therapy. New York: Springer, 2011.
[34] Freud S. Introductory lectures on psycho-analysis. London: Hogart Press, 1963.
[35] Jung CG. Practice of psychotherapy. Collected works of CG Jung. Princeton: Princeton University Press, 1966.
[36] Gill MM. Psychoanalysis in transition. Hillsdale: The Analytic, 1994.
[37] Shelder J.The efficacy of psychodynamic psychotherapy. Am Psychol, 2010, 65(2): 98–109.
[38] Dazzi N, De Coro A. Psicologia dinamica. Bari: Editori La Terza, 2001.
[39] Winnicott DW. Maturational processes and the facilitating environment: studies in the theory of emotional development. London: Hogarth, 1965.
[40] Jordan J, Bardè B.Psychodynamic hypotheses on the etiology, course, and psychotherapy of coronary heart disease: 100 years of psychoanalytic research. Washington DC: American Psychological Association, 2007.
[41] Lantz J, Gregoire T. Couples, existential psychotherapy, and myocardial infarction: a ten year evaluation study. Contemp Fam Ther, 2003, 25(4): 367–379.
[42] Bucci W. Psychoanalysis and cognitive science. A multiple code theory. New York: Guilford, 1997.
[43] Solano L. Tra Mente e Corpo: Come si costruisce la salute. Milano: Raffaello Cortina, 2013.
[44] Roncella A, Giornetti A, Cianfrocca C. Rationale and trial design of a randomized, controlled study on short-term psychotherapy after acute myocardial infarction: the STEP-IN-AMI trial (Short term psychotherapy in acute myocardial infarction). Hagerstown: J Cardiovasc Med, 2009, 10(12): 947–952.
[45] Roncella A, Pristipino C, Cianfrocca C, et al. One-year results of the randomized, controlled, short-term psychotherapy in acute myocardial infarction (STEP-IN-AMI) trial.Int J Cardiol, 2013, 170(2): 132–139.
[46] Meneghetti A. La psicosomatica nell'ottica ontopsicologica. Roma: Ontopsicologia Editrice, 1974–2008: 207.

非语言交流：被遗忘的框架

17

Serena Dinelli, Sergio Boria

表达或情感语言对于人类产生幸福感无疑非常重要，因此，我们，尤其是生理学家，有必要持续关注表达的哲学。

——《人类和动物情感的表达》

Charles Darwin

17.1 非语言交流研究：发端与重新定义

对行为和交流中的非语言层面的现代科学研究始于150年前的查尔斯·达尔文，他从进化论的角度进行了重要的观察和理论实践[1]。

将近100年后的20世纪60年代和70年代，由于视听技术的发展出现了一次复兴。尽管书面文本可以提供一种有效的手段来分析语言形成，但对分析维度更为丰富、更难以令人捉摸的非语言交流（Nonverbal Communication，NVC）来说，文本似乎难以满足研究的需要。

正是在这个时期，Paul Ekman现代经典研究开始集中在面部表情及其可能编码信息的分析上。上述研究催生出一系列重要发现，其中值得注意的是，在表达和

S. Dinelli, PsyD (✉)
Italian Association of Systemic Epistemology and Methodology (AIEMS), Via Guido Reni 35, 00196 Rome, Italy
e-mail: renadine@alice.it

S. Boria, MD
Italian Association of Systemic Epistemology and Methodology (AIEMS), Associazione Italiana di Medicina e Sanità Sistemica (ASSIMSS), Via Massimi 27, 00136 Rome, Italy
e-mail: sergio.boria@libero.it

A. Roncella, C. Pristipino (eds.), *Psychotherapy for Ischemic Heart Disease*,
DOI 10.1007/978-3-319-33214-7_17

解释方面，有一些情感在世界范围内有着内在的共同基础，因为幸福感是明确而公认的。此外，大多数人可以很容易地区分快乐的真实表达和受影响的以及不自然的表达（奇怪的是，颧大肌只在反映真正快乐的微笑时使用）。其他被普遍认可的情绪（即使在缺乏特定词汇来标注的文化中）是悲伤、愤怒、惊讶和恐惧的组合以及羞耻，厌恶有时被误认为愤怒、蔑视或两者的混合体[2]。面部表情及其内涵的重要文化决定因素从这些研究中应运而生。

1978 年 Ekman 和 Friesen 创建了面部动作编码系统（Facial Action Coding System，FACS）。FACS 可以根据面部不同部位的动作单元组合，对任何可见面部表情进行分类和表示（眼周区域似乎特别重要且差异丰富）。FACS 还被用于医学相关问题的研究（例如 Vanessa Greco 在儿科的工作）[3]。

哈佛大学的生物学家 Robert Rosenthal 在他的非语言敏感度测试中也朝着类似的方向进行，接着是他对凝视、语调、运动学等的研究[4-6]。

在过去的 20 年中，将 NVC 的表现客观化的尝试导致了计算机的繁荣发展，其中包括人脸识别，出于安全目的，它已经被用来创建算法来检测个人的面部。特别是在机器人设备方面，它更是被用来编程复杂的人工智能程序[7-9]。

上述研究很快揭示了在特定对象之间的交流中 NV 维度和情绪之间的密切联系。据估计，今天几乎 90% 的情感信息是通过非语言渠道传递的。

17.2 互动主义视角的起源

事实上早在 20 世纪 70 年代，在 Hinde[10] 和 Eibl-Eibesfeldt[11] 的动物行为学研究的推动下就已经有了重要的发现。人们的目光被吸引到了一个更广阔的互动的视角和一个整体的维度以及这一维度的语境成分上[12]，比如 Eibl 对运动和身体运动交流的研究，Hall[13] 和 Morris[14] 对空间关系学的研究，尤其是对交流者之间的身体靠近 / 距离的价值的研究。

关于凝视的重要研究也可以追溯到当下。当两个人交谈时，凝视对沟通协调有调节作用。听者比说话者更能注意和观察，演讲者只在关键时刻或在演讲结束时看听众。然而，听者的凝视连同点头和其他手势对说话者来说是非常重要的反馈。如果缺乏听众的这种“镜像”支持，演讲者很可能变得语无伦次。针对这个话题，可以参考 Argyle 和 Cook[15] 以及 Condon 和 Ogston[16] 发表的研究。也就是在这几年，Jean Cosnier 和他的合作者开始了在里昂的克莱德 · 伯纳德大学通信实验室的重要工作。自 20 世纪 70 年代以来，实验室从互动主义者的角度对 NVC 的医患关系进行了广泛的研究[17]。

17.3　非语言交流的更广阔视角：关系、移情和协调

17.3.1　内容和关系

同期，由于 Palo Alto 团队的研究，尤其是基于 Gregory Bateson 的工作，一个更广泛的 NVC 概念出现了。众所周知，Bateson 思想的一个方面是他在口头信息——涉及内容和非语言信息——涉及交流的关系方面的区别，但是 Bateson 实际上提出了一个更广泛、更有意义的问题[18]。他写道："人们普遍认为在人类的进化过程中，语言取代了其他动物同样具备的粗糙的交流系统，我认为这是完全错误的。很明显，言语交际的编码方式与身体语言和手势语言有很大的不同（第 411 页）。

人类的肢体语言只是变得更加丰富和复杂，手势语言也随着口头语言的发展而发展。人体运动学和手势语言都是以复杂的艺术、音乐、芭蕾、诗歌等形式进行阐述的，甚至在日常生活中人体运动学交流、面部表情和声音语调的复杂程度远远超过任何其他已知动物。逻辑学家认为人类只能通过明确的数字信号进行交流的梦想没有实现，也不可能实现。

我认为伴随着语言的进化，肢体语言和手势语言的这种新兴进化表明我们标志性的交流所起的作用与语言完全不同。而且，事实上它执行的功能也是语言不适合执行的。"（第 412 页）

换句话说，Bateson 着重强调非语言层面的特殊性和超乎寻常的丰富多样性，包括非语言层面本身以及伴随任何口语（或手势语言）的丰富的非语言层面。

"非语言交流恰恰涉及自我与本我之间或自我与环境之间的关系问题——爱、恨、尊重、恐惧、依赖等，人类社会的性质决定了这种非语言交流很快就会显现出问题。"（第 413 页）

简而言之，Bateson 认为任何交流都发生在两个层面，它们既可以是一致的，也可以是矛盾的。

17.3.2　NVC 与语境

Palo Alto 团队和 Bateson 的另一个重要贡献是他们对语境概念的思考。在 Bateson 看来，"语境"一词包含了广泛的含义，我们可以把它定义为发生交流的整体情况，既包括"此时此地"，也包括相关人之间先前接触的"历史"。如果没有上下文语境，语言和行为就没有任何意义[19]。

医生和患者的交流是一个说明环境重要性很好的例子。例如在体检过程中出现的许多手势和交流，在其他社会环境中则是亲密和熟悉的典型表现。但事实上，"体

检环境”给其提供了不同的价值和意义（不尊重这种环境的规则很快会造成歧义）。同样清楚的是，同样的交流方式可能有非常不同的价值和意义，这取决于我们是在与健康状况良好的患者交谈还是与病情危急的患者交谈，我们是否与该患者很熟悉或从未见过该患者。此外，交流痛苦有不同的价值，这取决于对医生 / 患者的关系背景是积极、消极还是波动的。

在 Palo Alto 团队的众多贡献中，我们还必须提到 Virginia Satir 的“家庭内”疗法。她是第一个开创“雕塑”技术的人，在这种技术中，家庭成员不是用语言而是通过手势和身体姿态来表达情感和关系。

17.4 非语言交流的最新研究和重新定义

在 20 世纪 90 年代，进一步的研究促进了儿童心理学、普通心理学、神经科学、系统心理治疗和认识论领域的新发现和新理论的出现，这些研究深刻地重新定义了心身关系的科学性和哲学范式。连同我们在本章中已经提到的，这些新的定义可以极大地改变通常被定义为“NVC”的概念，深入探讨这些复杂的研究和理论领域超出了本章的范围，但我们可以指出以下 4 个明显的趋势。

17.4.1 非语言交流的起源

在整个20世纪80年代，许多重要的观察研究探索了母亲和孩子的关系问题[20–22]。这些研究揭示了人类从婴儿时期就倾向于进行 NV 交换，以及它们对婴儿健康和成长的重要性。正是由于非语言交流、节奏、语调、凝视、手势等，儿童和看护者之间可以相互协调交流。在情绪、意图、共同关注和情绪的层面上，感知他人和自我，不断地共同调节自己的精神、关注和行动的状态。

17.4.2 非语言交流和不同形式的智力

哈佛大学的心理学家 Howard Gardner 以他的“多元智能理论”而闻名，其中包括内省智力和人际智力。 Gardner 认为内省智力是理解自己的情绪并以社会可接受的方式引导它们的能力。相反地，人际智能是一个人解读他人情感、目的和精神状态的能力，这也归功于“阅读”和“理解”NVC 的能力[23]。

另一位哈佛心理学家 Daniel Goleman 基于对大脑和情绪之间关系的神经科学研究（尤其是 Joseph Le Doux 的工作）提出了“情绪智力”是一种元能力的理论，它决定了我们如何更好地利用其他能力（包括智力能力）。此外，在知觉研究的基础上，Goleman 指出通过我们的知觉，我们甚至在理性判断之前就形成了直觉判断[24]。

Gardner 和 Goleman 的研究引起了人们对医患关系的关注，并鼓励开展旨在提高儿童和成人情商的教育和预防项目。在这些项目中，关于阅读 NV 信息的教育至关重要。

17.4.3　非语言交流与大脑：镜像神经元系统

Parma 大学的一组研究人员开创了一个关于镜像神经元的重要研究领域。这项工作从研究猕猴的大脑开始，最终扩展到人类身上。镜像神经元是在人脑的特定部位发现的，这种同源异型之间的镜像机制非常复杂以至于被称为“镜像神经元系统”（Mirror-Neuron System，MNS）[25]。简而言之，当两个人相遇时，神经元的共同激活发生在实施情感表达的人和观察者身上。换句话说，观察者激活的神经元群与表达情感的神经元群是相同的。

这适用于行为的各个方面，包括与情感面部表情以及触摸和疼痛等体验相关的方面[26-28]，MNS 也深藏于对他人行为背后意图的直接直觉理解中[29]。

本质上，观察者理解他人的情感和意图要归功于一种具体化的模拟机制以及与表达者共享的身体状态。正如 Vittorio Gallese 所解释的，这些“移情”理解的主体间动态是自发的。它们诱导主体去协调它们的行动，这也是形成更复杂的社会技能的基础[30,31]。

所有这些都强调了一个关键的问题，即 NVC 通常是无意识地、积极地让对话者双方参与进来，从而允许双方进入对方的经验中。

17.4.4　意识和情感

几十年来，Antonio Damasio 一直在神经科学领域进行实验研究并得出了大量理论成果。他观察到神经科学和认知科学直到最近都对情感关注不够。有人说情感太主观了，模糊得难以捉摸，理性被认为是完全独立于情感的[32]。与此相反，Damasio 广泛的实验和理论工作旨在重建身体、大脑、情感和意识之间的实质性关系。此外，他从进化论的角度强调体内平衡和有机体的概念。这些概念是从 Edelman 和 Bateson 处获得的灵感。

我们无法探究 Damasio 的全部工作，然而我们可以认为无论好坏他都相信情感是推理和决策过程中不可或缺的一部分。在研究了大脑特定区域的损伤后，他还声称选择性地减少情绪至少和激活情绪一样是对理性的预先认知。定向良好的情绪可以构成一个支持系统，没有它推理就无法有效工作。他还强调，自发的和真正的非语言信号是由我们自愿控制之外的复杂大脑结构激活的。此外，对情绪的随意模仿是可以察觉到的错误，无论是面部肌肉的结构还是声调总是有一些不一致的地方。

17.4.5 身体语言和心理治疗

在过去的 20 年中，人们对系统 / 关系心理治疗领域的 NVC 越来越感兴趣。事实证明当情感和关系冲突转化为躯体症状时，肢体语言对患有心身疾病的患者尤为重要。在各种干预模式中，我们回忆起“家庭雕塑”技术，家庭通过手势和凝视，距离和接近的游戏，身体对空间的使用等，给自己和不同成员之间的关系以视觉和空间的表现。为了更详细地研究这种技术，我们可以回顾一下由 Virginia Satir[33]、Philippe Caillè[34] 和 Luigi Onnis[35,36] 进行的研究。情感生活的隐藏方面总是深深植根于身体的感知，情感和肢体语言促进了它们的重新激活。

17.5 非语言交流的重要特征

迄今为止我们回顾的研究揭示了非语言层面的复杂性，即感知和自我感知、情感、关系和意识的各个方面，所有这些都在 NVC 内部相互作用。下面将强调 NVC 的一些最重要的特征。

（1）它一直在发挥作用。我们一直沉浸在 NVC 中，因为我们有一个身体，所以不得不在这个层次上交流。即使保持沉默也是一种交流方式，这在医学检查这样的模糊情况下更为突出。患者“因为他们不知道”去看医生，他们越是害怕他们不知道的东西就越是试图解读医生的信号，尤其是非语言信号。

（2）它是双向的。我们或多或少有意识地感知另一方，但也感知自己以及这两个感知之间的关系。如果另一个人在对我们微笑，我们发现自己也在微笑。另一方面，如果对方发出尖锐、紧张和刺耳的声音，从而向我们传递恐惧、愤怒或敌意的信息，我的面部和身体肌肉也会绷紧。

（3）它有心理生理学基础。NVC 关注的是与呼吸（影响我们的声调）、心跳、皮肤温度、分泌物、面部和身体肌肉状况等重要功能相关的身体肌肉的状况。

（4）它在很大程度上超出了我们的意识控制，并且经常很难被翻译成口头术语。关于这一点，Bateson 写道：“如果这一问题的一般观点是正确的，那么将肢体语言或手势语言信息翻译成文字很可能会引起严重的歧义，这不仅是因为人类具有试图伪造关于‘感觉’和相关陈述的倾向，也因为每当一个编码系统的产品被带有前提的另一个编码系统分析时，所产生的偏倚。但即便如此，所有这些翻译还是要或多或少地给予有意识和无意识的图像信息以及有意识意图的外观。因此从适应性的观点来看，重要的是这种讨论应该尽可能地通过相对潜意识的技巧来进行，并且只能不完全受自愿控制的影响。”[37]

（5）它超越了视觉维度。在我们现在的生活中，视觉维度（比如你怎么看我？）

都被高估了。用自己的眼睛可以表达情感，同时了解对方的紧张或放松状态，比如他占据空间的方式，他手势的幅度，他对触摸的反应等。然而，还有其他重要的信息，比如一个人的气味、声音和音调以及说话的节奏。同样重要的是自己发出的信息，同时也感觉到了“我自己的感觉”。

（6）它与时间维度、语境标记、空间关系等相关。节奏和时间维度相关的一个例子是活跃的交流和沉默的倾听之间的交替，这是典型的医学检查过程。例如，几项研究显示医生通常在就诊开始时打断患者，常常发生在 18~20s 内，目的是询问一些与方案有关的、有用的特征性问题[38]。然而，患者可能会对这些中断赋予其他含义。例如，他们可能认为“医生对我说的话不感兴趣”或者“医生很匆忙，有其他事情要处理”。因此，患者可能会觉得医生对他们或他们的问题不感兴趣。

（7）至于语境标记和空间关系，医疗咨询是非常具有明确特征的过程。陌生和亲密之间有着明显的差异。医生和患者不熟悉或根本不认识对方，然而他们的关系却处于对患者来说非常私密的维度。社会习惯的身体障碍被打破，个人情感 / 心理因素——无论是明显的还是隐藏的——开始同时涉及医生和患者。因此，距离、空间运动、手势和声调都具有语境意义。

（8）它具有重要的文化维度。如今，医生通常从各种不同的文化中观察和治疗患者。在这些文化中，非语言信号可以用非常不同的方式传达和解释。根据 1970 年发表的一项大型研究结果，Watson 将文化分为“接触”和“非接触”两种。在“接触型文化”（如阿拉伯人、南欧人、拉丁美洲人）中，人们更有可能面对面交流，比在“非接触型文化”（如亚洲人、印度人、北欧人）中更容易接近、接触和注视对方，凝视会引起误解。例如非洲人和亚洲人认为锐利的目光是傲慢无礼的，而阿拉伯人和南美人认为目光交流不畅是粗心大意或粗鲁无礼的表现，触摸和肢体接触的意义也因文化的不同而存在差异[39]。

（9）它与语言内容有着复杂的关系。如前所述，语言和非语言信息不一定一致。此外，它们有不同的语用含义。非语言层面可以是一种确认所说内容的评论，但它也可以赋予语言内容特殊的含义或者与信息的核心内容相冲突。例如，如果医生对一个即将接受不愉快的医学检查的患者说“放松！”，可能会使其与权威或激动的声音或者粗鲁的手势彻底抵触；同样，要求一位老年患者“负责任地合作”可能让患者误认为医生觉得自己幼稚，从而进行言语上的反驳；向同事提出的合作请求也可能被以下微妙的姿态所掩盖，如不耐烦地表现出恼怒或轻蔑的面部表情，或其他形式的 NVC。

然而，在困难的环境中 NVC 还可以提供帮助。例如，坏消息如果以严肃但富有同情心的语气传递会变得不那么痛苦。一个简单的手势、停顿或沉默也是有帮助的，就像发生在长期接触的患者和医生之间的对话一样（摘自 Walter F. Baile等）[40]。

医生："很抱歉，X线片显示化疗似乎没有效果（暂停）。不幸的是，肿瘤已经恶化。"

患者："我就担心会这样（哭）。"

医生："（把自己的椅子移近患者，给他一张纸巾等待）我知道这不是你想听到的。我本希望这会是一个好消息。"

换句话说，非语言层面对医患关系的协调、信息收集、分享意图以及医患关系的总体构建都做出了重大的贡献。这对于"此时此地"和逐渐建立起来的合作信任关系都是如此。

当然，这也适用于不同背景下的医护人员之间的关系。例如，在手术室工作的医护人员知道在大多数情况下，一个简单的眼神、一个激动或平静的语调或者正在进行的工作的节奏都可能是特定的信号，要么有助于协调和谐关系，要么制造障碍和紧张。

同样，在沟通的非语言和关系层面（不管我们是否认识到它们的存在），NVC在医院病房的日常生活中常常发挥着作用。除此之外，它还会影响日常的工作氛围、潜在的合作机会（或障碍）以及潜在信息的确定和不确定性。

17.6 医学实践中非语言交流的障碍

近年来，医疗保健领域的运营、科学和文化环境发生了很大的变化，严重阻碍了医疗保健提供者对NVC的关注。即使经常在工作场所出现，NVC仍然是医护人员意识和教育的"盲点"。在一个以医疗实践机械化为基础的医疗系统中，对NVC及其影响的认识可能被视为障碍或者运行混乱的原因。

毕竟医生和患者的交流经常发生在非常不自然的情况下，例如，在严格的时间压力下，在电脑或医疗设备（从超声心动图到呼吸器）的存在下，所有这些可能会让医生把目光从患者身上移开。考虑到我们所说的凝视对于协调的重要性，这可能使患者更难以表达自己，也使医生和患者更难沟通和协调。

在医院里，患者的情感、非语言和身体经常被默认完全交给医护人员，因此医护人员对沟通的实施和患者的健康有着重要的贡献，但他们往往没有足够的意识和良好的培训。

而特定的医学文化背景不利于NVC。我们目睹了医学符号学的衰落，对"数据"的高估以及将单词仅仅理解为"内容"的概念技术，倾向于将整个医学文化转向视觉层面——尤其是通过图像进行诊断——而忽略了其他信息和交流渠道。此外，在标准指南的范围之外进行诊断会有出现“疏忽”的风险，有时甚至会带来不好的法律后果。

患者自己也习惯于某种方式的医学构想，他们既认同身体是一台机器的想法也认同对其控制的幻觉，而且他们期望医生按照特定的程序行事。然而，这与他们被承认为“人”的需要相冲突。因此，他们经常会感到不满意，因为他们感觉不被尊重和接受。这就是“替代疗法”如此成功的原因之一，在这里关系、移情沟通和患者赋权（例如共同构建和分享决策）发挥着核心作用。

最后，同样重要的是，我们可以说尽管人们选择医学职业有着深刻的原因，但前面列出的所有话题都可能影响医生的职业培训。一项有趣的研究比较了医科学生和心理学学生在大学教育期间的演变。在他们的项目开始时，动机是相同的，即对受苦的人的同情和帮助他们的愿望。然而，在完成各自的课程后，未来的医生表现出同理心水平上相当大的下降，而心理学学生没有出现这种情况[41]。

17.7　为什么非语言层面的意识在医疗职业中有用？

为什么医生应该关注 NVC 问题？现在让我们考虑一下这种关注可能带来的一些好处，特别是从当代医学实践的某些关键方面来看。

● 权威危机（Crisis in Authority）。如今，患者在去看医生之前经常从各种资源（如网上）收集信息，从而形成对他们的问题、可能的治疗方法和其他问题的看法。医生不再能依赖他们过去享有的职业权威带来的优势。因此，必须在医患关系的过程中建立信心和信任，并定期重申和加强[42]。

● 降低法律风险（Reduced Legal Risk）。如果患者觉得自己被接受并且与医生关系良好，通常不太可能形成激烈的态度，因此在出现觉察到的或真实的医疗错误时可能会犹豫是否投诉。他们可能会更理解、更愿意接受人的能力的有限性并与医生分享可能的错误带来的痛苦。

● 减少倦怠（Reduced Burnout）。从长远来看，所有的服务行业都会导致慢性的职业倦怠，这会威胁到专业人员的健康，增加他们犯错的风险。如果医生负担过重或者在非最佳条件下工作，他们的自然本能可能是尽量减少关系的投入，而仅仅遵循“客观”的程序，越来越依照常规的指导方针，比如依靠医疗设备和检测以及将患者送到一些专家那里等。越来越机械的做法可能会使问题恶化。而发展人际关系的意愿将成为非常重要的内容，重新被引入职业实践，以有助于减少职业倦怠。医生和患者可以将更丰富的维度融入环境中，这些维度更接近于他们作为鲜活的有机体的复杂性——这是医患双方健康和幸福的重要因素。

● 提高患者依从性（Increased Patient Compliance）。几项研究表明良好的医患关系对治疗有积极的影响，可以激活一种积极的动力，从而增加患者对医务工作者的信任。良好的关系有助于患者更愿意按处方服药（共同构建的感觉），减少随意中断并处理治疗时出现的副作用（影响依从性）。在复杂的治疗情况下，良好的关系氛围有助于患者处理对治疗方案、设备、程序等可能产生的排斥感。一些研究表明，患者对治疗的了解程度及他们的心理状态都会影响药物的作用和治疗效果[43]。

● 安慰剂效应（Placebo Effect）。最近的研究还表明治疗的总体效果受到认知和情感过程的影响，其中一个重要部分是医患关系的“仪式感”、情感和关系维度。特别有趣的是安慰剂效应的研究，其主要在潜意识层面上起作用[44]。因此，关系中的非语言成分在治疗的有效性上扮演着重要的角色。

● 诊断效率和医疗服务的可持续性（Diagnostic Effciency and the Sustainability of Medical Service）。过去，医生通过触诊和听诊等检查程序依靠自己的个人感官技能进行诊断。他们还依靠与患者的关系来获得治疗效果。这些维度，指身体、情感和想象力一直在起作用——现在已经被科技所淡化和取代。然而，技术可以而且应该在“和 / 和”框架中支持医学实践，即进行典型的症状学检查以让患者详细了解他们的症状和发病情况。这意味着要进入身体 / 情感和历史两个层面，使临床医生获得更广泛的信息。

为了说明主题，我们引用了由 Rita Charon[45] 提出的叙事医学，并强调了其重要性。叙事医学建议医生与患者建立更好的关系并帮助和了解他们如何实施，因为叙事维度产生了对患者生物—心理—社会背景更完整的看法。通过这种方式，病理学在患者的生活中不是偶然的事故，而是可以在更广的范围内被理解，并具有更大的意义。这一点加上通过技术获得的证据可以帮助临床医生和患者理解生物—心理—社会和环境因素是如何交织在一起的，从而赋予疾病一定的意义；也有助于避免不必要的测试和检查，从而保持医疗服务在经济上的可持续性。

17.8 结 论

本章我们强调了 NVC 作为一种对所有医学专业人员都有用的技能的重要性，包括心理治疗师、心理学家和内科医生，无论他们是一线全科医生，还是在门诊或住院部为患者看病的专家。从事康复工作的医院服务人员、社会工作者和治疗师都可以使用 NVC 技能。不同的是，他们意识到了这个维度以及它与认知、情感和认识论维度的关系。从本质上说，临床医生需要学会如何通过非语言渠道自发且谦虚地与患者交流，这需要克服生物医学方法的操作和认识论障碍，并解构其科学形象，还需要在各个层面（认识论、人类学、社会学等）进行深刻反思。否则，即使 NVC 一直在发挥作用，它仍将是临床认知和医疗实践中的一个盲点。

对医学生来说，接受这方面的教育很重要，它能帮助他们意识到自己的偏见（职业和个人）和情感世界。这并不需要产生“真实”的情感描述，而意味着学会用合适的语言来谈论情感并为它们创造一个一致同意的共同目标的维度，还意味着学习如何就自己的情绪反应进行多元化的交流，从而减少困惑、矛盾、冲突和误解的风险。

总之，医学专业人员应该学习和提高语言交流和表达能力以便能够交谈和反思自己，在与患者和同事的关系中整合语言和非语言代码以使他们既能更好地与他人沟通，又能增强对自我的认知。主要的训练工具可能是体验式工作坊，它可以提供写作和自传式叙事等活动以及观察身体如何表达自己的经验。

就心理治疗而言，只有正规的训练（至少达到咨询师）可以提供非语言层面恰当的支撑。也确实如此，无论是对患者还是治疗师而言，NVC 都与情感生活关系密切并在治疗过程中发挥着至关重要的作用。在治疗师接受培训时，应该认真思考和体验。虽然一个人接受的心理治疗训练的类型可能因所用的方法而异，但许多学校都特别重视非语言层面的训练[46]。

综上所述，NVC 不依赖于有意识的控制，因此没有简单机械的能够使用的“公式”。重要的是“感觉”在交流时会发生什么，而不仅仅是“理解”。

（王化宁 译）

参考文献

[1] Darwin C. The expression of the emotions of man and animals. London: John Murray, 1982: 387.

[2] Ekman P. www.paulekman.com.

[3] Greco V. La comunicazione tra pediatra e madre nella struttura ambulatoriale. Analisisvolta con il metodo FACS di P. Ekman & WV Friesen. Riv Med Bambino, 2008, 9: 597–598.

[4] Rosenthal R, Hall J, Di Matteo MR, et al.Sensitivity to nonverbal communication. The PONS Test. Baltimore: Johns Hopkins University Press, 1979.

[5] Hall J, Harrigan J, Rosenthal R. Nonverbal behaviour in clinician patient interaction.Appl Prev Psychol, 1995, 4: 21–37.

[6] Harrigan J, Rosenthal R. The new handbook of methods in nonverbal behavior research. Oxford: Oxford University Press, 2008.

[7] Damiano L, Lehman H, Dumouchel P. Dicotomie instabili. Emozioni ed empatia sintetiche. Riflessioni Sistemiche, 2013, 8: 5–18.

[8] Damiano L, Dumouchel P. Epigenetic embodiment//Canamero L, Oudeyer P-Y, Balkenius C. Proceedings of the 9th international conference on epigenetic robotics.Modelling cognitive

development in robotic systems.Lund University Cognitive Studies, 2009: 41–48.
[9] Pioggia G, Hanson D, Dinelli S, et al.Importance of nonverbal expression to the emergence of emotive artificial intelligence systems//SPIE Proceedings, 2002, 4695.
[10] Hinde RA. Non-verbal communication. New York: Cambridge University Press, 1972.
[11] Eibl-Eibesfeldt I. Human ethology. New York: Aldine de Gruyter, 1989.
[12] Birdwhistell R. Kinesics and context. Essay on body motion communications.Philadelphia: University of Pennsylvania Press, 1970.
[13] Hall ET. Handbook for proxemic research. Washington DC: Society for the Anthropology of Visual Communication, 1979.
[14] Morris D.Bodytalk: the meaning of human gestures. New York: Crown, 1994.
[15] Argyle M, Cook M. Gaze and mutual gaze. London: Cambridge University Press, 1976.
[16] Condom WS, Ogston WD. A segmentation of behavior. J Psychiatr Res, 1967, 5: 221–236.
[17] Cosnier J, Grosjean M, Lacoste M. Soins et communication: approche interactionnistedes relations de soins. Lyon: PUL éditeur, 1993.
[18] Bateson G. Steps to an ecology of mind. New York: Ballantine Books, 1972.
[19] Bateson G. Mind and nature. Cresskill: Hampton press, 2002: 14.
[20] Trevarthen C. The foundations of intersubjectivity//Olson D, et al. The social foundation of language and thought. New York: Norton, 1980: 316–342.
[21] Meltzoff AN, Gopnik A. The many faces of imitation in language learning. New York: Springer, 1989.
[22] Stern DN. The interpersonal world of the infant. New York: Basic Books, 1985.
[23] Gardner H. Frames of mind: the theory of multiple intelligences. New York: Basic Books, 1983.
[24] Goleman D. Emotional intelligence: why it can matter more than IQ. New York: Bantam Dell/ Random House, 1996: 60–61.
[25] Gallese V, Fatiga L, Fogassi L, et al. Action recognition in the premotor cortex. Brain, 1996, 119: 593–609.
[26] Keyers C, Wickers B, Gazzola V, et al.A touching sight: SII/PV activation during the observation and experience of touch. Neuron, 2004, 42: 1–20.
[27] Hutchison WD, Davis KD, Lonzano AM, et al.Pain related neurons in the human cingulated cortex. Nat Neurosci, 1999, 2: 403–405.
[28] Singer T, Seymour B, O'Doherty J, et al. Empathy for pain involves the affective but not the sensory components of pain. Science, 2004, 303: 1157–1162.
[29] Iacoboni M, Molnar-Szachacks I, Gallese V, et al. Grasping the intentions of others with one's own mirror neuron system. PLoS Biol, 2005, 3(3): e79.
[30] Gallese V. The roots of empathy: the shared manifold hypothesis and the neural basis ofintersubjectivity. Psychopathology, 2003, 36: 171–180.
[31] Gallese V."Being like me": self-other identity, mirror neurons and empathy//Hurley S, Chater N. Perspectives on imitation: from cognitive neuroscience to social science. Cambridge: MIT Press, 2001: 101–118.
[32] Damasio A. The feeling of what happens. Body and emotion in the making of consciousness. Harcourt Brace, 1999.
[33] Satir V, Stachowiak J, Taschman HA. Helping families to change. Northvale: Jason Aronson, 1994.
[34] CailléP, Rey Y, Marche B, et al. Les objets flottants: méthodes d'entretiens systémiques: le pouvoir créatif des familles et des couples. Paris: Fabert, 2004.
[35] Onnis L. Le langage du corps. Paris: Editions Scientifiques Francaises, 1996.
[36] Onnis L. La palabra del cuerpo. Barcelona-Buenos Aires: Herder, 1997.
[37] Bateson G. Steps to an ecology of mind. New York: Ballantine Book, 1972: 412–413.

[38] Bert G, Quadrino S. Parole di medici, parole di pazienti. Counselling e narrativa inmedicina. Roma: Il Pensiero scientifico Editore, 2002: 32.
[39] Watson MA. Proxemic behaviour: a cross cultural study. The Hague: Mouton, 1970.
[40] Baile WF, Buckman R, Lenzi R, et al. SPIKES–a six-step protocol for delivering bad news: application to the patient with cancer. Oncologist, 2000, 5(4): 302–311.
[41] Hoffman C, Formica I, Di Maria F. Caregivers in formazione e alessitimia: un'indagine empirica su un campione di studenti dell'Università di Palermo. G Psicol, 2007, 1(1).
[42] Manghi S. Il medico, il paziente e l'altro. Roma: Franco Angeli Editore, 2005.
[43] Benedetti F. Placebo effects. understanding the mechanisms in health and disease. Oxford: Oxford University Press, 2008.
[44] Benedetti F. Placebo effects. Understanding the mechanisms in health and disease. Oxford: Oxford University Press, 2008.
[45] Charon R. Narrative medicine. Honoring the stories of illness. Oxford: Oxford University Press, 2006.
[46] Onnis L. Lo specchio interno. La formazione personale del terapeuta sistemico in una prospettiva europea. Roma: Franco Angeli Editore, 2010.

18 心脏病患者的心理治疗：临床病例选择（第1部分）

Adriana Roncella

真正合理的医疗不是将患者作为器官——如生病的肝脏或胃——的载体，而是作为一个具有忧虑、恐惧、希望和绝望的人，他们的身体和心理是一个不可分割的整体。

——《心身医学的原理和应用》

Franz Alexander

18.1 引　言

前面几章已经证明了心理测试和心理治疗管理在急性心脏事件（如心肌梗死）患者中的作用，也描述了各种心理治疗技术和方法，包括六图测试、梦境分析、精神分析和个体心理治疗等。本章介绍了一例参加急性心肌梗死短期心理治疗试验（STEP-IN-AMI）[1,2] 的患者，包括该患者的临床医学 / 心脏和心理学表现，如正规的心理测试以及在整个心理治疗周期的全部记录。因此，这可以被认为是一个“完整的病例”，它代表和体现了我们在心脏心理学门诊中使用的所有基本的心理治疗方法。我们认为每个临床病例都是独一无二的，但我们希望通过观察一个患者从接诊到出院的管理方式将有助于心理学家和医生读者们更好地熟悉心脏心理学的基本原理和实践。

A. Roncella, MD (✉)
Department of Cardiovascular Disease, San Filippo Neri Hospital, Via G. Martinotti 20, 00135
Rome, Italy
e-mail: adrianaroncella@hotmail.it

A. Roncella, C. Pristipino (eds.), *Psychotherapy for Ischemic Heart Disease*,
DOI 10.1007/978-3-319-33214-7_18

18.2　注册阶段

AR 是一名 51 岁的男性患者，首次接诊时因急性前壁心肌梗死伴 ST 段抬高（STEMI）急诊入院。

他从胸痛发作至到达医院进行冠状动脉造影术的介入心脏科手术室的时间约为 180min。动脉造影结果提示冠状动脉前降支近端段完全闭塞和第一间隔支严重狭窄，其余的冠状动脉造影结果提示轻中度动脉粥样硬化斑块。在冠状动脉造影术后进行的经皮冠状动脉介入治疗中使用了球囊扩张血管，然后植入药物洗脱支架。第一间隔分支是一个小的次级分支，因此没有接受 PCI 治疗。

AR 具有下列心血管疾病的危险因素：

（1）缺血性心脏病家族史。

（2）高胆固醇血症。

（3）长期吸烟。

（4）超重。

他唯一的合并症是 2~3 度痔疮。经皮动脉冠状动脉成形术（Percutaneous Trans-arterial Coronary Angioplasty，PTCA）后几天的超声心动图显示该患者心室前和前间隔壁运动减退，射血分数为 40%（整体心室功能中度下降），室壁运动评分指数（Wall Motion Score Index，WMSI）为 1.88。

转至心脏科后，患者被邀请参加 STEP-IN-AMI 试验。在全面了解了研究目的和急性心肌梗死心理危险因素全面评估的重要性后，患者毫不犹豫地同意并签署了协议。他坦言在心脏病发作之前，感觉自己像是“一个被塞得满满的罐子，无法容纳所有的负面情绪，自己肯定会崩溃。”幸运的是，患者被随机分配到治疗组接受短期心理治疗。

由于数据量庞大，STEP-IN-AMI 试验注册时对每个人——医生、心理学家和患者——坚持严格要求。首先，AR 签署了一份知情同意书，其所有的心脏病学和个人数据都被收集在一个单独文件夹中。

以下是他在注册时收集的个人史：

AR 出生在埃及，父母是意大利人。父亲 76 岁，曾在公司行政部门工作，现已经退休，身体健康，仍在从事其他工作。母亲是一名家庭主妇，67 岁时死于主动脉瘤破裂。AR 是三个孩子中的老二，老大是 53 岁的哥哥，最小的是 45 岁的妹妹。上了 4 年中学，没有完成最后的（第 5 年）学业。他一直在公共行政部门工作。他的爱人 49 岁，在一家公立卫生机构的门诊部当护士。他们生育两个女儿，姐姐 26 岁，在大学学习心理学。妹妹 24 岁，获得了社会辅导学学位。AR 喜欢打猎、钓鱼和电脑。

作为试验研究项目的一部分，在心理治疗课程开始前进对 AR 行了以下心理测试[1,2]。

（1）自我评估测试。评估患者在过去 2 周内的总体心理应激水平[3]，分数范围 1~10 分，分别表示没有压力和压力很大。

（2）改良后的 Maastricht 问卷，专门用于生命耗竭水平的评估[4]。

（3）社会支持问卷，评估每个人对其社交网络的看法[5]。

（4）近期生活变化问卷，评估日常生活中是否存在偶尔发生的重大生活事件和长期反复事件的恶化以及其严重程度[6]。

（5）贝克抑郁量表（BDI）用于评估重度或轻度抑郁症状[7,8]，10~15 分提示轻度抑郁，≥ 16 分提示临床相关抑郁。

（6）MacNew 心脏病健康相关生活质量问卷。该问卷评估患者在情感、身体和社交三个特定领域，并生成综合 QOL 得分来评估其生活质量[9]。对于每个领域，1 分表示生活质量较低，7 分表示生活质量较高。关于心理测试的更深入描述，请参见第 14 章。

心理测试结果在患者注册时对于评估患者的心理状态比其他任何检查都更有用。AR 的自我评估测试分数是 8 分，表明他个人很苦恼。BDI 得分 8 分，表明有抑郁倾向，刚好低于轻度抑郁的阈值。在 MacNew 心脏病健康相关生活质量问卷中得分范围为 1~7 分，得分越高表示生活质量越好。AR 的情感维度得分为 5.0 分，身体得分为 5.2 分，社会得分为 5.0 分，综合得分为 5.1 分。总的来说，AR 表现出高度的痛苦，有轻微的抑郁倾向，生活质量在各个方面都有所下降。

结束心理测试后对 AR 进行了 SDT 测试（见第 15 章）。SDT 是一种非结构投射技术，是用于个体心理治疗的心理诊断工具[10,11]。测试材料由 6 张空白图纸组成，图纸上没有文字说明。6 个主题的每一个都必须按照以下顺序画在不同的纸上，包括一棵树、一个与患者性别相同的人、一个与患者性别相反的人、患者的原生家庭、患者的当前状况和患者的未来状况。综合评估这 6 张图片，可以让心理治疗师对患者当前的心理状态形成一个比较全面的心理动力学角度的总体概况，对这些图像的分析方法与梦境分析相同。AR 提交的 6 幅图（基线）为图 18.1~18.6。以下是治疗师对这 6 幅图的初步解释。

树（图 18.1）通常代表一个人的心身状态[12]，AR 清晰地描绘了一棵树并且相当完整。这棵树看起来牢牢地扎根在地上，在画纸正中有一个粗树干，并且有丰满的枝叶，表明一个完整和强大的个性，以及与现实的良好接触（即很好地扎根）。

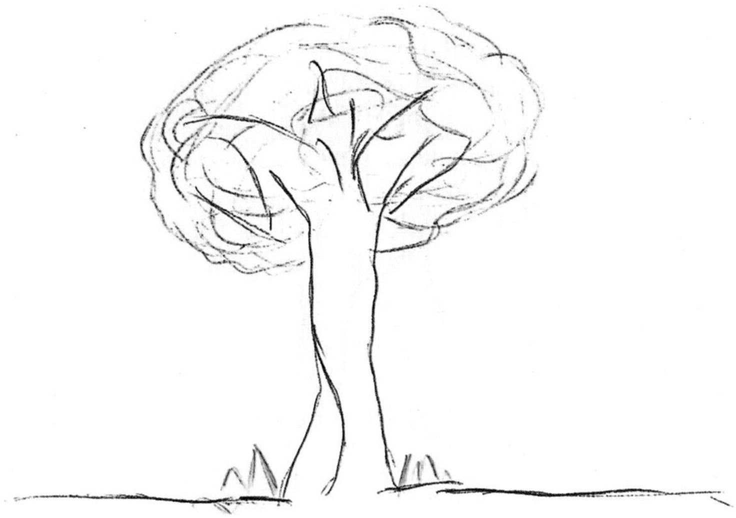

图 18.1 基线时（心理治疗前）AR 的六图测试结果：树

同性形象的描绘通常反映了这个人如何看待自己，包括他们的自我意识和机体感知（见第 2、13 和 15 章）。相反，画出的异性形象揭示了这个人如何看待异性，并能揭示患者亲密关系和性关系中存在的各种问题[10,11]。在 AR 的测试图中，男性（同性）代表是完整的，描绘了所有主要身体部位，包括头部、躯干和四肢（图 18.2），但是相对于纸张来说，它非常小，有点像木偶，有点孩子气的感觉。与之前异性的画像相似（图 18.3），这提示患者可能与伴侣的关系有些不成熟或总体上与性 / 亲密对象的关系不太成熟。

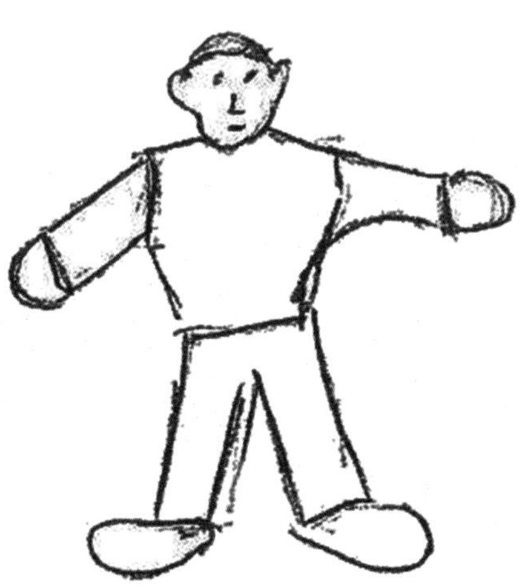

图 18.2 基线时（心理治疗前）AR 的六图测试结果：同性形象。在最初的测试中，同性别的人要小得多，而且位于纸张的中心

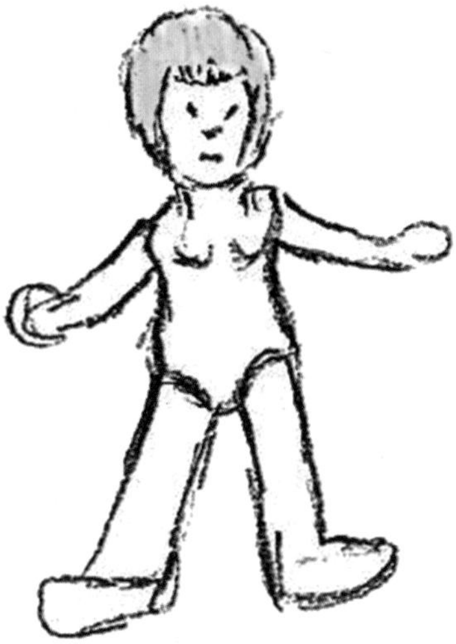

图 18.3 基线时（心理治疗前）AR 的六图测试结果：异性形象。在最初的测试中，异性的身材要小得多，而且位于纸张的中心

对家庭的描绘可以帮助治疗师评估患者的主要情感关系，并指示患者在家庭等级中的位置和角色[10,11]。在 AR 的画中，母亲和父亲都双臂交叉，这表明父母彼此以及与他们的孩子缺少交流或缺少亲密的关系（图 18.4）。AR 画了两个孩子，一个女儿和一个儿子，这看起来很奇怪，因为实际上他有两个女儿。这个儿子可能是一个未实现的、想要一个儿子的个人愿望的象征，也可能是一个流产的儿子的反映（见下文）。

“现状”图给出了患者具体存在状态的信息，显示了积极和消极两方面，它也

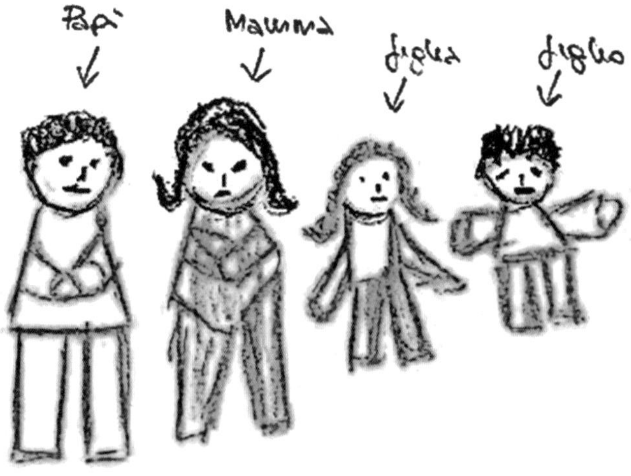

图 18.4 基线时（心理治疗前）AR 的六图测试结果：家庭。在最初的检测中，家庭成员的形象要小得多，并且位置偏左

可以描绘出患者正在面对的主要问题。随着时间的推移，这个问题或者事件可能导致甚至加重目前以及将来的躯体或心理功能障碍[10,11]。在这幅画中，AR 画了一个带有一条黑色河流（当前画中的颜色可能与原来略有不同）和地平线上部分太阳的景观（图 18.5）。一条河通常代表一个人的一生，这条河的特征表明了患者本能的行为[12]。太阳通常与一个人的自我相对应，通常是非常积极的象征[12]。从个体心理学的角度来看，自我是一个人无意识的本质，是一个人内心深处的心理投射，是每个人心理架构的基础（见第 13 章）。在 AR 的画中，黑河可能是他健康问题的投影，现阶段影响着他个人生活的整个过程（如河流的过程），也可以假设它代表患者对出现病变的冠状动脉的潜意识投射。与此同时，太阳只描绘了一部分，这表明患者的自我在那个时候与内在自我的积极状态相距甚远。

未来目标 / 形势图可以提供关于个人基本生活目标、抱负和成长的信息[10,11]。AR 画了一幅美丽、阳光明媚的风景，有一条蓝色的河流、山脉和一个太阳，在这个场景中太阳是完整的（图 18.6）。这可以反映出患者想要克服心理和身体上的问题，让自己重新融入一个充实而有益的个人生活的愿望。

特别需要澄清的是，从这些测试的初步分析中出现的任何假设，必须在随后的心理治疗过程中得到验证。

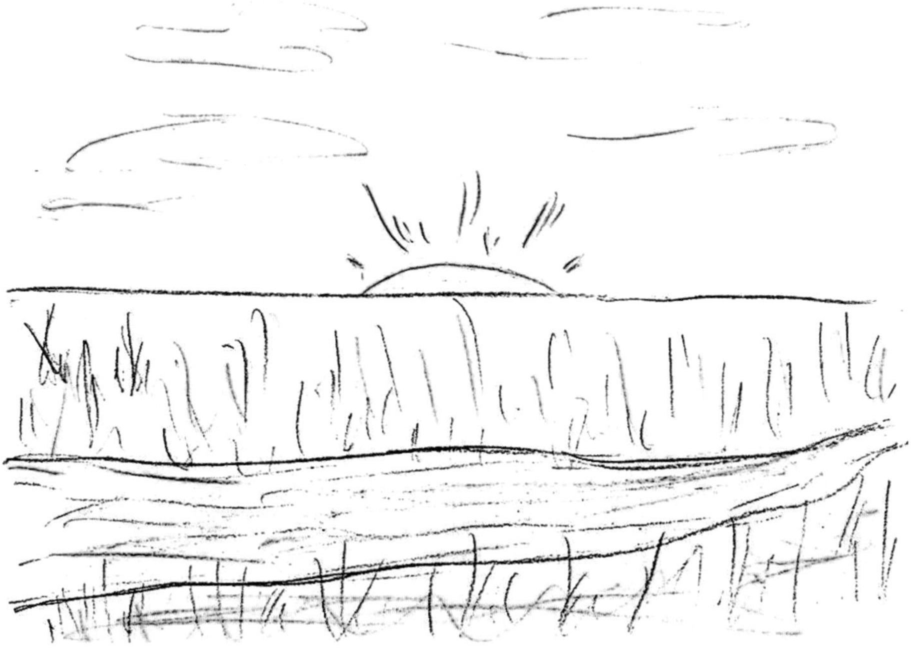

图 18.5　基线时（心理治疗前）AR 的六图测试结果：现状

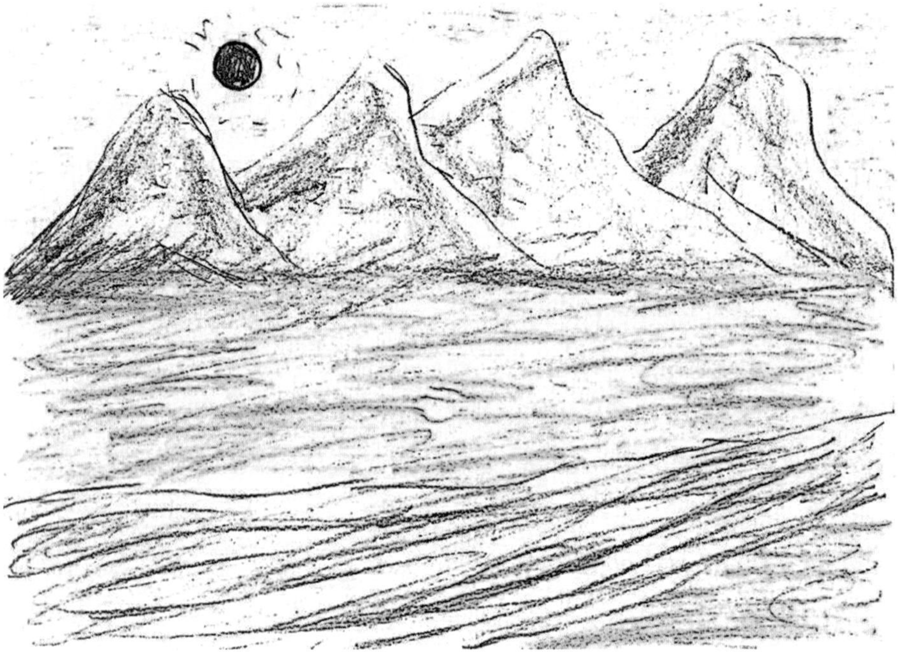

图 18.6　基线时（心理治疗前）AR 的六图测试结果：未来生活目标或情况

18.3　心理治疗期

第 1 次见面后，心理治疗师和患者同意开始心理治疗。所提供的心理治疗是基于个体心理学方法，特别适用于心脏心理学的背景，关于所实施的心理治疗方法的详细描述，请参见第 13 章。

在第 1 次治疗期间，AR 似乎是一个善良和乐于助人的人。他说他很感激能够和某人交谈，因为这是他第一次发现自己可以做到这样的事情。他的家人最早来自意大利的塔兰托。祖父最初和全家移民到埃及，但在他 3 岁时不得不离开埃及。他的哥哥经常回忆他们在埃及的生活，在那里他们“一起吃香蕉”，他的妹妹出生在意大利。AR 和他的父母关系很好，尤其是母亲，他的哥哥和姐姐为此都非常嫉妒。

AR 结婚后，和妻子住在离他母亲和岳母都很近的地方。可这种近距离接触却变成了矛盾冲突的来源，包括他妻子和母亲之间以及妻子母亲和妹妹之间的冲突。

AR 的母亲 4 年前死于脑卒中。AR 表示他对母亲的去世并没有过度悲痛，至少没有他的兄弟姐妹那么悲痛。他的岳母几年前也去世了。他和妻子从岳母那里买了一块土地，但没有签署协议。他岳母死后，他妻子的姐姐（AR 的嫂子）拒绝承认这笔买卖，并“寸步不让”。因此，她把这块土地再次卖给了 AR 和妻子。后来，

AR 和妻子在这片土地上建了一栋房子，他现在和家人以及妻子的姑姑住在一起。在急性心肌梗死的 1 个月前，AR 开始对他的房子进行违规的装修改造，这给测量和施工人员带来了相当大的麻烦。以上这些都给 AR 造成了相当大的压力。

在第 1 次治疗结束时，心理治疗师的印象是患者在房屋装修方面所承受的压力只是他整体痛苦的一小部分。基本上，AR 一直生活在一个高度母系化的家庭里（回想一下，他有 2 个女儿），并且变得孩子气。这种幼稚的依赖导致了极大的个人自主权的丧失。心理治疗师对 AR 非语言交流的分析，比如容貌表情变化、空间关系学和“语义场”（见第 13 章），证实了治疗师从患者的口述中获得的印象。特别是 AR 看起来是一个善良和乐于助人的人，没有明显的侵略性和愤怒情绪。

在第 2 次治疗时，AR 谈到了他与妻子的关系。他们从 12 岁认识，那年她 10 岁，上小学。他们很快坠入爱河并开始规划作为夫妻的未来生活。当 AR 去服兵役时他们分开了，当他回来后又恢复了恋爱关系。AR 表示他的婚姻很好，没有问题。然而，他似乎也非常不愿意深入探究他的婚姻，以至于作为治疗师的作者本人开始觉得在某种程度上他在刻意隐藏着什么。在这一点上，作者和他一起回顾了他的家庭绘画并指出母亲和父亲之间缺乏接触，以及他们交叉的手臂。我解释说，两者之间似乎存在某种“脱节”。在作者表达了怀疑之后，AR 开始讲述“另一个故事”。

他的妻子有一个非常强势的母亲，所以她是在恐惧中长大的，对许多事情的处理相当保守。例如，她从未使用或允许丈夫使用任何避孕措施，为此，她进行了 3 次人工流产，一次在两个女儿出生之间，两次在两个女儿出生后。她接受了一些心理治疗，但没有任何明显的作用。目前婚姻状况有所改善，但是 AR 和妻子实际上从未有过任何亲密的交流。在几个场合，AR 会试图把他的指令强加给这个家庭“不要让孩子们睡在我们的卧室里，让她们做运动和锻炼，这样她们才不会变得像她们的妈妈一样胆怯，或者像她们的妈妈一样如同一只孵蛋的母鸡”。他还补充到“我妻子真的活得很痛苦，我的女儿们都被宠坏了”。

在心理治疗的这个层面，AR 的故事似乎足够完整，可以更准确地解释他目前的心理问题和状态。作者认为导致他苦恼的第 3 个原因可能是他的婚姻关系和与家人相处得不融洽。在随后的治疗周期中，我们能够在更深的层面上交流，从而帮助增强现实与他的潜意识内涵的联系，特别是他开始分析并更加了解自己身体的感觉和情绪（见第 13 章）。身体感觉可以表达情感体验，功能失调的身体症状可以隐藏内心冲突，特别是内脏区域，似乎是联系情感和本能的入口，而情感和本能是潜意识的内在的积极核心——内在自我——的表达。在个别疗程中，心理治疗师温和地邀请患者注意身体感觉和情绪。从腹式呼吸开始进行短暂的放松练习，这有助于患者逐渐与身体（尤其是内脏区域）获得更充分的接触。身体似乎是通往内在自我的通道，通道的建立将会立即转化为心理防御的下降。事实上，尽管AR在前4次训练中没有记住任何梦，但后来他开始记起梦的内容，并表明了内心的真正变化。在这一点上，当他的自我和无意识之间的联系被重建时，他深深地融入了心理治疗的过程。这也证明了心理治疗师已经恰当地帮助患者克服了自己的抵触，以及患者接受了更深刻的反省。

这是AR在第5次治疗时描述的梦境："我要和妻子去镇上的集市，天很黑，后来我妻子带着一个男娃娃玩偶离开了我，独自来到一个足球场"。第一个梦是他婚姻关系的清晰投影。"我要和妻子去一个集市，天很黑"，他们要去集市表明他们缺乏"真实"的夫妻关系，黑暗暴露了他们的不愉快；"后来，我妻子带着一个男娃娃玩偶离开了我，独自来到一个足球场"，这个细节揭示了他与妻子的现状，而妻子实际上是在展现她的女性气质和母性（即她像小女孩一样抱着一个洋娃娃）。"男娃娃玩偶"可能在AR的SDT家族绘画中有所反映，他没有画出2个女儿而是画出了1个女儿和1个儿子。一个儿子出现在绘画中，可以反映出患者现实生活中的一些内心渴望，比如想要一个儿子或者因为堕胎失去了一个儿子。在这种情况下，还没有办法解释画中的儿子实际代表什么，无论是AR还是他的妻子，都没有参加一对一的个体治疗。

在第7次治疗时，他谈到了下面的梦境："我的兄弟在指引我"（需要注意的是AR形容他的兄弟是"好的和不安全的"），"我们进入一条隧道，顺着隧道我们进入一座城堡。有许多草地和绿植，但是没有出路。道路总是通向一条街，这条街的尽头是一个峡谷"。在这个梦里，AR深入回忆了他的早期童年——第1次构建他的性格关系，即"反射矩阵"的基本结构，个体心理学学派将"反射矩阵"定义为"个体中复杂和刻板印象的特定性编码基础"，这是他们在生活中最初的关系和意志并决定了个人未来的心理发展[10,13]。梦里的兄弟可能代表了AR的哥哥，也是他个性特征（好的和不安全的）的投射。从个体心理学的角度来看，城堡代表了与母爱关系相关的超我[12]。在他最初的母亲和家庭关系中，他已经形成了一种依赖的性格，他是他母亲的"好孩子"和"偏爱的孩子"（正如他已经提到的），但是这种关系形式并没有帮助他成长为一个负责任的成年人。这种与他人和环境的关系模式影响了他的一生，也导致了他的不幸。

在第10次治疗期间，他讲述了最后一个梦境"我在车库里，有一个楼梯通向车库。地板上布满了小石头，我不得不把它们全部挖出来。车库外面有一条街从车库延伸出来。我必须清理车库，这样水就不能进入。事实上，水是向外流出的，不会形成沼泽”。这个梦再次证实了 AR 已经彻底融入了心理治疗中，并开始真正审视自己的生活。他在房子最深处的“车库”里，“房子”可能代表了他存在的环境空间 [12]，而其中最深的部分投射的是他的潜意识。因此，AR 开始“清理车库”。也就是说，他开始从内心深处整理个人生活。“这样水就不能进去，事实上，水是向外流出的，不会形成沼泽”换句话说，这样家庭关系就不能再次侵入他的个人生活了，并开始克服和战胜它。

总的来说，AR 参加了 10 次个人治疗和 5 次小组治疗，他的妻子参加了所有的小组治疗，两人都非常热衷于参加治疗过程。

18.4　心理治疗结束时的 AR 心理测试

所有的心理测试都是在急性心肌梗死患者就诊 1 年后严格按照 STEP-IN-AMI 试验方案再次进行的。

AR 的自我评估测试分数是 4 分，比他最初的自我评定的苦恼程度（基线分数 8 分）有了相当大的降低。他的 BDI 得分也有明显下降，从基线得分 8 分下降到后续的 2 分，表明他最初的抑郁倾向明显下降。他的 MacNew 心脏病健康相关生活质量问卷在所有类别的得分都有所提高。具体来说，他的情绪得分从基线的 5.0 提高到 6.35，身体得分从 5.2 提高到 6.07，社交得分从 5.0 提高到 6.15，整体得分从 5.1 提高到 6.19，表明生活质量在所有类别都有所提高。

在完成心理测试后对 AR 进行 SDT（图 18.7~18.12，AR 治疗 1 年后的图画）。图 18.7 中的这棵树比第 1 次画的树更大、更结实，几乎占据了整张纸，描绘得也更巧妙，这提示 AR 的变化是整体、全面、积极、和谐、个性的重塑。这一次的同性和异性图不是全身小人像，男性图只包括头部（图 18.8），就像他画的女性图一样（图 18.9），乍一看，身体的缺失可能被视为负面情绪，但两张脸都很有表现力，不再像小木偶，这两幅画可能对应于他意识的扩展、自我反省能力的增强以及与妻子关系的改善。图 18.10 中的家庭图揭示了家庭动态的明显变化，父亲和母亲在中心，孩子在两边，所有人手牵着手，提示了家庭交流的改善，变得更好、更亲密。

AR 的现状图中是一幅阳光明媚的风景，有一条蓝色河流（而不是第 1 次见景图中的黑色河流）、一棵树和一轮完整的太阳，所有这些都是个人健康与和谐的积极象征（图 18.11）。请特别注意现在的太阳是多么完整，这表明患者的外在自我和内在自我之间恢复了交流。

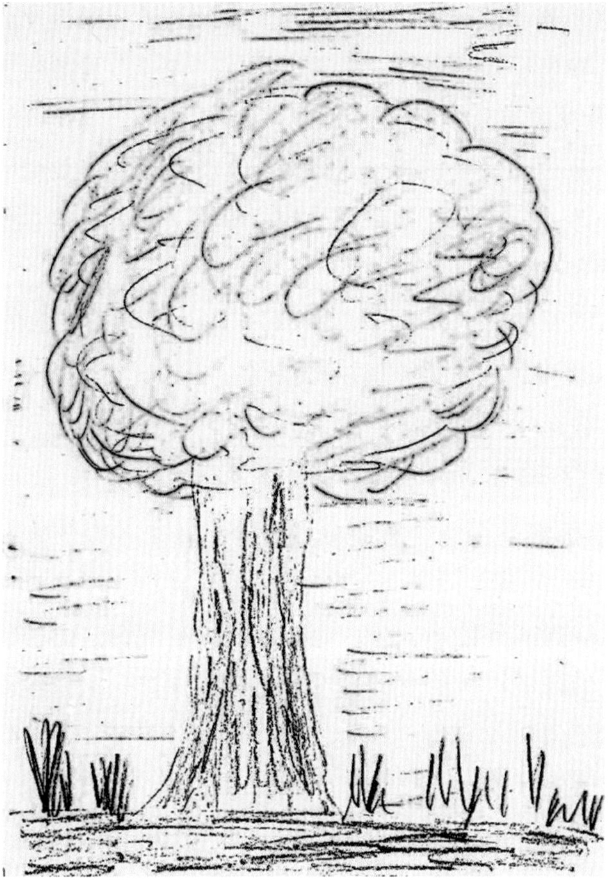

图 18.7 心理治疗后 1 年 AR 的六图测试结果：树

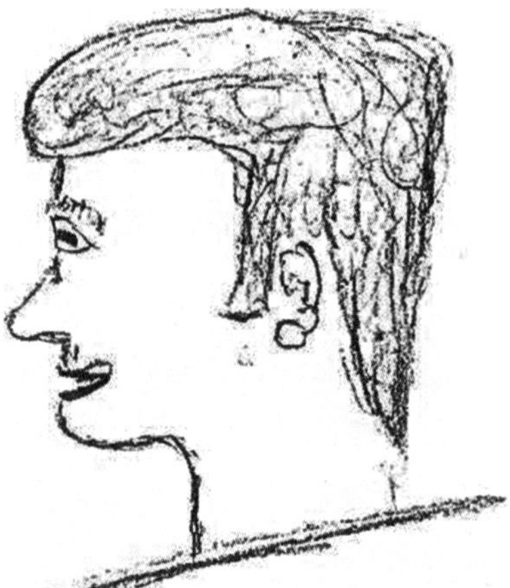

图 18.8 心理治疗后 1 年 AR 的六图测试结果：同性形象。在最初的测试中，同性形象较小，位于纸张的中心

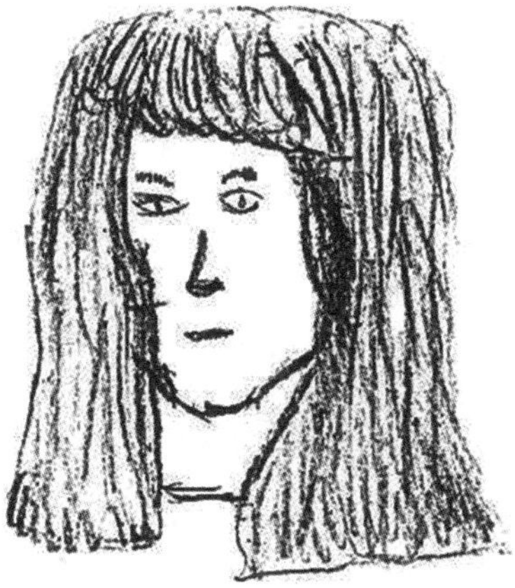

图 18.9　心理治疗后 1 年 AR 的六图测试结果：异性图像。在最初的测试中，异性的身材较小，位于纸张的中心

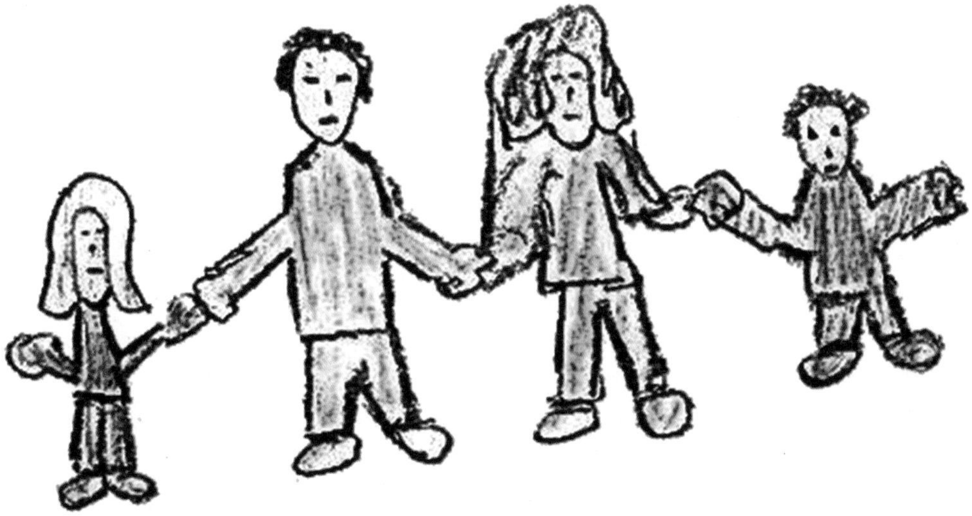

图 18.10　心理治疗后 1 年 AR 的六图测试结果：家庭。在最初的测试中，家庭成员的形象较小，而且位于纸张的中心

未来目标 / 形势图，AR 画了一幅美丽的海景图（图 18.12）。大海是蓝色的，但奇怪的是天空是多云的，太阳被云打破了。这张图片可能表明 AR 对未来发展有一些疑虑，似乎描绘了未来的问题。然而请注意，AR 只接受了短期心理治疗。在作者看来，治疗虽然有效但可能只会有短期改善。为了持续保持患者的身体和心理健康，建议每位患者此后每年至少参加一次短期的心理咨询课程。

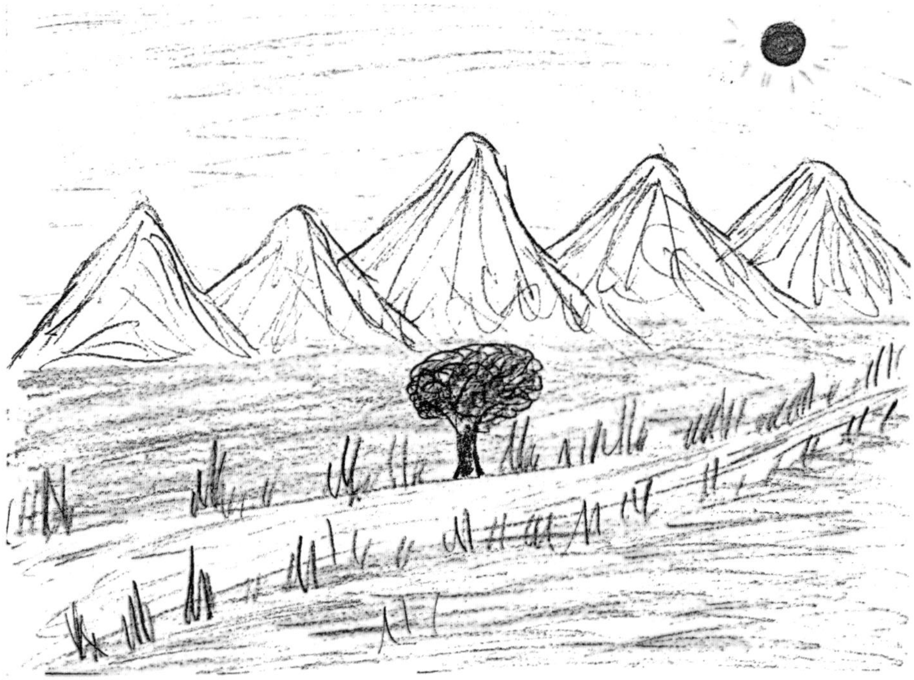

图 18.11 心理治疗后 1 年 AR 的六图测试结果：现状

18.5 医学和心脏随访 5 年

在 5 年的随访期内，AR 没有出现进一步的心血管事件或新的并发症。在 1 年的随访评估中，他的左心室功能完全恢复，射血分数从基线时的 40% 增加到 60%。

18.6 关于未来

心理治疗当然既不是占卜也不是魔法。尽管如此，看着 AR 的最后一张 SDT 画，人们可能会想知道他的未来是什么。在完成 5 年的随访后，AR 没有安排进一步接受治疗或在随访的那家医院心血管内科进行进一步的心脏复查，他也没有相应的诉求。第 1 次急性心肌梗死后的第 10 年，他因第 2 次急性心肌梗死而被我科收治，这次未出现 ST 段抬高（NSTEMI）。紧急进行的冠状动脉造影显示植入左前冠状动脉的支架内血流通畅，但右冠状动脉第 2 段出现严重的狭窄，因此在右冠状动脉植入了药物洗脱支架。

作者在他最近一次住院期间问了一些问题，想了解他过去 5 年的生活方式。他提到已经完成了心血管预防计划并定期进行心脏复查随访。他的胆固醇和甘油三酯在正常范围内，血压也得到了很好的控制。研究结束后，他没有继续进行任何心理咨询，因为他相信自己已经解决了所有的个人问题。当时因为无法进一步调查他的

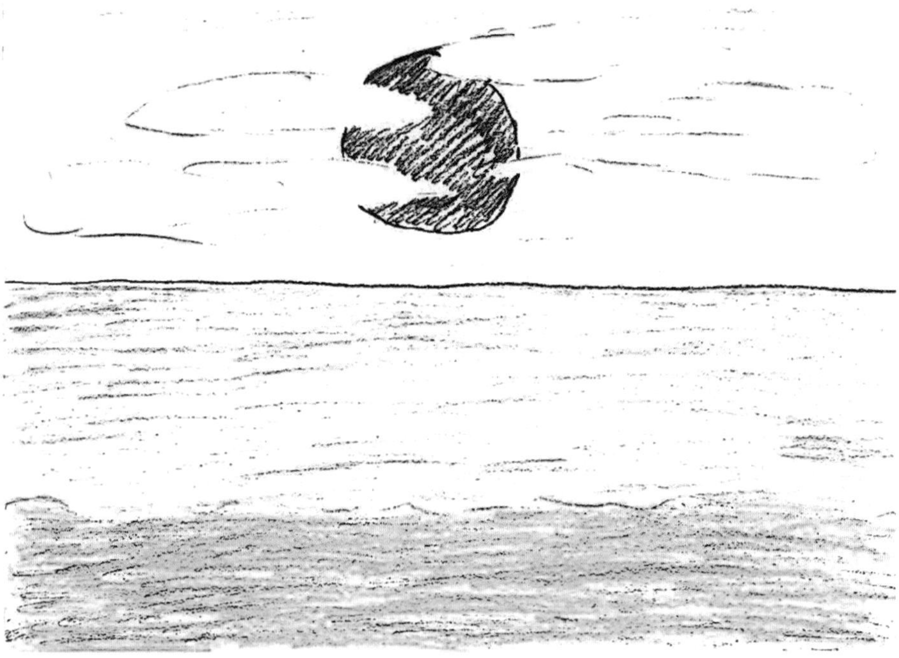

图 18.12　心理治疗后 1 年 AR 的六图测试结果：未来生活目标 / 状况

个人情况，所以也无法得出假设和结论。

除了有经验的心理治疗师之外，大多数人会惊讶地发现，如果意识不能很好地掌握和理解心理生物学的联系时，潜意识可能会反映一个人的整体情况。无论是快乐的还是悲伤的、生理的还是心理的，这些联系可以帮助个体理解和处理生活中的新发事件，帮助人们将潜意识的驱动力提升到有意识的水平，帮助他们重建生活中的幸福与和谐。本章中给出的例子就是这方面的明显证据。

18.7　结　论

时光荏苒，我们的生活也在不断变化。这需要我们不断调整变化，以多种复杂的方式来适应这些变化，从而保证我们身体健康、心理平衡、情感和社会关系和谐、工作顺利等。

个体心理治疗作为一种有效的方法，通过学习如何解释患者潜意识的展现模式，帮助我们更全面地了解他们的个人状态。这为患者在不同情况下提供了更多的思路和方法，并可为他们提供更多、更有效的能力来应对生活中不断发生的复杂变化。潜意识可能会引导我们为每一个特定的环境寻找最佳的解决方案。这需要长期的学习和总结才能较好地掌握且不断深入理解和追踪我们“潜意识智能”给予的提示和信息。

（司瑞　译）

参考文献

[1] Roncella A, Giornetti A, Cianfrocca C, et al. Rationale and trial design of a randomized, controlled study on short-term psychotherapy after acute myocardial infarction: the STEP-IN-AMI trial (Short term psychotherapy in acute myocardial infarction). J Cardiovasc Med, 2009, 10: 947–952
[2] Roncella A, Pristipino C, Cianfrocca C, et al. One-year results of the randomized, controlled, short-term psychotherapy in acute myocardial infarction (STEP-IN-AMI) trial. Int J Cardiol, 2013, 170(2): 132–139.
[3] Pignalberi C, Patti G, Chimenti C, et al. Role of different determinants of psychological distress in acute coronary syndromes. J Am Coll Cardiol, 1998, 32: 613–619.
[4] Apples A, Hoppener P, Mulder P. A questionnaire to assess premonitory symptoms of myocardial infarction. Int J Cardiol, 1987, 17(1): 15–24.
[5] Choen S, Syme SL. Social support and health. Orlando: Academic Press/Orlando University, 1985.
[6] Holmes TH, Rahe RH. The social readjustment rating scale. J Psychosom Res, 1967, 11: 213–218.
[7] Beck AT, Ward CH, Meldelson M, et al. An inventory for measuring depression. Arch Gen Psychiatry, 1961, 4: 561–571.
[8] Beck AT, Kovacs M, Weissman A. Assessment of suicidal intention: the scale for suicide ideation. J Consult Clin Psychol, 1979, 47: 343–352.
[9] Hofer S, Lim LL, Guyatt GH, et al. The MacNew heart disease health related quality of life instrument: a summary. Health Qual Life Outcomes, 2004.
[10] Meneghetti A. Ontopsychology handbook. Roma: Ontopsicologia Editrice, 2004.
[11] Meneghetti A. L'Immagine e l'Inconscio. Roma: Ontopsicolologia Editrice, 1994–2003.
[12] Meneghetti A. Prontuario onirico. Roma: Ontopsicologia Editrice, 1981–2012.
[13] Meneghetti A. Dictionary of ontopsychology. Roma: Ontopsicologia Editrice, 1988–2004.

19 心脏病患者的心理治疗：临床病例选择（第2部分）

Marinella Sommaruga, Antonia Pierobon

> 疾病和痛苦的症状以及人们的感受可以被看作信使，能够传达身体或精神发生的重要事件。
>
> ——《灾难求生：用你身心的智慧去面对压力、疼痛和疾病》
>
> Jon Kabat-Zinn

19.1 引　言

我们的心理治疗模型是一个包含评估、干预和随访的过程（见第 11、22 章和图 22.1）。

在评估过程中，第一次访谈后心理学家会决定是否有必要进行某种心理测量筛查（见附录 1）或进一步的心理诊断评估，然后为特定的患者选择特定的干预措施。

心理治疗的背景是心脏康复，包括个性化的体育训练、营养监测、心理评估和心理治疗干预，见附录 2[1-3]。

社会心理筛查可以较准确地识别出“有问题”的宏观范畴，尤其是当它们以行为指标为特征时非常有助于发现问题。心理学的方法似乎更适合更好地说明宏观范

M. Sommaruga, PsyD (✉)
Clinical Psychology and Social Support Unit, Salvatore Maugeri Foundation, Care and Research Institute, Via Camaldoli 64, 20138 Milan, Italy
e-mail: marinella.sommaruga@fsm.it

A. Pierobon, PsyD
Psychology Unit, Salvatore Maugeri Foundation, Care and Research Institute, Via per Montescano, 27040 Pavia, Italy
e-mail: antonia.pierobon@fsm.it

A. Roncella, C. Pristipino (eds.), *Psychotherapy for Ischemic Heart Disease*,
DOI 10.1007/978-3-319-33214-7_19

畴的特征，以及检测不太明显但仍然重要的心理应激，从而为各种精神病理学提供建议和治疗管理方法。这些还可以促进各科室的协同合作以解决共同面临的首要问题，同时也兼顾了患者的意见和临床康复目的。

以下两部分分别描述了一个典型的临床案例，关注的是在心脏康复病房接受治疗的缺血性心脏病患者。

19.2 临床病例 1：F 先生（焦虑与家庭问题）

F 先生是一位 61 岁的已婚男性，有 2 个已婚的儿子。他是一名水管工，工作要求高、节奏快、工作量大。1 年前因心肌梗死到医院接受定期复查随访。患者体重正常（$BMI=23kg/m^2$），但没有很好地控制饮食（空腹血糖 120mg/dL），有高血糖的倾向。总胆固醇和低密度脂蛋白水平都超出正常值（总胆固醇 230mg/dL，低密度脂蛋白胆固醇 150mg/dL）。

在第一次门诊就诊时进行的心理筛查包括 PCS、ASiHD 和 HADS（见附录 1），结果明显提示患者需要进行全面的心理访谈。事实上，根据他的 HADS 得分，F 先生的焦虑程度很高（焦虑分值为 14/21），接近边缘性抑郁的阈值（7/21）。此外，从他的 ASiHD 反应来看，尽管他表现出对疾病的感知和认识水平正常，但在行为依从方面的自我效能感明显较低（图 19.1）[4-6]。

在心理访谈中，患者承认在筛查中检测到的较差的依从性，以及没有按时服药，没有进行足够的体育锻炼，没有定期遵守饮食规定。尽管他目前的工作量很大，但不能合理应对压力。他表示很了解心血管疾病风险，但是严重缺乏坚持服药和改变生活方式建议的依从性，并且没有试图或纠正错误行为。他的高度焦虑似乎不是一种性格特征，而是对家庭困难的一种条件反射。

在心理干预期间，F 先生声称由于两个儿子欠债，他“被迫工作”。如果不是为了尽到父亲的责任他是不会去工作的，而是靠养老金和其他经济收入生活。然而，他也基于强烈的家庭道德责任去帮助已是成年人的儿子，由此产生的工作量超出了他的身体所能承受的限度。与儿子们的关系恶化以及他们明显的忘恩负义进一步加剧了他的压力。为了见客户，F 先生经常不吃饭导致服药时间改变。尽管 F 先生很清楚这种不受限制的生活方式增加了心脏病的风险，但还是觉得自己陷入了生活的困境，无法改变。

治疗师建议 F 先生至少从改变他生活的一个方面开始，仅从这一点心理干预增强他的自我价值感、效用感和工作能力的作用就已经开始了。他开始接受在为客户安排预约时会把时间安排的更灵活一些，于是他的药物治疗时间安排和饮食习惯

问题	回答
1. 你接受目前的健康状况吗？	□一点也不 □一点 □足够 □较多 □非常多
2. 您是否接受与当前健康状况相关的限制？	□一点也不 □一点 □足够 □较多 □非常多
3. 你的家人、朋友和（或）认识的其他人是否帮助你管理目前的健康状况？	□一点也不 □一点 □足够 □较多 □非常多
4a. 当在家时，你能按时服药吗？	□一点也不 □一点 □足够 □较多 □非常多
4b. 当在家时，你能按照饮食处方来进食吗？	□一点也不 □一点 □足够 □较多 □非常多
4c. 当在家时，你是否设法避免吸烟（如果相关）？	□一点也不 □一点 □足够 □较多 □非常多
4d. 当在家时，你是否设法控制（适度或避免）饮酒（啤酒、葡萄酒、烈酒）？	□一点也不 □一点 □足够 □较多 □非常多
4e. 当在家时，你是否按照医学建议进行锻炼？	□一点也不 □一点 □足够 □较多 □非常多
4f. 当在家时，你是否能够识别身体 / 心理疲劳迹象？	□一点也不 □一点 □足够 □较多 □非常多
4g. 当在家时，你是否设法减少压力源？	□一点也不 □一点 □足够 □较多 □非常多
4h. 当在家时，你能控制压力吗？	□一点也不 □一点 □足够 □较多 □非常多
4I. 当在家时，你是否按照医生的要求定期测量一些临床指标（如体重、血压、心率、血液检查、尿量）？	□一点也不 □一点 □足够 □较多 □非常多

FONDAZIONE SALVATORE MAUGERI
CLINICA DEL LAVORO E DELLA RIABILITAZIONE
I.R.C.C.S.

ISTITUTO SCIENTIFICO DI MONTESCANO – 27040 Montescano (PV)

图 19.1 入选临床病例 1 时使用的 ASiHD 表（病例纳入）（经允许引自 Majani 等，2007.）。这些问题与你的健康状况和治疗有关。没有正确或错误的答案。当回答时，只提及你认为的健康状况和你能做什么来帮助自己。请在你想给出的答案旁边打个记号。临床意义：从这个时间表中，我们可以发现与患者的局限性和疾病接受度相关的困难，以及与服药、遵循饮食建议、锻炼和在家中控制压力相关的较低的行为依从性

这两种依从行为得到了积极的改善。

关于他的家庭情况，他解释说给儿子们提供的经济帮助完全由他的妻子掌握，目的是为了保护在幼儿园和小学的孙子们不受他们父亲破产的影响。因此，在治疗干预过程中找到了患者焦虑的原因和情绪上的证据。

对 F 先生的心理干预包含 5 次心理治疗。每节课都围绕一个不同的主题（见附录 2），并布置家庭作业，即被要求观察并记录他不同的压力行为模式。每节课开始时，复习前一节的作业。在一项练习中，患者先被要求描述一种引发焦虑的情况，然后治疗师会明确指出患者紧张的反应并一起讨论，并运用认知 – 行为策略尝试干预他的应激反应。在另一项练习中，在 F 认为或描述被威胁的情况下，使用解决问题的行为策略，实际的问题由患者进行观察、讨论并复述。

1 年后，患者的临床情况稳定，血液生化结果改善（空腹血糖 100mg/dL，总胆固醇 200mg/dL，低密度脂蛋白胆固醇 115mg/dL）。1 年后的心理测量评估显示患者的焦虑和抑郁症状有所减轻（HADS 焦虑得分为 10/21，抑郁得分为 5/21），在 ASiHD 量表上的行为紊乱情况有所改善（图 19.2）。最后让 F 先生继续在心理科接受治疗以进一步提高他的疾病管理能力，并巩固已经取得的病情缓解进展。

19.3 临床病例 2：B 先生（抑郁、工作压力大）

B 先生是一位 56 岁的已婚男性，有一个已经成年的女儿，一家人住在一起，他从事的是繁重的体力劳动。大约 4 年前受过外伤，长期吸烟并有高胆固醇血症。5 年前突发心脏病接受了冠状动脉搭桥手术，目前正住院接受心脏功能评估，因为在近几个月内出现呼吸困难的症状而开始心脏康复计划。入院时他的身体状况看起来很稳定，并且在之后的住院期间一直保持稳定。

最初的住院心理和心理测量评估提示他存在一些焦虑和抑郁症状（HADS 焦虑得分为 18/21，抑郁得分为 18/21），长期易于产生负面情绪并在社会交往中压抑自己的情感和行为，与 D 型人格相一致（DS14 在负性情感方面得分 12/28，在社会生活抑制方面得分 20/28）。研究发现这些症状与工作压力有关，而工作压力被认为是心血管疾病的风险因素。评估显示他对自己的疾病特别是在体力劳动方面有充分的了解和明确的认识。还发现了一些来自内心自我和家庭的支持，被认为足以提供情感和实际的支持。为了更好地了解患者的社会支持情况，我们还与患者的家庭成员进行了访谈。访谈发现他存在许多抑郁症状，包括由于就业状况恶化而产生的自杀念头。这种可怕的心理状态需要紧急的药物治疗，紧急的精神病学评估，以及持续的心理支持和监测 [6-10]。

问题	回答
1. 你接受目前的健康状况吗？	□一点也不 □一点 □足够 □较多 □非常多
2. 您是否接受与当前健康状况相关的限制？	□一点也不 □一点 □足够 □较多 □非常多
3. 你的家人、朋友和（或）认识的其他人是否帮助你管理目前的健康状况？	□一点也不 □一点 □足够 □较多 □非常多
4a. 当在家时，你能按时服药吗？	□一点也不 □一点 □足够 □较多 □非常多
4b. 当在家时，你能按照饮食处方来进食吗？	□一点也不 □一点 □足够 □较多 □非常多
4c. 当在家时,你是否设法避免吸烟(如果相关)?	□一点也不 □一点 □足够 □较多 □非常多
4d. 当在家时，你是否设法控制（适度或避免）饮酒（啤酒、葡萄酒、烈酒）？	□一点也不 □一点 □足够 □较多 □非常多
4e. 当在家时，你是否按照医学建议进行锻炼？	□一点也不 □一点 □足够 □较多 □非常多
4f. 当在家时，你是否能够识别身体 / 心理疲劳迹象？	□一点也不 □一点 □足够 □较多 □非常多
4g. 当在家时，你是否设法减少压力源？	□一点也不 □一点 □足够 □较多 □非常多
4h. 当在家时，你能控制压力吗？	□一点也不 □一点 □足够 □较多 □非常多
4I. 当在家时，你是否按照医生的要求定期测量一些临床指标（如体重、血压、心率、血液检查、尿量）？	□一点也不 □一点 □足够 □较多 □非常多

FONDAZIONE SALVATORE MAUGERI
CLINICA DEL LAVORO E DELLA RIABILITAZIONE
I.R.C.C.S.

ISTITUTO SCIENTIFICO DI MONTESCANO – 27040 Montescano (PV)

图 19.2　临床病例 2 使用的 ASiHD 表（1 年随访）（经允许引自 Majani 等，2007.）。这些问题与自己的健康状况和治疗有关，没有正确或错误的答案。当回答时，只提及你认为你的健康状况和你认为能做什么来帮助自己。请在你想给出的答案旁边做个记号。临床意义：从这个时间表中，我们可以发现与患者的局限性和疾病接受度有关的困难，以及与服药、遵循饮食建议、锻炼和在家中控制压力相关的较低的行为依从性

对 B 先生进行了 5 期个人心理干预，其中包括情绪辅导和认知 – 情绪 – 行为的重组以重新塑造患者的消极思维和缺乏自我的动机。

在住院期间，B 先生还参加了 6 次关于健康教育的小组会议，主要目标是提供信息、咨询和讨论以促进他对危险因素的合理管理以及回归正常的生活。

出院时，他的心理和心理测量评估显示焦虑和抑郁症状都有轻微的减轻（HADS 焦虑得分为 14/21，抑郁得分为 12/21），幸福感也有所增强。在没有任何症状或主要并发症的情况下，心脏功能也有改善，步行测试距离从 380m 增加到 471m。

出院后他参加了 10 期认知 – 行为重组治疗（每周 1 次，持续 10 周），治疗主要关注压力管理、饮食习惯改变、持续消极观念的改善和较差的自我照顾动机。

某次治疗时讨论了日常冲突情况。在设置的不同情景冲突中，要求 B 先生进行处理，既有来自患者真实的日常生活的例子也有虚构的场景。同时告诉他，描述一个人在工作中的能力以及这种能力如何在职业生活中显现出来是一项重要的练习。在康复期间，他开始并一直坚持每天进行具体的认知练习以认识积极和消极的情绪。

另一个目标是让患者描述自己的生活状况。为此，他被要求问自己以下几个问题：我现在的生活是什么样的？我希望它变成什么样子？我如何在工作、休闲、朋友和家庭之间分配我的时间？我希望时间如何分配？我能为自己留多少时间？怎样才能在这些不同的生活领域之间取得良好的平衡？

除此之外，B 先生还接受了 10 期渐进式肌肉放松训练，效果良好。

同时，医生还为 B 先生提供了有关健康饮食和压力管理的宣教材料，准备了一张光盘，让他在家里继续做放松练习，指导他在家里练习放松的行为，比如慢走，或者故意在杂货店排长队。

在此期间，患者提高了对疾病的认识以及应付工作中的问题和客观困难的能力。在治疗期间观察到患者的心理状况有所改善，但在临近出院时由于工作上的客观困难导致病情再次恶化。

患者为期 1 年的心理学的和心理测量评估显示焦虑和抑郁症状均有所减轻（HADS 焦虑得分为 9/21，抑郁得分为 9/21）。

在为期 3 年的随访中，患者参加了进一步的康复计划。解决了工作上的困难后，患者的 HADS 焦虑和抑郁得分分别为 0/21 和 3/21，幸福感进一步显著提高，功能状况也得到了进一步改善，步行测试距离从 435m 增加到 495m，身体没有出现任何症状或并发症。

附录 1：心理测量工具

● 心血管心理时间计划表（Psycho-Cardiological Schedule，PCS）[5]，用于检测关键的行为心血管危险因素或存在的心理、社会和认知问题。由护士或心脏病专家与心理学家共同管理，PCS 帮助确认患者是否需要更完善的心理检查，无论是临床的，还是正式的心理测试，或者两者兼有。

● 缺血性心脏病的依从性时间表（Adherence Schedule in Ischemic Heart Disease，ASiHD）[6]，是针对慢性疾病的依从时间表中的一种。ASiHD 是专门设计的用于评估冠状动脉疾病患者的认知、关系和行为融入的治疗依从性。它提供了一个有效的心理逻辑 / 行为变量综合表，可能影响疾病管理中的知觉自我效能感。

● 医院焦虑抑郁量表（HADS）[6]，是一份包含 14 个条目的问卷，用于识别和评估个人的焦虑症状（HADS-A）和抑郁（HADS-D）严重程度。反应选项范围从 0~3（即从无问题至问题最大），每个量表都设置了总和阈值，正常（总和得分 0~7 分），临界焦虑或抑郁（总和得分 8~10 分），或者可能的焦虑或抑郁（总和得分≤ 11 分）。

● DS14 应激量表[7-10]，包含 14 个条目，旨在识别 D 型人格（DS14）。由负性情感（NA）和社会抑制（SI）两个分量表组成，每个分量表包含 7 个条目。每一项回答采用 Likert 5 分制，从 0 分至 4 分（即从错误至正确）不等。在这两个分量表中，既定的分值（意大利版本是 9 分）用来确定 D 型人格的个体。D 型（不良）个性的形成特点是 NA 和 SI 两个稳定的人格特征，都是高分数。前者表示在特点时间和空间经历负面情绪倾向（分数高者的特征是倾向于审视周围世界中即将到来的负面问题的蛛丝马迹），后者指患者在社会交往过程中抑制这些负面情绪表达的倾向。

附录 2：心理评估和心理治疗干预

心理评估领域

● 个体的基本心理特征：忧虑、抑郁、焦虑、意志消沉、D 型行为。

● 认知 – 行为风格（应对技能）。

● 疾病的感知和后续反应：与预防冠状动脉危险因素相关的行为和与心脏事件相关的心理后果。

● 对疾病的认知理解、情感接受和行为适应水平：心理社会压力和生理压力反应，对日常压力暴露的愤怒和敌意，解决问题和认知策略，以及冠状动脉应激行为；回顾和检测患者的自主应激行为。

● 康复、坚持治疗和生活方式改变的动机。

● 功能恢复方面的期望。

心理治疗干预策略

认知水平：

● 重新处理自我知觉（人 – 患者 – 人），纠正错误的因果归因过程和疾病的功能失调认知过程。

● 纠正功能恢复方面的不适当预期。

● 识别和加强认知能力和应对技能。

● 寻找对疾病的积极解释。

情感层面：

● 优化对心理生理信号的识别。

● 促进对情绪的识别，并“冠以名字”。

● 合理化对疾病的情绪反应。

● 帮助表达情绪。

● 支持建立并维护愉悦的人际关系和个人娱乐活动。

行为水平：

● 纠正危险因素。

● 识别和建立非功能障碍的行为策略。

● 积极向支持你的人、团体或组织寻求帮助；加强针对疾病自我管理的适应性行为。

（司瑞　译）

参考文献

[1] Sommaruga M, Tramarin R, Angelino E. Guidelines for psychology activities in cardiologic rehabilitationand prevention. Monaldi Arch Chest Dis, 2003, 60(3): 184–234.
[2] Griffo R, Urbinati S, Giannuzzi P, et al. Italian guidelines on cardiac rehabilitation and secondary prevention of cardiovascular disease: executive summary. G Ital Cardiol 9, 2008, 4: 286–297.
[3] Pierobon A, Giardini A, Callegari S, et al. Psychological adjustment to a chronic illness: the contribution from cognitive behavioural treatment in a rehabilitation setting. G Ital Med Lav Ergon 33, 2011, 1: A11–A18.
[4] Majani G, Pierobon A, Giardini A, et al.Valutare e favorire l'aderenza alle prescrizioni in riabilitazione cardiologica e pneumologica. Pime Editrice, 2007: 92–117.
[5] Pierobon A, Callegari S, Giardini A, et al.Presentation of the psycho-cardiological schedule and convergence levels analyses among the psycho-cardiological screening and the psychological assessment. Monaldi Arch Chest Dis, 2012, 78(2): 89–96.
[6] Costantini M, Musso M, Viterbori P, et al. Detecting psychological distress in cancer patients: validity of the Italian version of the hospital anxiety and depression scale. Support Care Cancer, 1999, 7(3): 121–127.
[7] Denollet J. DS14: standard assessment of negative affectivity, social inhibition, and Type D personality. Psychosom Med, 2005, 67: 89–97.
[8] Gremigni P, Sommaruga M. Personalità di Tipo D, un costrutto rilevante in cardiologia.Studio preliminare di validazione del questionario italiano. Psicoterapia Cogn Comp, 2005, 11: 7–18.
[9] Schiffer AA, Pavan A, Pedersen SS, et al.Type D personality and cardiovascular disease: evidence and clinical implications. Minerva Psichiatr, 2006, 47: 79–87.
[10] Sommaruga M, Della Porta P. La patologia somatica: l'esempio delle malattie cardiovascolari// Ricci Bitti PE, Gremigni P. Psicologia della salute, Modelli teoricie contesti applicativi. Roma: Carocci editore, 2013.

20 意大利罗马圣菲利波内里医院心理治疗与医疗实践相结合的范例

Adriana Roncella, Christian Pristipino, Vincenzo Pasceri, Silvia Scorza, Marinella Spaziani, Giulio Speciale

Molly在了解了微生物和疾病的关系、电能疗法和英国医生的治疗过程后说："药物虽然治好了身体……却让梦变得异常。"

《曼尼图阿纳》

Wu Ming

20.1 引 言

读小说《曼尼图阿纳》（*Manituana*）时，你可能会被其中的一句话——"药物虽然治好了身体……却让梦变得异常。"（It is good medicine……but it leaves dreams sick）打动。我们可以借用这句话来描述现代医学的一般模式，即试图处理疾病的所有生物学问题，往往在取得良好的医学结果的同时又能让患者感到舒适。这是因为医学诊断和治疗经常忽略患者的内在自我，包括患者正在经受的痛苦、情绪、爱与恨，甚至是他的梦想，这些都可能深刻地影响其生物学和医学病史以及现状（见第1章）。患者在潜意识维度可以表现出许多方面的问题，梦是其中之一。忽视潜意识维度意味着仍然没有触及内在痛苦的核心，如果忽视心理－情感和生物层面的相互联系，甚至与之背道而驰，那么所产生的疾病将出现恶性循环。

当考虑到如此广阔的内心世界在复杂的循环中深刻地影响着生物维度时，就更

A. Roncella, MD (✉) • C. Pristipino, MD • V. Pasceri, MD • S. Scorza, PsyD • M. Spaziani • G. Speciale, MD
Department of Cardiovascular Disease, San Filippo Neri Hospital, Via G. Martinotti 20, 00135 Rome, Italy
e-mail: adrianaroncella@hotmail.it; pristipino.c@gmail.com; vpasceri@gmail.com; silviascorza@libero.it; marinellaspaziani@hotmail.com; giuliospeciale@yahoo.it

A. Roncella, C. Pristipino (eds.), *Psychotherapy for Ischemic Heart Disease*,
DOI 10.1007/978-3-319-33214-7_20

加不能忽略内在自我。在这个循环中，因果形成了整个过程的统一体并且紧密地交织在一起，无法区分（见第 1 章）。幸运的是，目前在生物学、医学、心理学、认识论、社会学和生态学等领域进行了大量的研究，这些领域都在努力实现定量和定性实践的循证整合[1-4]（见第 7 章）。

在圣菲利波内里医院，基于 STEP-IN-AMI 试验随访 1 年观察到的医疗、心脏和心理学终点的好的研究结果[5,6]，医院决定设立心脏心理门诊[7,8]，该门诊直接对接门诊部介入心脏病科。这一独特且创新的概念的诞生是基于许多因各种临床症状入住心血管科病房患者的频繁且自发的需求。事实上，患者经常会不由自主地提到压力或抑郁是他们住院治疗的原因或结果。如果没有专业人员的帮助，他们无法想象自己能否回到正常的社会关系和工作生活中。

20.2　心脏心理门诊

心脏心理门诊旨在开展临床心理治疗和研究心理社会危险因素在心脏病病程中的作用。报名接受临床心理治疗的患者通常先在心血管科接受治疗，然后根据抑郁或焦虑症状再纳入心理治疗。心脏病患者也可以由怀疑其有某种心理障碍的全科医生直接转诊。STEP-IN-AMI 试验对象的初筛仅局限于急性心肌梗死患者，而到心脏心理门诊就诊的患者患有各种形式的缺血性心脏病（见第 1 章），如不同原因导致的急性心肌梗死，稳定型或不稳定型心绞痛，接受或未接受经皮冠状动脉介入治疗（PCI）或冠状动脉搭桥手术，以及心律失常或慢性缺血后心室功能障碍。

上述这些患者可表现出非常复杂的临床情况，包括晚期或多发性并发症（如糖尿病、肾衰竭、慢性炎症性疾病等），可能与缺血性心脏病有相同的病理生理基础。

心理治疗可作为最佳医疗和综合治疗的辅助手段，只有在采取了适当和全面的二级预防措施（如生活方式的改变和可改变的生物医学危险因素的纠正）后才能应用。生物治疗联合精神层面的心理干预才能够有效地改善患者的心脏疾病和其他疾病的预后以及心理不适，提高患者的生活质量并促进其更快地重新融入家庭、社会、工作和生活中。

心脏心理门诊每周开放 2 天。团队由 3 名心理治疗师（其中 2 名是独立的）和 1 名护士组成，他们都与心血管科的心脏病专家一起工作。

从 2004 年开始，大约有 800 例患者被纳入研究或临床治疗，大约进行了 10 000 期治疗课程（包括一对一的个体治疗和小组治疗）。

目前，在意大利罗马举办了 3 次关于“缺血性心脏病的心理社会危险因素”的大型会议，其中2次是与意大利心理神经内分泌免疫学会（Psycho-neuro-endocrino-immunology，SIPNEI）合作。这3次会议分别是：① 2010年1月在圣菲利波内里医院进行的心理社会危险因素与缺血性心脏病会议。② 2011年11月在圣菲利波内里医院进行的心理和心灵——当心脏病学遇到心理神经内分泌免疫学会议。③ 2013年1月在罗马万豪酒店进行的心理和心灵——当心脏病学遇到心理神经内分泌免疫学（第2届会议）。

根据研究方案的不同，对参与研究的患者一般随访1~5年，对转到门诊治疗的患者仅进行系统的评估直到完成常规为期6个月的心理治疗。

第一次访问后，需要心理支持的患者开始接受心理治疗师提供的治疗。治疗师每周都会尝试探索患者的具体需求及其参与个人或团体心理治疗或两个都参与的欲望和意愿。对于年老或虚弱的患者治疗师必须先进行评估以确定他们是否可以独自或由亲属陪同参与治疗。

在双方就治疗的性质和时间达成一致后，心脏病专家会将所有患者的医疗和心脏数据收集到文件夹中。心理治疗师收集与患者个人经历有关的所有数据并将其放在同一个文件夹中。特别需要收集的资料包括：患者的出生地点和出生日期；父母双方的细节（是否健在，实际年龄或死亡年龄，死亡原因，以前/目前的工作）；兄弟姐妹人数（包括出生顺序）；患者的教育水平；以前/目前的工作；结婚时的年龄和婚姻状况；配偶的当前年龄及姓名、学历和职业；孩子的人数及其年龄、姓名、教育程度和职业；最喜欢的个人爱好以及其他患者认为相关的人际关系或个人生活信息。

完成所有相关的数据收集后治疗师对患者进行心理测试和投射测试，目的是对患者当前的心理状态有更全面的了解，患者可以在家完成这些测试。

心脏心理门诊目前使用的心理测量方法是考虑到统计学敏感性并针对STEP-IN-AMI研究中的治疗方案挑选出来的[5,6]，包括：

（1）自我评估测试，评估前2周的整体心理压力水平[9]。

（2）社会支持问卷，评估每个个体对其社会网络的感知[10,11]。

（3）贝克抑郁量表（BDI），对重度、轻度抑郁症状进行评估[12,13]，得分10~15分提示轻度抑郁，得分≥16分提示临床相关抑郁。

（4）MacNew心脏病健康相关生活质量问卷，评估患者在3个特定领域——情感、身体和社交的生活质量，并提供一个整体的QOL评分[14]。在一个亚组患者中添加了D型量表（DS14），用于评估患者是否具有D型人格[15,16]。

因为一些患者经常提到焦虑和愤怒，所以又增加了状态–特质焦虑量表（State-

Trait Anxiety Inventory，STAI）[17] 和状态 – 特质愤怒表达量表（State-Trait Anger Expression Inventory，STAEI 2）[18] 来检测这两种特征。

另外还增加了一种投射测试，即六图测试（SDT），据我们所知，这是第 1 次使用 SDT 治疗心脏病患者（见第 15 章）。它是一种用于心理学诊断的本体心理学临床方法 [19,20]，也已用于 STEP-IN-AMI 试验（结果尚未发表）。

心理测量和投射测试都是在心理治疗开始时进行的，在心理治疗结束后再进行一次测试以发现任何可能发生的变化。

20.3 心理治疗

在 STEP-IN-AMI 试验中，主要的心理治疗方法是一种源自本体心理治疗方法的新颖的短期心理治疗（STP），特别适用于心脏心理学 [19]（见第 13 章）。

对患者最初的评估至少需要 1 或 2 次会面，之后心理治疗师会开始安排预约个体治疗。根据我们在 STEP-IN-AMI 试验中的经验，一般情况下，在 3 个月内最多安排 10 次个人治疗，就足以完成第一阶段的心理治疗目标（见第 13 章）。如第 13 章所述，在某些情况下，主要的问题是患者与其伴侣的关系，在这种情况下，让其伴侣参与心理辅导会面是明智且有益的。当条件允许时，伴侣在单独会面和夫妻共同会面时都应参加。通常治疗师也会为其伴侣提供个人心理治疗，通过这种方式可以帮助患者和其伴侣开始积极改变他们的关系。根据我们多年的心脏病患者治疗经验和已发表的科学文献，我们强烈建议只要条件允许，伴侣最好参与治疗过程，因为夫妻才是真正的团队和同盟 [21,22]。如果没有伴侣陪伴，患者可能在心理干预期间有所改善，但当回到家后如果一切都没有改变（包括伴侣对他们健康的焦虑），可能会导致病情复发。住院之前伴侣的焦虑和担心或者患者和伴侣之间的冲突可能会弱化所取得的治疗成果并阻碍所有长期、稳定的改善。

心理治疗室的设置应该包括 1 个舒适的办公室，1 张桌子或小桌子，1 扇或多扇窗户，1 棵植物，以及 2 把相对的、相距约 2m 的扶手椅 [19]。许多情况下我们会利用医院现有的条件对空间进行适当的调整。

在完成个体治疗后，治疗师会邀请患者参加小组会议。如果需要的话，患者和伴侣可以一起参加，这样可以重申和加强个体治疗中完成的目标。为了有效地加强个体治疗成果，治疗师必须努力营造友好的会议氛围以消除会议开始时参与者可能出现的恐惧心理，激发患者参与的热情。患者伴侣在参与过程中可能会表现出各种不同的反应，如果他们接受过个体治疗，通常会在小组会议中感到轻松自在，而第一次参与小组治疗的伴侣当众讲述关键的个人问题和冲突时可能会表现出为难。这也更加说明从心理治疗一开始就让患者伴侣参与治疗非常重要。

20.4 结 论

经过在心脏心理学领域 15 年的摸索，现在我们可以自信地说，疾病为我们提供了一个很好的机会，可以回顾和分析个人生活，摆脱导致器官功能失调的行为和不良的生活方式，改变任何阻碍他们的僵化个性和（或）情绪。对于能够利用生命中这个关键时期做出积极改变的患者来说，疾病能够成为真正的内在重生和更新的契机。

（周楚涵 译）

参考文献

[1] Sommaruga M, Tramarin R, Angelino E, et al. Guidelines on psychological intervention in cardiac rehabilitation-methodological process. Monaldi Arch Chest Dis, 2003, 60(1): 40–44.

[2] Perk J, De Backer G, Gohlke H, et al. The fifth joint task force of the European society of cardiology and other societies on cardiovasculardisease prevention in clinical practice (constituted by representatives of nine societies and by invited experts). Eur Heart J, 2012, 33(13): 1635–701.

[3] Rossini R, Oltrona Visconti L, Musumeci G, et al. A multidisciplinary consensus document on follow-up strategies for patients treated with percutaneous coronary intervention. Catheter Cardiovasc Interv, 2015, 85(5): E129–39.

[4] Lazzari D. Mente e salute. Evidenze, ricerche e modelli per l'integrazione. Milano: Franco Angeli, 2012.

[5] Roncella A, Giornetti A, Cianfrocca C, et al. Rationale and trial design of a randomized, controlled study on short-term psychotherapy after acute myocardial infarction: the STEP-IN-AMI trial (Short term psychotherapy in acute myocardial infarction). J Cardiovasc Med, 2009, 10: 947–452.

[6] Roncella A, Pristipino C, Cianfrocca C, et al. One-year results of the randomized, controlled, short-term psychotherapy in acute myocardial infarction (STEP-IN-AMI) trial.Int J Cardiol, 2013, 170(2): 132–139.

[7] Allan R, Scheidt S. Heart and mind. The practice of cardiac psychology. American Psychological Association, 1996.

[8] Allan R, Fisher J. Heart and mind. The practice of cardiac psychology. 2nd. American Psychological Association, 2012.

[9] Pignalberi C, Patti G, Chimenti C, et al. Role of different determinants of psychological distress in acute coronary syndromes. J Am Coll Cardiol, 1998, 32: 613–619.

[10] Choen S, Syme SL. Social support and health. Orlando: Academic/Orlando University, 1985.

[11] Holmes TH, Rahe RH. The social readjustment rating scale. J Psychosom Res, 1967, 11: 213–218.

[12] Beck AT, Ward CH, Meldelson M, et al. An inventory for measuring depression. Arch Gen Psychiatry, 1961, 4: 561–571.

[13] Beck AT, Kovacs M, Weissman A. Assessment of suicidal intention: the scale for suicide ideation. J Consult Clin Psychol, 1979, 47: 343–352.

[14] Hofer S, Lim LL, Guyatt GH, et al. The MacNew heart disease health related quality of life instrument: a summary. Health Qual Life Outcomes, 2004.

[15] Denollet J. DS14: standard assessment of negative affectivity, social inhibition, and type D personality. Psychosom Med, 2005, 67: 89–97.
[16] Emons WHM, Meijer RR, Denollet J. Negative affectivity and social inhibition in cardiovascular disease: evaluating type-D personality and its assessment using item response theory. J Psychosom Res, 2007, 63: 27–39.
[17] Spielberger CD, Gorsuch RL, Lushene R, et al. Manual for the statetrait anxiety inventory. Consulting Psychologist Press, 1983.
[18] Spielberger CD. Manual for the state-trait anger expression inventory (STAXI). Psychological Assessment Resources, 1988.
[19] Meneghetti A. Ontopsychology handbook. Roma: Ontopsicologia Editrice, 2004.
[20] Meneghetti A. L'Immagine e l'Inconscio. Roma: Ontopsicologia Editrice, 1994–2003.
[21] Joekes K, Maes S, Boersma SN, et al. Goal disturbance, coping, and psychological distress in partners of myocardial infarction patients: taking account of the dyad. Anxiety Stress Coping, 2005, 18(3): 255–326.
[22] Moser DK, Dracup K. Role of spousal anxiety and depression in patients' psychosocial recovery after a cardiac event. Psychosom Med, 2004, 66: 527–532.

21 意大利特尔尼医院心理学/心理疗法与医疗活动相结合的治疗模式

David Lazzari, Ludovico Lazzari

> 变化不是随着时间的流逝发生的，而是随着我们思想的演变发生的。
>
> ——《呼吸与意识》
>
> Leonard Orr，Konrad Halbig

21.1 多学科策略

由心理学家组成的跨学科团队可以帮助患者降低重大慢性疾病的风险，他们通过发现和干预主要心理风险因素（Psychological Risk Factor，PRF）如焦虑和抑郁，以及向患者提供压力管理技能以优化实现服务需求和医疗资源之间的平衡。这样的团队不仅可以使患者获得更有效的治疗，也能降低医疗成本。

将心理和行为健康服务作为初级保健模式的一部分，作为筛查和治疗的起点以减少心血管疾病的危险因素，从而大大增加了普通老百姓获得医疗服务的机会。然而，迄今为止这种服务的作用和效力一直被低估。综合保健方法还有助于消除人们普遍存在的对精神类疾病的误解并提高人们对社会心理健康的认识。心理学家通过改变患者的行为帮助其预防疾病或者恢复健康，在综合医疗保健中发挥着关键作用。

多学科治疗网络能够根据患者的需要在他们住院期间提供诊断和启动治疗路

D. Lazzari (✉)
Servizio di Psicologia Ospedaliera, Azienda Ospedaliera "S. Maria" Terni, Viale Tristano di Joannuccio 1, 05100 Terni, Italy
e-mail: lazzarid@aospterni.it

L. Lazzari
Universita` degli Studi di Perugia, Azienda Ospedaliera "S. Maria" Terni, UO Cardiologia, Terni, Italy
e-mail: ludovicolazzari@alice.it

A. Roncella, C. Pristipino (eds.), *Psychotherapy for Ischemic Heart Disease*,
DOI 10.1007/978-3-319-33214-7_21

径的要素（如心理治疗 / 行为干预），可帮助患者制订健康行为和应对策略，从而有效减少与疾病相关的危险因素。其目的是用一种更加综合、全面的生物—心理—社会的疾病模式取代传统的医学模式，在这种模式下，精神和身体不是孤立存在的。

考虑到焦虑和抑郁在一般人群中特别是冠状动脉疾病（CAD）患者中普遍存在，所以了解焦虑、抑郁和冠心病之间的关系从而预防疾病的发生和进展的工作对于公众健康的潜在影响是巨大的[1]。PRFs、CAD 的发展和其预后之间有密切的因果关系（见第 7 章）。例如，有焦虑或抑郁情绪的心脏病患者在住院期间发生复发性缺血、再梗死和恶性心律失常等并发症的风险更高[2,3]，出院后再梗死和死亡率也较高[4,5]。

21.2　在圣玛丽亚医院的经历

一般来说，综合性越强的卫生保健方法对科学和健康知识分享的要求就越高。这不仅可以产生一个共同的“价值”界线和意义（如知识的融合），还可以促使医生、心理学家、护士和其他医疗专业人员之间的交流和业务合作。这种知识的分享有助于正确认识和使用具体的科学 – 专业知识。这种被称为“知识胜任力”的模型[6]让我们能够清楚地区分医学与心理学整合的不同运作模式。这些模式可以分为以下 3 种类型，它们虽然处于不同的级别但仍然相互联系、相辅相成。

（1）为了确保护理行为尽可能“以人为本”，医疗、护理和其他医疗健康提供者必须具备心理健康意识，这需要通过充分的知识分享和培训来实现。

（2）以心理学理论和模型为基础，优化治疗活动的功能和时机（如患者教育和健康咨询），这需要心理学家在场或其他实施者开展专门的培训。

（3）活动和干预过程必须由心理学家或心理治疗师直接管理，经过多年的广泛、深入和专业的训练他们已经具备了相关能力。

21.2.1　与心脏病学团队合作的综合医疗干预方法

对急性冠脉综合征患者，心脏病专家参与疾病的管理，内科医生的主要目标是快速稳定患者病情并进行适当的冠状动脉血运重建。通常情况下，由于时间紧迫导致心脏病专家无法深入了解患者的身体健康史以外的任何事情。而且病情稳定后，患者通常会被迅速转移到普通病房。此时心理 – 社会风险因素和院内应激管理非常重要，因为患者突然从稳定的日常工作生活状态转变为密集的医学治疗时必须以某种方式应对突然失去的身体自主权，而内心的慌乱往往会导致强烈的应激和夸大的外部压力。急性事件过去后，可以通过解释发生了什么和正在发生什么来减轻患者的担忧，并回答他们提出的预后相关问题以及解决他们对疾病和复发风险的恐惧。

患者通常会敏锐地感知到外部压力源的影响，许多人会对“慢性压力状态为何会导致急性心脏事件以及这种压力对未来会有哪些影响”存在疑问。为患者提供正确管理压力的方法并给予指导虽然是属于护理人员的责任，但是医生在处理急性事件时很容易忽视这一风险因素，经验会帮助我们解决患者的要求和医生 / 医疗机构回答患者的提问及支持能力之间的不平衡。

第 7 章我们已经介绍了综合医疗方法的概况，下面将介绍意大利特尔尼的圣玛丽亚大学医院为心脏病患者和护理人员提供的“整合实验室（Laboratory of Integration）”经验。该医院的心理服务部门与 Enrico Boschetti 教授带领的心内科之间建立了合作关系。这个项目被称为“思想与行为并存（with the Mind and the Heart）”，包括以下几个阶段：

（1）知识分享（Knowledge Sharing）：包括分享关于合作的总体目的和意义的倡议，心理因素在心血管疾病的发生和治疗中的作用的临床经验和研究证据，主要通过小组交流、培训课程和全体会议进行。

（2）观察（Observation）：由两名心脏科的心理学家在住院病房和心脏重症监护病房进行了一段时间的观察。他们还根据其他心脏病专家的要求对患者进行咨询和直接干预。

（3）培训心脏病学人员（Training of Cardiology Personnel）：完成前几个阶段后需要对工作人员进行培训，特别是在心脏重症监护室（Cardiac Intensive Care Unit，CICU）和术后重症监护病房（Postoperative Intensive Care Unit，POCU）工作的人员。主要问题包括团队工作，情绪管理，患者和家族照顾者之间的关系，以及重症监护问题。这些经历使我们能够改进护理组成部分，并创造一种与护理人员分享项目总体目标的氛围。

（4）针对患者的工作（Work on Patient）：操作流程见第 7 章的图 7.2。我们的新流程是依据患者（急性冠脉综合征）心理筛查的结果提供不同梯度的干预措施，心理筛查量表用于评估患者疾病相关的痛苦水平和自适应平衡，强调和凸显患者的个人需求。完整的干预建议见第 7 章的图 7.1。

针对不同患者的干预措施如下：

（1）第一级干预对象是功能完善、痛苦程度低的患者。内容包括生活方式方面的信息，辅以心理行为指导（如针对饮食、戒烟、坚持治疗、锻炼、放松技巧指导和压力管理等问题的可供实际操作的信息和技术）。鼓励患者保持或发展社会支持，并改变致动脉粥样硬化的生活方式（提供综合信息向患者说明体育锻炼和风险因素管理如何成为降低其再发缺血性事件风险的基础）。需要向患者传递的关键信息是：如果遵循这些提示，你就成了自己的第一个盟友。这也是一种行为上的指导，通过识别和认识真正的危险因素，使治疗师更加关注患者描述的焦虑、抑郁和压力等问题。它还可以区分患者真正的身体限制（与临床图像一致）和被描述的心理社会因素强加的身体限制，以防止患者感觉"比现实更糟糕"和自我限制他们自己的运动、身体的自主权和社会关系。

虽然第一级干预在训练有素的医生和护士的参与下很容易管理和实施，但是下面的阶段则由心理学家持续完成以达到患者参与个体心理治疗的目的。当患者主要的担忧是症状的严重程度和对身体的影响，对心脏问题的怀疑或否认，以及疾病将如何对日常生活产生灾难性的影响时，心理专家会整合其他看护者一起参与治疗。这些担忧也指导我们实施焦虑和抑郁筛查，并为接下来的两个步骤"铺平了道路"。

（2）中等程度的功能缺失和痛苦的患者将进入赋权小组以激励他们获得更大的自主权和自我效能。我们先确定个性化（从心理和临床角度）、可测量的目标，然后鼓励患者实现这些目标（如获得自主权或追求更健康的行为）。团体治疗不仅具有鼓舞人心的作用，也可为患者提供社会支持。

（3）对于功能缺失、极度痛苦的患者，我们提供个体或团体心理治疗。除干预之外，治疗师还要引导患者控制和应对其疾病并加强其社会技能。最后一步是采用认知－行为疗法（CBT）治疗焦虑症和抑郁症，CBT可训练患者必要的社交技能，使他们能够更好地处理和抵抗压力，包括向他们展示如何减少消极情绪和重组引发焦虑的想法，帮助他们学习放松的技巧来抵消压力和焦虑，以及指导他们通过正确使用内心力量来应对外部压力。另一方面，针对症状形成和社会功能障碍的人际关系的心理治疗干预，通过关注和解决1或多个被确定为抑郁发作先兆的人际关系领域问题，帮助患者缓解抑郁症状并解决与抑郁相关的所有人际危机。

医院的心理服务可以为不同的住院患者（肿瘤、心脏病、神经疾病、儿科疾病等）规划医疗活动和干预措施，以及与相关部门合作，与不同专业人员一起开展活动（包括如何倾听、授权、关系管理等方面的培训）。特别是在心脏病学领域，有2位专门的心理学家每人每周工作10h。这两位心理学家既在心理服务部门工作，又在心脏科工作，适当的时候也会参加科室会议。

21.2.2 与心脏外科团队合作的综合医疗干预方法

自2011年起，特尔尼市圣玛丽亚医院的心理服务部门研发了一种压力和疼痛管理的干预方法。因为患者感知到的压力对术后结果有影响[7]，而心理干预旨在通过教授患者放松技巧和增强能力的方法来减轻压力，于是我们设计了一项研究以验证心理干预的有效性和随后在日常实践中的可转移性。我们确定了心脏手术患者治疗过程中的 3 个战略时间点，并在这 3 个时间点进行干预（包括赋权和压力管理会议），这 3 个时间点分别是入院时间（T1）、出院时间（T2）和术后 3 个月（T3）。在每个时间点，都由一位受过专门训练的心理学家对患者进行心理测量和心理干预。为了减少安慰剂效应（仅专注于患者的结果）所导致的第一类错误的风险，我们增加了一个对照组，对照组成员在与心理学家的简短访谈中进行同样的测试，但不接受心理授权和压力管理方面的干预。

两组患者均在我院心脏外科接受择期手术。试验组成员的排除标准是存在精神疾病，服用抗焦虑或抑郁药物，存在严重认知障碍和出现并发症，需要新的手术治疗或不可预见的可能对患者的临床病程产生重大影响的治疗。

采用医院焦虑抑郁量表（Hospital Anxiety and Depression Scale，HADS）和压力平衡测试[8]的简化版进行心理测量，分别测量焦虑，抑郁以及“要求”（包括“内部”与“外部”要求）与“资源”之间的“内部”与“外部”的主观“平衡”的渐进演化。心理干预包括赋权和认知重建阶段以及被称为“放松反应（Relaxation Response，RR）”的心理生理学技术训练。最初由 Herbert Benson 报道，我们对其进行了补充和修正[9]。干预的第一部分旨在为患者提供分析压力动力学及生物—心理—社会维度的工具，以及通过平衡使用个人（内部）和信息资源、工具和关系（外部）资源提高人们对自己在管理压力和痛苦方面发挥积极作用的潜力的认识。干预的第二部分包括一个敏感阶段，在这个阶段患者学会倾听并认识到他们的心理 - 生理紧张程度以及学习引发这种紧张的原因，接着是心理 - 生理放松训练以及阻止任何反复出现的不愉快和侵入性想法的方法。

医生为患者提供了一个日记本，方便他们记录心理医生在治疗期间给出的放松指导内容。在每种心理生理技术的有益效果与通过练习获得的技能成正比的前提下，要求受试者记录住院期间自发重复每种技术的次数。这种干预的全部结果已在 Lazzari D 的《导师和课程》（*Mente & Salute*）[9] 中进行了详细阐述，我们关注接受和未接受干预的患者的疼痛感知和住院天数（图 21.1）。

在 359 名受试者中（试验组 201 名，对照组 158 名），男性占 54%，女性占 46%。试验组的疼痛感知显著降低，下降了 83.3%，平均住院天数为 7.8d；对照组住院患者的疼痛感知下降了 50.9%，平均住院天数为 11.5d。总体而言，试验组和对照组的干预效果均较好，表现在：①减少了心脏手术患者对手术“负担”的感知；②增加患者在住院期间及干预后 3 个月内对内部资源的认知；③大大降低了患者的焦虑程度；④防止患者抑郁症加重；⑤降低患者的每次疼痛感知；⑥缩短患者的住院时间。

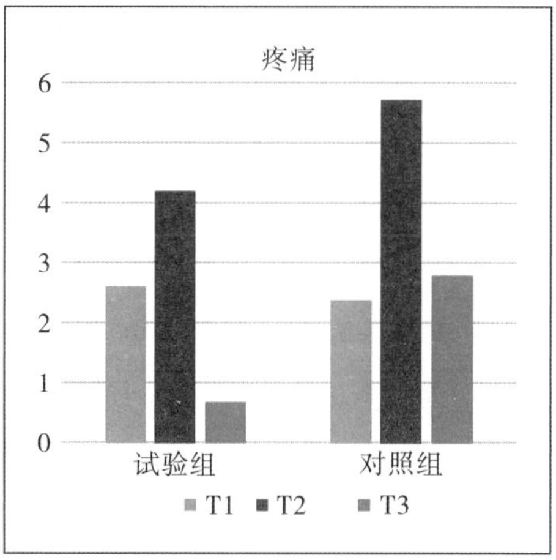

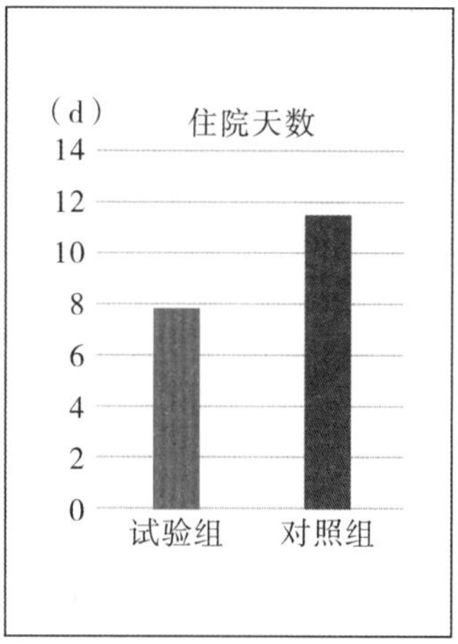

图 21.1　心脏手术患者的干预情况

在随访中，我们观察到治疗和未治疗患者之间存在显著差异。虽然我们不能在这里展示所有的数据，但应该指出的是，心理干预已经使焦虑和抑郁水平显著降低，这与手术的积极结果相关（如疼痛减轻或住院时间减少）。这些结果表明我们的干预减少了需求和资源之间的不平衡，特别是干预似乎增加了患者的内部资源[10]。主要的统计学显著差异是住院时间显著缩短，干预组比非干预组缩短了近 4d（平均 3.7d）。

基于这些发现我们得出结论：综合干预方法对患者的结果（如疼痛感知）和医院资源管理（如缩短住院时间）都有显著的有益影响。

21.3　平衡模型

目前在特尔尼的圣玛丽亚医院使用的平衡模型是一种用于构建患者与其应激[11]之间的适应性平衡的解释型模型。在这个模型中，适应性平衡被看作“需求”——外部需求（如疾病）和患者内部需求（如期望和需要）——和“资源”之间的动态关系，“资源”同样可以分为外部资源（如照护者的支持）和内部资源（如患者的个人能力和力量）。这 4 个因素之间的不平衡会造成患者的不适和痛苦，从而导致功能失调（图 21.2）。

为了更清晰地描述，可以将其想象为一个天平。天平的一边的包括外部压力源、所处环境的要求、内部压力源、与我们的期望有关的要求和对事件的感知；天平的另一边是我们可以支配的资源，包括来自自己的内部资源和来自外部的支持。在需求和资源之间取得适当的平衡，使我们能够适当地管理压力。在合理利用资源或重新制订需求的同时，通过推理来克服困难。当这些因素和需求之间的不平衡不能通过资源来平衡时，就会出现适应不良反应，而认知过程可以通过神经内分泌调节导致病理改变从而破坏身体的异态平衡。失衡的程度是用特殊的工具[12]来衡量的，它提供了与4个因素相关的可靠评分。这种不平衡与其他问卷中的焦虑、抑郁和苦恼的分数有关。

因为资源与个人必须改变他们的态度和行为的“信心”有关，而需求似乎与归因于改变的“重要性”有关，该模型还被用于心理教育和赋权干预。重要性（为什么改变）和信心（我能做到）是心血管疾病适应性变化的预测因子。

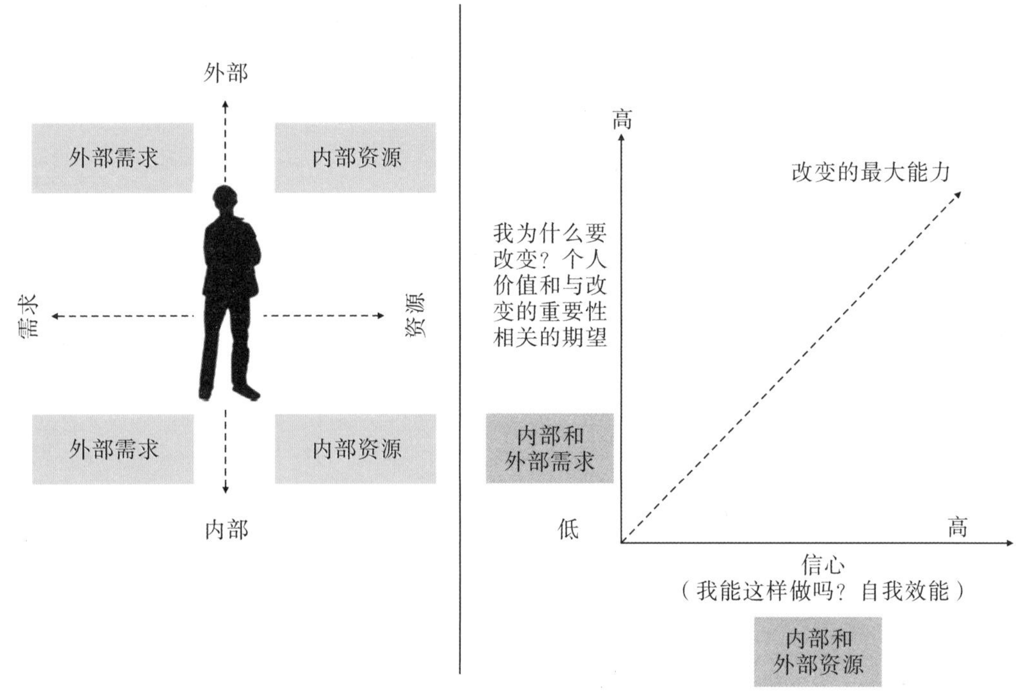

图 21.2 适应 / 压力与改变动机的平衡

21.4 结 论

如果一个医院有心理科室，可以通过“基本原理”在整个医院规划各种活动，优化医疗行为和建立心理干预的优先次序。我们在特尔尼医院已经启动了这个项目，是一个包含患者、护理人员和医疗工作者的心脏病学联合医疗项目，在这个项目中，心理学家的作用会根据医疗干预的程序和需求随时进行调整，这种设置也为心脏手术患者的临床研究提供平台。并行开展医疗活动的目的不仅是支持患者，而且支持心脏病学工作人员在医疗思维和行动上的协作。

（司瑞 译）

参考文献

[1] Moser DK, De Jong MJ. Anxiety and heart disease//Molinari E, Compare A, Parati G. Clinical psychology and heart disease. Italia: Springer, 2006.
[2] Zuidersma M, Thombs BD, de Jonge P. Onset and recurrence of depression as predictors of cardiovascular prognosis in depressed acute coronary syndrome patients: a systematic review. Psychother Psychosom, 2011, 80: 227–237.
[3] Janszky I, Ahnve S, Lundberg I, et al. Early-onset depression, anxiety, and risk of subsequent coronary heart disease: 37-year follow-up of 49 321 young Swedish men. J Am Coll Cardiol, 2010, 56: 31–37.
[4] Whang W, Shimbo D, Kronish IM, et al. Depressive symptoms and all-cause mortality in unstable angina pectoris [from the Coronary Psychosocial Evaluation Studies (COPES)]. Am J Cardiol, 2010, 106: 1104–1107.
[5] Nabi H, Shipley MJ, Vahtera J, et al. Effects of depressive symptoms and coronary heart disease and their interactive associations on mortality in middle-aged adults: the Whitehall Ⅱ cohort study. Heart, 2010, 96: 1645–1650.
[6] Lazzari D, Marini C. Ⅱ Modello conoscenze-competenze. AUPI Notizie 3, 2007.
[7] Tefikow S, Rosendahl J, StrauB B Psychological interventions in surgical care: a narrative review of current meta-analytic evidence. Psychother Psychosom Med Psychol, 2013, 63(6): 208–216.
[8] Lazzari D. Psicologia Sanitaria e Malattia Cronica. Pisa: Pacini Editore, 2011.
[9] Lazzari D. Mente & Salute. Milano: Franco Angeli Editore, 2007: 213.
[10] Bartoli S. La gestione dello stress in Chirurgia. PNEI Rev, 2013, 2: 43–50.
[11] Lazzari D. La Bilancia dello Stress. Napoli: Liguori Editore, 2009.
[12] Lazzari D. I marker della psiche e quelli della vita. PNEI Rev, 2014, 2: 54–62.

22 依据 GICR-IACPR 医学实践的心理治疗整合模式

Antonia Pierobon, Marinella Sommaruga

未来医学不再只关注药物治疗，而是更多地关注人体构造、饮食和疾病的起因及预防。

THomas Alva Edison

22.1 引 言

意大利心血管疾病预防、康复和流行病学协会（Italian Association for Cardiovascular Prevention, Rehabilitation and Epidemiology，IACPR）以前名为意大利心脏病学协会（Gruppo Italiano di Cardiologia Riabilitativa，GICR），其使命是促进心血管疾病预防和康复计划的研究、教育和活动要好地开展。GICR 成员包括心脏病专家、心理学家、物理治疗师、营养师和护士，清晰表明该协会坚持多学科融合创新发展的策略[1]。

无论患者是在门诊还是在住院期间接受治疗，每个人的康复计划都以多学科

A. Pierobon (✉)
Psychology Unit, Salvatore Maugeri Foundation, Care and Research Institute, Via per Montescano, 27040 Pavia, Italy
e-mail: antonia.pierobon@fsm.it

M. Sommaruga
Clinical Psychology and Social Support Unit, Salvatore Maugeri Foundation, Care and Research Institute, Milan, Italy
e-mail: marinella.sommaruga@fsm.it

A. Roncella, C. Pristipino (eds.), *Psychotherapy for Ischemic Heart Disease*,
DOI 10.1007/978-3-319-33214-7_22

联络协作为特征，旨在满足不同患者各个层面的需求。通过与全科医生和当地卫生服务机构的合作，才能执行和实施持续性的健康护理。风险因素管理的跨学科方法表明，负责二级干预的心脏康复中心（Cardiac Rehabilitation Unit，CRU）是最适合开展预防性干预的单位，特别是针对心血管疾病高危人群。有了这个双重使命，GICR-IACPR 完全遵照欧洲心血管疾病预防和康复协会（European Association for Cardiovascular Prevention & Rehabilitation，EACPR）的相关策略开展工作。

2001 年 GICR-IACPR 根据科学证据成立了一个由在临床研究方面有特殊经验的心理学家组成的工作组，目的是强调和明确心理干预的重要特质以及其在心脏康复和预防（Cardiac Rehabilitation and Prevention，CRP）方案中的必要性，该工作组的第一项任务是制订意大利心脏康复中心心理干预的具体指南。在此之前，所有对心理干预的任何描述要么是普通心脏病学指南中的一部分，要么是基于一些发表的文章中的专家意见[2–6]。

心理学工作组从过去到现在的工作建议侧重于确定和分析以下 3 个问题：

（1）心脏康复中心心理干预工作的功能和效果［根据美国心理协会（American Psychological Association，APA）工作组公布的标准］。

（2）心理干预在人力、专业和结构性资源方面必须遵守的最低和最高标准。

（3）多学科人员的专业教育培训。

从过去到现在心理学学组的目标都是确定“哪些”（哪些心理问题）、“给谁”（哪些心脏病患者）和“如何”（比如个体与团体治疗）。本章将介绍 GICR-IACPR 心理学学组的历史成因，即从第一个心脏康复中心心理干预及实施的指南出版到今天全面发展[6]的过程。

22.2　心理学指南：方法学问题和主要建议

心理学学组（Psychology Working Group，PWG）起草的第一份心脏康复心理学实践具体指南时采用的方法符合意大利卫生部国家指南计划的建议[7]。

CRP 中的心理学实践指南分为 3 个部分：引言、正文和各种附录。引言介绍了准则的主题和背景，前面是一系列注释和用户说明，此外还确定了目标受众。文档的主体是心脏病患者和心理学家的互动描述。这一过程的各个阶段被概括如下：选择、进入、评估、干预和跟踪（图 22.1）。对于这些阶段中的每一个步骤都给出了经验证据，以支持心理学家在 CRP 中使用的评估和治疗工具的合理性[8]。更具体

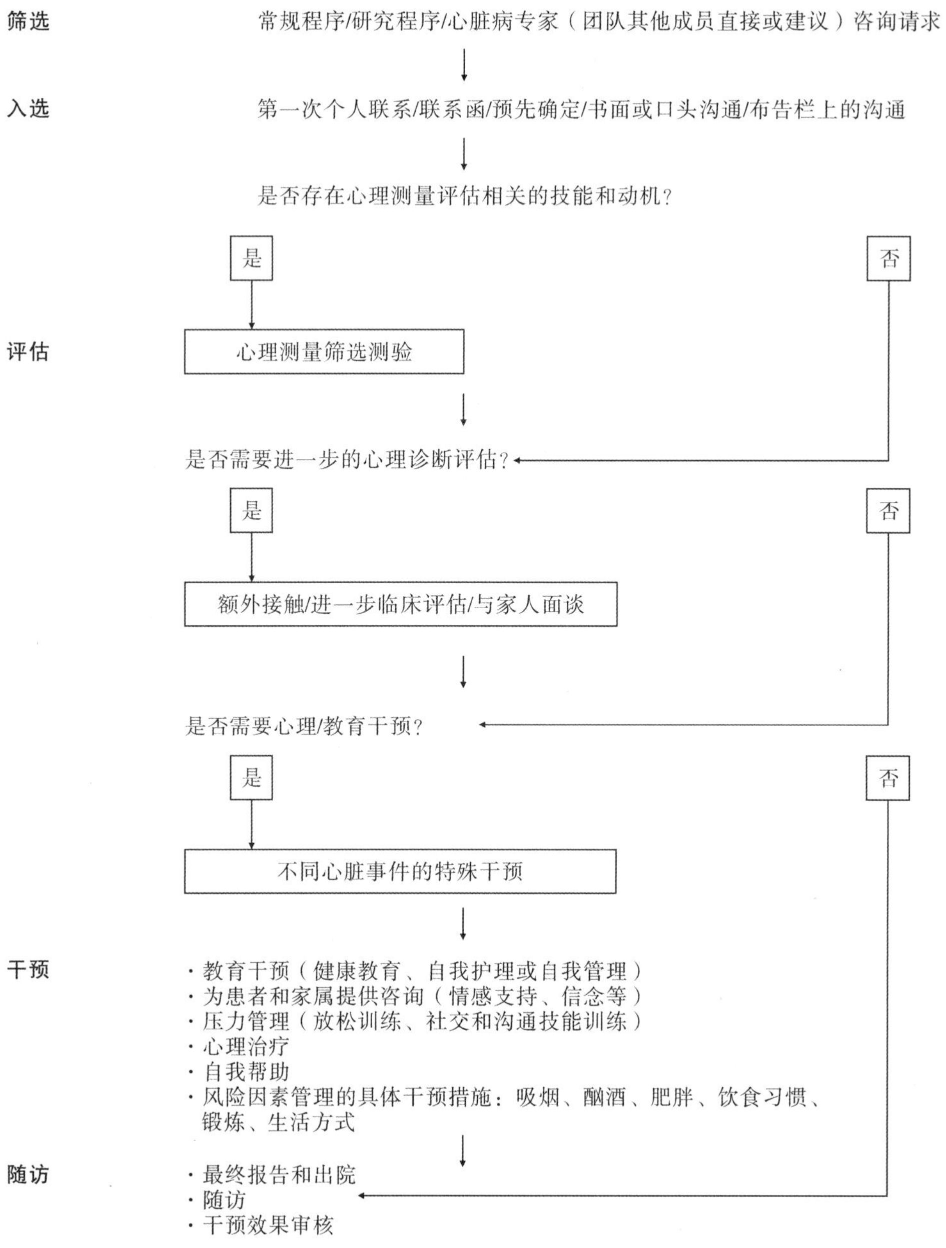
筛选
常规程序/研究程序/心脏病专家（团队其他成员直接或建议）咨询请求
入选
第一次个人联系/联系函/预先确定/书面或口头沟通/布告栏上的沟通
是否存在心理测量评估相关的技能和动机？
是
否
评估
心理测量筛选测验
是否需要进一步的心理诊断评估？
是
否
额外接触/进一步临床评估/与家人面谈
是否需要心理/教育干预？
是
否
不同心脏事件的特殊干预
干预
· 教育干预（健康教育、自我护理或自我管理）
· 为患者和家属提供咨询（情感支持、信念等）
· 压力管理（放松训练、社交和沟通技能训练）
· 心理治疗
· 自我帮助
· 风险因素管理的具体干预措施：吸烟、酗酒、肥胖、饮食习惯、锻炼、生活方式
随访
· 最终报告和出院
· 随访
· 干预效果审核

图 22.1　护理流程图 [8]

地说，第 3 章描述了不同心脏病患者群体的心理特征以及心理干预的特异性，包括缺血性心脏病患者，慢性心力衰竭或慢性外周动脉疾病患者，心脏手术、心脏移植或起搏器 / 植入式心律转复除颤器植入术后的患者，心血管疾病高危患者，年龄 > 75 岁的患者，以及终末期心脏病患者。随着新的证据出现，心理学学组一直在修订和更新这些指南[9]。

该文件的附录包括一些重要科学信息的总结、表格、术语和一些专题的细节信息。

该文件中包含的建议均是基于对意大利国内和国际文献中的证据的系统回顾分析，根据国家指南计划编纂（表 22.1），并基于学组成员[8]的临床和研究经验提出了一系列研究和临床建议。

表 22.2 提供了缺血性心脏病心理评估和治疗的主要建议示例。目前这些建议仍适用于 CRP[10]，心理治疗对缺血性心脏病仍具有潜在的益处。但是，还需要进一步的大规模多中心试验来证明这些潜在的益处是否超过相应的风险和成本，并评估在当前多方面心血管护理的时代是否仍然有效（见第 10 章）。

表 22.1　证据水平和等级

证据水平	
Ⅰ级	多个随机对照试验（RCT）/ 多个 RCT 的系统回顾
Ⅱ级	单个 RCT
Ⅲ级	同时或历史对照的非随机队列研究或荟萃分析
Ⅳ级	回顾性研究（如病例对照试验）或荟萃分析
Ⅴ级	无对照的系列病例报道
Ⅵ级	专家意见（如指南或共识会议）
推荐等级	
A	强烈建议执行程序或诊断测试。这一建议得到高质量证据的支持，尽管不一定是Ⅰ级或Ⅱ级证据
B	对程序或干预的建议有疑问，但其执行值得认真考虑
C	支持或反对程序或干预的建议存在很大的不确定性
D	不推荐使用该程序
E	强烈建议不要修改该程序

（引自参考文献 8）

表 22.2 对缺血性心脏病患者心理评估和干预的主要建议

· 建议 A：心理学家应该评估所有缺血性心脏病患者的行为危险因素、抑郁、低社会支持、心理社会工作特征和焦虑情绪
· 建议 A：所有被诊断为焦虑、抑郁或社会支持低下的缺血性心脏病患者都应该得到适当的治疗
· 建议 D：不建议将改变 A 型行为的具体干预措施作为综合心脏康复计划的一部分
· 建议 A：心理教育项目应该包括在多学科干预中
· PWG 的临床建议：心理学专家应在综合康复项目背景下，密切结合他 / 她为单身患者量身定制的干预措施，并与心脏病团队的其他成员合作
· PWG 的研究建议：建议进行对照研究，评估特定心理干预对心理和心血管终点的有效性

引自参考文献 8。PWG：心理学学组

22.3 心理学指南：调查与实施

2005 年根据意大利国家指南计划开展了意大利心脏康复 – 心理学调查（ISYDE-Psi），旨在评估 2003 年出版的意大利心脏康复心理学实践指南（Guidelines for Psychological Practices in Cardiac Rehabilitation，PsyGL）内容的现状和实施情况。心理学学组对心脏康复机构（Cardiac Rehabilitation Unit，CRU）的现有心理干预实践进行了抽样调查，以通过互动培训的模式改善心理干预的实施。学组设计了一份调查问卷以收集和调查目前意大利的 CRU 组织模式和心理咨询师工作实践的信息（具体细节包括机构设施、组织形式、人员水平、专业背景和心理干预实践的具体信息），问卷通过常规邮件发送给 107 家 CRUs（合计有 144 家）。在之前的一项名为 ISYDE 的调查中，这些机构均上报了心理干预计划。ISYDE-Psi 的数据收集工作于 2005 年 3 月底结束，107 个评估机构中有 70 个（参与率为 65.4%）收集到了反馈信息 [11,12]。

部分结果总结见图 22.2、22.3。70 家机构中 55 家（79.8%）报告对已发表的 PsyGL 有较好的了解，而 10.1% 的心理学家声称不知道当前的指南。认为 PsyGL 完全和部分适用的比例分别为 84.5% 和 15.5%。此外还收集了心理实践的其他数据资料。94.3% 的心理评估是通过临床访谈进行的，量表评测使用率为 81.4%。几乎所有的单位（92.8%）都使用筛查工具来评估心理社会风险因素，尤其是焦虑和抑郁（64.3%）。然而，只有 22.8% 的患者评估了生活质量，17.1% 的患者评估了认知障碍。87.1% 的 CRUs 进行了教育干预。51% 的机构向家庭成员提供了教育，57% 的机构向家庭成员提供了咨询。在团体干预方面，特定的目标行为是吸烟（56%）、饮食习惯（55%）和压力管理（69%）。62.9% 的 CRUs 提供了针对个体患者需求的心理干预。88.6% 的患者有最终书面报告。出院后，48.6% 的患者被随访，15.7% 的患者按照既定的方案进行治疗（图 22.3）。该调查还揭示了意大利尤其是在意大利北部和南部 CRUs 在提供心理干预方案时存在较大的差异。尽管如此，为患者提供的心理评估和干预措施与当前国家 CRP 精神病学指南一致，所以尚可接受。

根据这些数据，心理学学组为在社区康复中心工作的心理学家设置了一个培训项目，该项目由意大利社区康复中心理事会资助。尽管在全国不同区域的实施有一些差异，但目的都是传播心理学并促进其正确的应用 [13,14]。

目前，一方面，尚没有心理学家在 CRP 过程中对 PsyGL 依从程度的评估数据。另一方面，PsyGL 已成为日常护理的一部分，很难将先前的知识与通过 PsyGL 获得的知识区分开来。尽管如此，相对于该过程的开始，过去几年在意大利康复机构工作的心理学家更愿意利用循证医学实践并且更新他们的临床和科学知识，以让自己处于学术前沿。

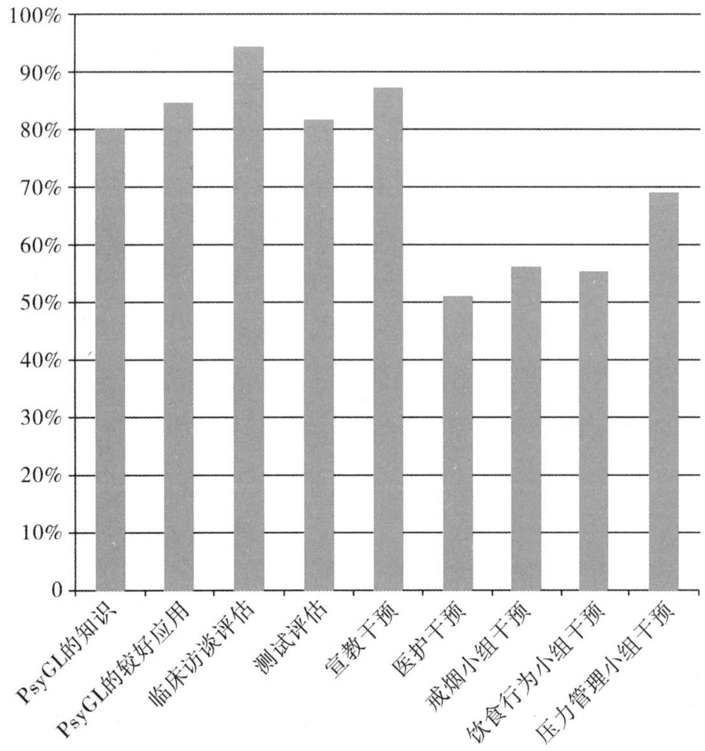

图 22.2　2008 年意大利心脏康复－心理学调查（ISYDE-Psi）心脏康复机构（CRU）心理干预的结果。PsyGL：意大利心脏康复心理学实践指南

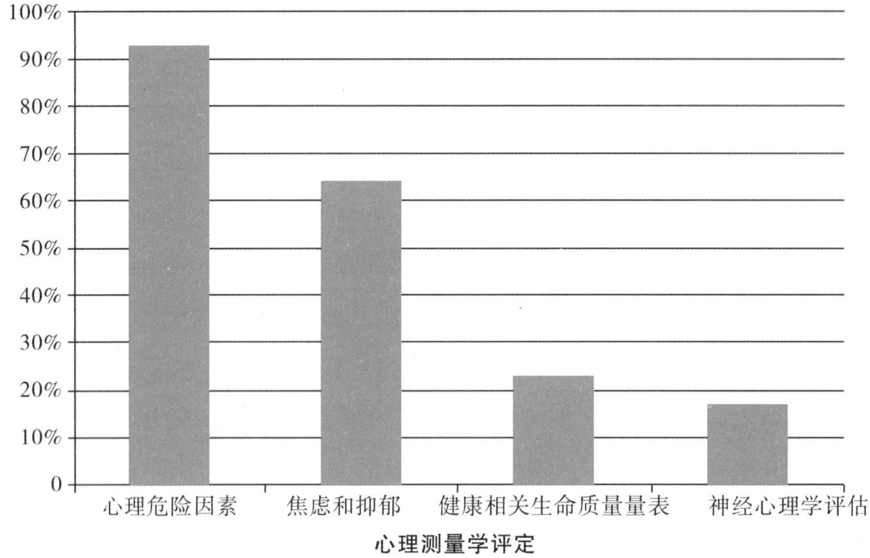

图 22.3 2008 年 ISYDE-Psi 调查中心脏康复机构（CRU）的心理测量评估类型

22.4 心理干预的国内和国际最新情况

2005 年意大利指南计划发布的国家心脏康复指南（Guidelines for Psychological Practices）更新了意大利 CRP 心理实践指南，该文件的全文可在网站上查阅[15]。该指南是对苏格兰校际指南网络（Scottish Intercollegiate Guidelines Network，SIGN）的更新，特别关注缺血性疾病。心理干预主要的工作重点集中在焦虑、抑郁和其他心理和行为风险因素上。指南还显示出人们对疾病的理解、自我效能和 D 型人格（苦恼型人格，由以社会抑制和消极情感为特征的人际交往产生）等问题越来越感兴趣。此外，它强调有必要调整治疗方式以解决个别患者的需求和问题。越来越明显的是，针对冠心病患者的心理教育项目不能增加无事件生存率，但心理干预可以改善抑郁、社交隔离、治疗的依从性、健康相关生活质量和总体预后。指南同时为医护人员和心脏病患者提供了许多附录和宣教材料。例如表 22.3 包含一个更新的附录 2，涉及意大利 CRUs 中最常用的心理测试[1,15–17]。关于心理治疗和辅助性心理干预，以及对缺血性心脏病患者预后影响的最新综述可见第 10 章。

欧洲心脏病学会（ESC）指南第 5 届联合学组确认了公认的心理风险因素并强调了导致心血管疾病风险和临床病程恶化的其他心理社会因素。社会经济地位低、缺乏社会支持、工作 / 家庭生活中的压力、抑郁、焦虑、敌意和 D 型人格是治疗依从性的障碍，并使心血管疾病的预后变差。内在交互机制将心理社会因素与增加的心血管疾病风险联系起来，这些因素包括不健康的生活方式（经常吸烟、不良饮食和缺乏体育锻炼），医疗保健利用率的增加，医疗保健的财务障碍，以及对行为改变建议或心脏疾病治疗药物的低依从性。此外，患有抑郁症或慢性心理应激的患者会表现出自主神经功能（包括心率变异性降低）、下丘脑—垂体轴和其他内分泌标记物的改变，这些改变会影响体内稳态、炎症过程、内皮功能和心肌灌注。抑郁症患者心血管疾病风险的增加也可能部分归因于三环类抗抑郁药物的副作用[18,19]（见第 1~3、9 章）。

关于心理社会因素的建议强调了通过临床访谈 / 标准化问卷（表 22.3）对患者进行评估，以及通过定制的个人或团体干预对患者进行管理的重要性。此外还建议通过认知行为技术进行干预（如动机访谈、压力管理、心理咨询和有效沟通）以促进行为改变和治疗联盟。更确切地说，将临床医务人员（内科医生、护士、心理学家，以及营养、心脏康复、运动医学专家）的知识和技能融合到行为认知干预中可以进一步优化预防和康复策略[18]。

根据 ESC 的指导，GICR-IACPR 提出的最后一份指导文件的目的是提供具体的建议以为社区康复机构的工作人员设计、评估和发展医疗保健提供支持。指导文件还应帮助医疗保健提供者、保险公司、政策制订者和消费者认识到护理质量要求、标准和结果措施，质量和绩效指标，以及参与预防和康复计划的人员的专业能力的重要性[20]。

此外，一项由 GICR-IACPR 在冠状动脉旁路移植术（CABG）和经皮冠状动脉介入（PCI）治疗后完成冠状动脉重建项目的患者中进行的多中心、前瞻性、纵向调查证实：血运重建后参与心脏康复可以产生极好的结果，健康的生活方式和 1 年随访时良好的药物依从性调查结果也是如此。研究在开始住院治疗和 1 年随访期间比较了各种行为的发生率，包括吸烟率（19% *vs.* 10%），健康的饮食习惯（42% *vs.* 72%）和每周 3 次以上的体育活动（6% *vs.* 46%）。意大利关于心脏血管重建术后心脏康复和二级预防的调查（ICAROS）结果提供了一幅关于 CABG 和 PCI 后患者临床实践的“真实世界”场景。许多患者在血运重建后离开重症病房时并没有进行较好的预防性药物干预，而在完成心脏康复程序后患者的心脏预防药物处方和风险因素控制往往很好。最后并且重要的是，ICAROS 证明了某些特征（PCI 治疗作为指标事件、独居、不良的饮食习惯、年轻时吸烟或年老，尤其是相关的共病）可以在中期随访中用于识别和降低患者不良行为的风险。这些患者可能需要更进一步的支持[21]。

最近，GICR-IACPR 和意大利医院心脏病专家协会（ANMCO）召开了一次关于急性冠脉综合征（ACS）后临床管理的共识会议，会上提出了一项关于 ACS 存活患

表 22.3 心理和神经心理学测试（这些工具的参考资料和详细信息可查阅 www.gicr.it 心理学工具部分[1]）

• **筛查和结果**
—认知行为评估 - 医院表格（CBA-H）
—焦虑和抑郁 - 修订版（AD-R）
—医院焦虑和抑郁量表（HADS）
—贝克抑郁量表 -2（BDI-2）
—小型精神状态检查（MMSE）
—蒙特利尔认知评估（MoCA）
—日常观察量表（CORE-OM）
—心理总体幸福感指数（PGWB-S）
• **个性**
—认知 - 行为评估 2.0 量表初级版（CBA–2.1）
—明尼苏达多相人格调查 -2（MMPI–2）
—酒精依赖诊断量表（SCID）Ⅰ ~ Ⅱ（DSM- Ⅳ -R*）
—苦恼量表（DS14，D 型人格）
• **知识和坚持**
—Maugeri 健康预防问卷（MICRO-Q）
—心脏病患者治疗依从性 - 简介（ASHiD-R）
• **护理人员**
—家庭压力问卷（FSQ）
—疾病对护理人员的影响（DIOC）
• **神经心理学**
—Esame 神经系统学简报 -2（ENB–2）
• **应对、自我效能和积极变量**
—对所经历问题的应对取向（COPE）
—意大利版自我效能常规量表（GPSES）
—修订后的生活取向（LOT-R）

*DSM-IV-R：美国精神医学学会出版的《精神疾病诊断与统计手册》第 4 版

者出院后的管理和随访的联合建议。该文件强调了心理学家在跨学科心脏团队中尤其在优化患者依从性和他们对慢性病的适应方面的重要作用[22]。事实上慢性心血管疾病患者通过不断改变生活方式使自己适应由临床状况所带来的行为限制，这种持续不断的调整使其产生了深刻的心理变化和自我重塑，当然，这可能是有意识的行为[23]。在自我重新定义的过程中，心理学家承担的多重任务包括：

· 评估和证实患者的情绪状态（抑郁和焦虑）。

· 识别患者自我适应和重塑的阶段（从患者到个人）。

· 协助患者接受他们的临床状况。

· 激励患者重新定义生活目标。

· 激励患者纠正仍然存在的心血管危险因素（如吸烟、不良饮食习惯、久坐不动的生活方式、高压力等）。

· 支持患者的应对技能、内 / 外部资源和积极的观点。

· 加强患者自我护理和提高临床依从性的适应性行为。

· 帮助患者重新评估社会和家庭关系 / 角色，以便与当前的疾病状态相适应。

这些问题是心脏康复中认知行为治疗的典型组成部分，根据疾病的生物—心理—社会模式和国际功能分类[23-28]，不仅需要持续关注治疗方法的局限性，还需要关注提供治疗的资源。因此无论患者的生活史和心理状态如何，以抑郁症患者为目标的循证认知行为心理干预在改善冠心病预后方面可能比那些为所有患者提供一般压力管理和一般支持的干预更有效。未来的试验研究需要聚焦在中度至重度抑郁症患者的心理干预上，因为他们最有可能从中受益。为了确定这能否改善心脏功能和生存预后，研究采用的干预措施应能有效改善患者的心理状态[29,30]。

新近出现的基于“积极心理学”和“正念”的治疗可能会对心理健康的潜在机制提供独特的见解。这些机制可以显著降低健康人群的心血管死亡率和慢性病患者的死亡率[31-33]。而且身心练习在患有各种心脏和心血管疾病的患者中产生了令人鼓舞的效果[34]。在最近的一篇综述中，基于正念减压、超觉冥想、渐进肌肉放松和压力管理的实践被证实有可能改善心脏病患者的某些特定结果，包括身体和精神生活质量、抑郁、焦虑、收缩压和舒张压[35]（见第 12 章）。

为了解决这些问题，现在的心理学学组正在重新修订 2003 年出版的“意大利心理治疗实践指南”[8]，并在 2014 年的 GICR-IACPR 年会上公布了初步数据。这种更新的 PsyGL 和以前的版本一样，不同于文献中发表的大多数心理学指南，它不仅考虑了缺血性心脏病还考虑了其他几种心脏病，这与 Ladwig 等最近发表的文章态度一致[19,36]。

22.5 走向专家共识会议的最低限度护理

最低限度护理是指在康复环境中实施循证护理过程，由护士、理疗师、营养师和心理学家参与并与心脏病专家密切合作。这份初步的指导文件是第一次尝试为任何基于证据的临床路径提供某些最低限度的、可靠和必要的标准。该文件详细说明了每个认知康复计划阶段的具体操作（包括护士、物理治疗师、营养师和心理学家的途径）。根据参与 CRP 项目的患者类型确定并划分了多中心路径，分为高、中、低三种复杂程度。如 PsyGL 所定义的，护理阶段包括初始评估、干预、评估和最终报告[37,38]。

心理学学组在一个由护士、理疗师、营养师和心脏病专家组成的合作网络中开展了关于最低限度护理的进一步宣教工作。GICR-IACPR 在网站上列出了 2014 年和 2015 年从意大利北部到南部地区组织的几项教育活动。教育跨学科课程是对于帮助和提高其他临床医生实施越来越多的针对患者的干预措施的一种有效的策略，从而加入 CRP 专业人员的努力[18]。下一步需要在协商会议上讨论，得出一个基于 CRP 项目标准的最低护理的定义，并形成一份最终决议文件。

22.6 结 论

根据 2001 年起草的行动建议，心理学学组现在已经实现了几个预定目标。在过去的 15 年中，CRP 项目中的心理学家开始越来越多地与心脏病学团队合作，开发量身定制的干预措施以满足患者及护理人员的需求。他们还组织了关于压力倦怠和同情疲劳的宣教会议，这两种情况在医疗保健专业人员中并不罕见。我们的愿望是让已经从事心脏病患者工作的心理学家以及对心脏心理学领域专门技能感兴趣的人参与进来，在这些康复中心帮助推广和实施循证心理学的“专门技能”。

（王化宁 译）

参考文献

[1] GICR-IACPR Italian Association for Cardiovascular Prevention, Rehabilitation and Epidemiology.
[2] Task Force on Promotion and Dissemination of Psychological Procedures. Training in and dissemination of empirically-validated psychological treatments: report and recommendations. Clin Psychol, 1995, 48(1): 3–23.
[3] Linden W. Psychological treatments in cardiac rehabilitation: review of rationales and outcomes. J Psychosom Res, 2000, 48(4-5): 443–454.
[4] Zotti AM. Strategie e modelli di intervento psicosociale in riabilitazione//Giannuzzi P, Ignone G. Riabilitazione nelle malattie cardiovascolari. Torino: UTET, 1999.

[5] Linee Guida per la riabilitazione cardiologica. Giornale di riabilitazione. XVI, 2000.
[6] Sommaruga M, Tramarin R. Proposta operativa per l'accreditamento dell'intervento psicologico in area cardiologica. Giornale di Riabilitazione, 2001, 17: 9–80.
[7] Sommaruga M, Tramarin R, Angelino E, et al.Guidelines on psychological intervention in cardiac rehabilitation-methodological process. Monaldi Arch Chest Dis, 2003, 60(1): 40–44.
[8] Task Force per le Attività di Psicologia in Cardiologia Riabilitativa e Preventiva, Gruppo Italiano di Cardiologia Riabilitativa e Preventiva. Guidelines for psychology activities in cardiologic rehabilitation and prevention. Monaldi Arch Chest Dis, 2003, 60(3): 184–234.
[9] Pierobon A, Abatello M, Balestroni G, et al.L'attività psicologica in cardiologia riabilitativa e preventiva: Linee Guida 10 anni dopo. Genoa: 12° Congresso Nazionale GICRIACPR "Cardiologia Preventiva 2014", 2014.
[10] Sommaruga M. Psychological guidelines in cardiac rehabilitation and prevention//Dwivedi A. Handbook of research on information technology management and clinical data administration in healthcare. Medical Information Science Reference. New York: IGI GLOBAL Hershey, 2009.
[11] Urbinati S, Fattirolli F, Tramarin R, et al.The ISYDE project. A survey on cardiac rehabilitation in Italy. Monaldi Arch Chest Dis, 2003, 60(1): 16–24.
[12] Sommaruga M, Tramarin R, Balestroni G, et al.Task Force on Psychological Interventions in Cardiac Rehabilitation. ISYDE-Psi first step of the implementation of guidelines for psychology activities in cardiac rehabilitation and prevention. Italian SurveY on CarDiac REhabilitation-Psychology. Arch Chest Dis, 2005, 64(1): 53–58.
[13] Sommaruga M, Tramarin R, Balestroni G, et al.Organization of psychological activities in Italian cardiac rehabilitation and prevention. Survey on the implementation of guidelines for psychological activities in cardiac rehabilitation and prevention. Monaldi Arch Chest Dis, 2008, 70(1): 6–14.
[14] Ordine Nazionale Psicologi. http://www.psy.it/.
[15] Linee guida nazionali su cardiologia riabilitativa e prevenzione secondaria delle malattie cardiovascolari. PNLG/ISS, 2005.
[16] Rees K, Bennett P, West R, et al. Psychological interventions for coronary heart disease. Cochrane Database Syst Rev, 2004, 2: CD002902.
[17] Writing Committee for the ENRICHD Investigators. Effects of treating depression and low perceived social support on clinical events after myocardial infarction: the enhancing recovery in coronary heart disease patients (ENRICHD) randomized trial. JAMA, 2003, 289: 3106–3116.
[18] Perk J, De Backer G, Gohlke H, et al. The Fifth Joint Task Force of the European Society of Cardiology and Other Societies on Cardiovascular Disease Prevention in Clinical Practice (consisting of representatives from nine societies and invited experts). Eur Heart J, 2012, 33(13): 1635–1701.
[19] Pogosova N, Saner H, Pedersen SS, et al. A position paper from the Cardiac Rehabilitation Section of the European Association of Cardiovascular Prevention and Rehabilitation and the European Society of Cardiology. Eur J Prev Cardiol, 2015, 22(10): 1290–1306.
[20] Griffo R, Ambrosetti M, Furgi G, et al.Standards and outcome measures in cardiovascular rehabilitation. Position paper GICR/IACPR. Monaldi Arch Chest Dis, 2012, 78(4): 166–192.
[21] Griffo R, Temporelli PL, Fattirolli F, et al. ICAROS (Italian survey on CardiAc RehabilitatiOn and Secondary prevention after cardiac revascularization): temporary report of the first prospective, longitudinal registry of the cardiac rehabilitation network GICR/IACPR. Monaldi Arch Chest Dis, 2012, 78(2): 73–78.
[22] Abrignani M, Bedogni F, Berti S, et al. Documento ANMCO/GICR-IACPR/GISE L'organizzazione dell'assistenza nella fase post-acuta delle sindromi coronariche. G Ital Cardiol, 2014, 15(2 Suppl 1):

3S–27S.

[23] Pierobon A, Giardini A, Callegari S, et al. Psychological adjustment to a chronic illness: the contribution from cognitive behavioural treatment in a rehabilitation setting. Giornale Italiano di Medicina del Lavoro ed Ergonomia, 2011, 33(1 Suppl A): A11–A18.

[24] WHO. International classification of functioning, disability and health.Geneva: WHO, 2001.

[25] Donoghue PJ, Siegel ME. Sick and tired of feeling sick and tired: living with invisible chronic illness. New York: Norton, 2000.

[26] Stanton A, Revenson T, Tennen H. Health psychology: psychological adjustment to chronic disease. Annu Rev Psychol, 2007, 58(1): 565–592.

[27] Dobbie M, Mellor D. Chronic illness and its impact: considerations for psychologists. Psychol Health Med, 2008, 13(5): 583–590.

[28] Bettinardi O. Costi e benefici dell'intervento psicologico in cardiologia riabilitativa//De Isabella G, Majani G (eds) Psicologia in medicina: perchéconviene. Milano: Franco Angeli, 2015.

[29] Goldston K, Baillie AJ. Depression and coronary heart disease: a review of the epidemiological evidence, explanatory mechanisms and management approaches. Clin Psychol Rev, 2008, 28(2): 288–306.

[30] Dickens C, Cherrington A, Adeyemi I, et al. Characteristics of psychological interventions that improve depression in people with coronary heart disease: a systematic review and metaregression. Psychosom Med, 2013, 75(2): 211–221.

[31] Seligman M. Positive health. Appl Psychol, 2009, 16: 444–449.

[32] Chida Y, Steptoe A. Positive psychological well-being and mortality: a quantitative review of prospective observational studies. Psychosom Med, 2008, 70(7): 741–756.

[33] Sommaruga M. Affettività positiva e salute cardiovascolare. Monaldi Arch Chest Dis, 2010, 74: 1–8.

[34] Abbott RA, Whear R, Rodgers LR, et al. Effectiveness of mindfulness-based stress reduction and mindfulness based cognitive therapy in vascular disease: a systematic review and meta-analysis of randomized controlled trials. J Psychosom Res, 2014, 76(5): 341–351.

[35] Younge JO, Gotink RA, Baena CP, et al. Mind-body practices for patients with cardiac disease: a systematic review and meta-analysis. Eur J Prev Cardiol, 2015, 22(11): 1385–1398.

[36] Ladwig KH, Lederbogen F, Albus C, et al. Position paper on the importance of psychosocial factors in cardiology: update 2013. Ger Med Sci, 2014, 7(12): 1–24.

[37] Gruppo di lavoro sulla Riabilitazione, Ministero della Salute, approvato in Conferenza Stato Regioni. Piano di indirizzo per la Riabilitazione, 2011.

[38] Bettinardi O, da Vico L, Pierobon A, et al. First definition of minimal care model: the role of nurses, physiotherapists, dietitians and psychologists in preventive and rehabilitative cardiology. Monaldi Arch Chest Dis, 2014, 82: 122–152.